臺大醫院減肥班
8週燃脂瘦身全書

17位多科醫療專家傳授安全有效營養 × 運動 × 心理的健康減重法

臺大醫院減肥班
8週燃脂瘦身全書

用科學打造持久瘦身體質,讓減重成為可持續的健康模式!

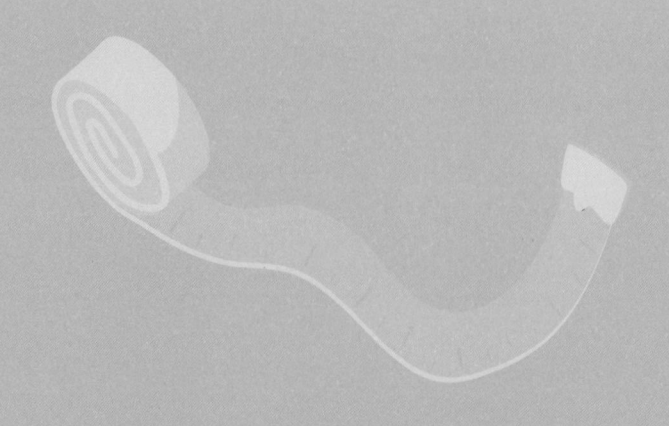

臺大醫院減肥班
8週燃脂瘦身全書

Multidisciplinary Weight Reduction Program

17 位多科醫療專家傳授安全有效
營養×運動×心理的健康減重法

臺大醫院健康教育中心＆
營養師團隊
——— 合著

H₂O 原水文化

本書作者群簡介

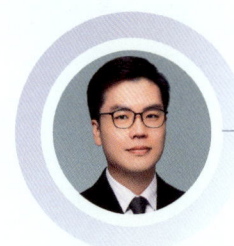

● **莊泓叡** 臺大醫學院醫學系學士

臺大醫院復健部主治醫師

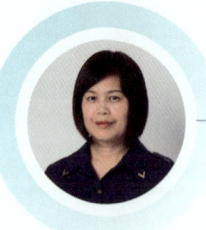

● **蕭靜如** 臺北護理健康大學社區護理系學士

臺大醫院健康教育中心專員
臺大醫院內科病房臨床護理師

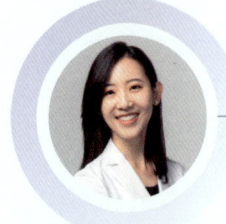

● **黃薇嘉** 臺灣大學公共衛生碩士

臺大醫學院醫學系學士
臺大醫院精神醫學部心身醫學科主治醫師

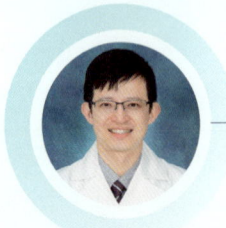

● **江建勰** 臺大醫學院醫學系學士、藥理學博士

臺大醫學院家庭醫學科副教授
臺大醫院家庭醫學部主治醫師

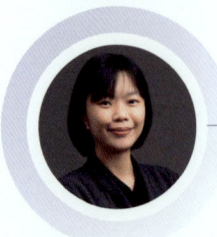

● **林冠吟** 澳洲墨爾本大學物理治療博士

臺大醫學院物理治療學系助理教授
臺大醫院復健部兼任物理治療師

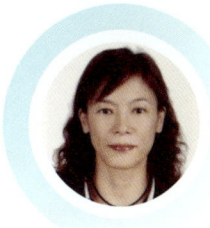

● **賴韻宇** 體育大學運動科學研究所運動生理組碩士

臺灣大學體育室兼任教師
臺灣大學減肥班運動課程講師

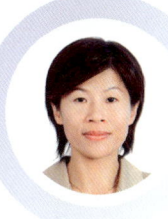

● **蔡秀華** 臺灣師範大學體育研究所博士

臺灣大學體育室教授
臺大醫院減肥班運動課程講師

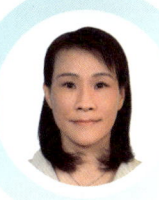

● **呂碧琴** 臺灣師範大學體育研究所博士

臺灣大學體育室教授
臺灣身體文化學會理事

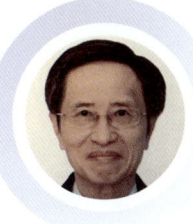

● **賴金鑫** 臺大醫學院醫學系學士

臺大醫學院復健科名譽教授
臺大醫院復健部特聘兼任主治醫師

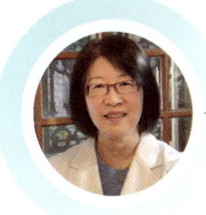

● **陳珮蓉** 輔仁大學食品營養研究所博士

臺大醫院營養室主任
臺北醫學大學保健營養學系助理教授

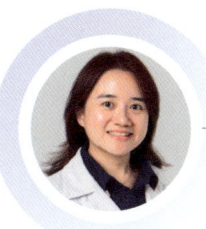

● **許芝譯** 靜宜大學學士

臺大醫院營養室營養師

本書作者群簡介

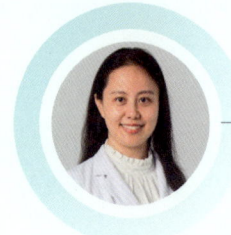

● **林秀娟** 實踐大學食品營養與保健生技學系碩士
臺大醫院營養室營養師

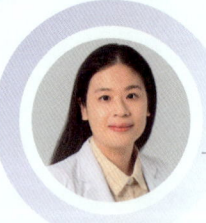

● **林郁芳** 中國醫藥大學營養學系與中國藥學暨中藥資源學系雙學士
臺大醫院營養室營養師

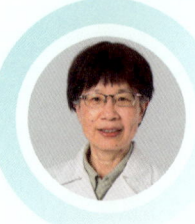

● **陳慧君** 維吉尼亞理工學院暨州立大學人類營養暨食品系碩士
臺大醫院營養室營養師兼臨床組組長

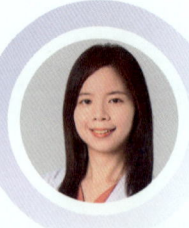

● **辜郁晴** 台北醫學大學保健營養學系碩士
臺大醫院營養室營養師

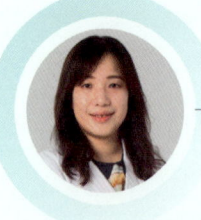

● **葉宜玲** 輔仁大學營養科學系碩士
通過 CTSSN 運動營養專業認證
臺大醫院營養室營養師

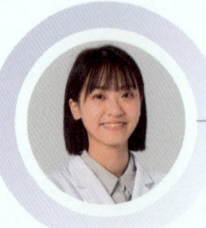

● **盧薇安** 輔仁大學營養系學士
臺大醫院營養室營養師

目錄 CONTENT

專文推薦 1 ｜成為更好的自己／吳明賢 14

專文推薦 2 ｜汲取 30 年經驗，健康受用一輩子／黃國晉 16

專文推薦 3 ｜打造健康體態的關鍵起點──
　　　　　　結合醫療專業與人性的減重寶典／婁培人 18

專文推薦 4 ｜迎向陽光版本的自己／陳慧玲 20

專文推薦 5 ｜讓健康減重成為一場身心靈的「人生設計」旅程／楊志偉 22

作 者 序 1 ｜掌握正確知識及方法，邁向健康與自信／莊泓叡 24

作 者 序 2 ｜學習健康減重，打造永續好體態／陳珮蓉 26

前　　　言 ｜60 天幫助 112 名學員減重 545 公斤、健康數據
　　　　　　由紅字變黑字／莊泓叡 28

班導會客室 ｜減重課程大公開＆學員成果分享／蕭靜如 33

PART1 健康減重必修基礎知識

1-1　減重開始前健康評估檢測／莊泓叡 52

- 抽血檢驗 52
- 從事運動前之評估 54
- 運動心肺測試 55
- 心理評估 56
- 如何判斷運動強度 56
- **BOX**　身體組成測量──如何測量體脂肪、報告解說／林冠吟 57

1-2　情緒、睡眠與飲食的行為及其心理調適／黃薇嘉 62

- 情緒與飲食行為：自我覺察與健康轉變 62
- 睡眠與飲食行為：吃得好，睡得好 64
- 精神醫學上的飲食疾患診斷 64

- 應用健康行為模式調整飲食行為來減重 66

1-3 各式熱門減重飲食法全解析 / 陳珮蓉 68
- 低熱量飲食 68
- 高蛋白高脂低醣飲食 69
- 間歇式斷食 70
- 餐具管理飲食 71
- 正念飲食 73
- BOX │ 認識合法減重藥物 / 江建勰 74

1-4 建立個人減重目標 / 許芝瑋 78
- 了解 BMI、體脂率 78
- 熱量的基本概念：攝取與消耗 81
- 如何設定現實且可達成的減重目標？ 82

PART2 健康減重必修 5 堂營養課

2-1 健康減重必懂的飲食管理概念 / 林秀娟 86
- 飲食計畫的制定 86
- 烹飪方法與健康 88
- 食物選擇與購買指南：低熱量、高營養的食材 90
- 進餐時間與頻率的影響：三餐與外食這樣吃最健康 91

2-2 營養均衡是健康減重的基石 / 陳慧君 95
- 營養素解析：蛋白質、碳水化合物、脂肪的作用 95
- 食物多樣性與均衡飲食的原則 103
- BOX │ 認識食物六大類與簡易份量代換 / 陳慧君 104

2-3 避免減重中的飲食陷阱 / 林郁芳 110
- 常見減重飲食迷思 110

- 🟢 飲食中的隱藏糖分與高熱量　113
- 🟢 營養標示的正確解讀　115

2-4 維持健康體重的長期策略 / 辜郁晴　118
- 🟢 長期個別化的飲食調整與自我管理　119
- **BOX** ｜生活與健康飲食之間的平衡 / 辜郁晴　132

2-5 一週早午晚餐減重飲食示範 & 輕食點心 / 臺大醫院營養室設計

第一天
早餐：金黃燕麥煎餅＋低脂鮮奶　137
午餐：滑蛋瘦肉丼飯　139
晚餐：蔥燒雞湯蕎麥麵　141

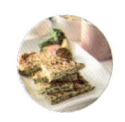

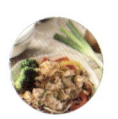

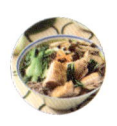

第二天
早餐：開罐即食—熱情鮮蝦輕饗罐　143
午餐：香烤鱸魚時蔬佐南瓜泥　145
晚餐：日式湯咖哩定食　147

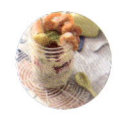

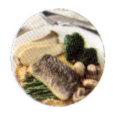

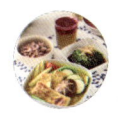

第三天
早餐：優格燕麥碗＋水煮蛋　149
午餐：地中海香烤雞胸肉佐夏日沙拉　151
晚餐：西班牙海鮮燉飯　153

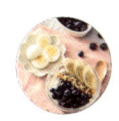

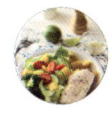

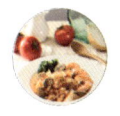

第四天
早餐：鮪魚蛋餅＋低脂鮮奶　155
午餐：豆皮海苔捲輕食餐　157
晚餐：彩虹豬肉蕎麥麵　159

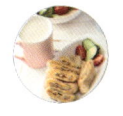

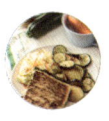

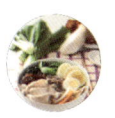

第五天
早餐：番茄蛋貝果＋無糖豆漿　161
午餐：低卡紅藜雞鬆佐蘿蔓生菜　163
晚餐：悠然鮪魚貝殼麵溫沙拉　165

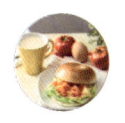

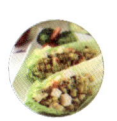

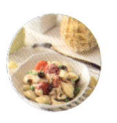

第六天
早餐：雞肉蔬菜總匯三明治　167
午餐：低卡鄉村鮭魚鹹派　169
晚餐：豬肉豆腐排便當　171

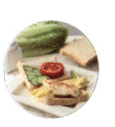

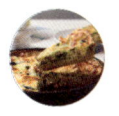

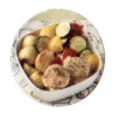

第七天

早餐：低 GI 地瓜活力餐 + 抹茶豆乳拿鐵　173
午餐：起司蔬菜豬肉巧巴達　175
晚餐：懶人電鍋料理—番茄蒜香雞燉飯　177

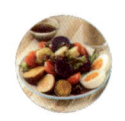

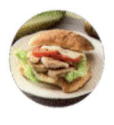

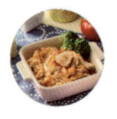

蔬食日

早午餐：懶人早餐—莓好一天纖食罐　179
晚餐：稻荷蔬食餐—高蛋白稻荷壽司　181

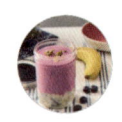

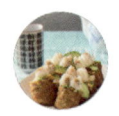

輕食點心

療癒「瘦」寵—金針干貝燒　183
不菇單香烤薯條　185
鮮味千層浪烘蛋　187
好好搭鮮味抹醬　189

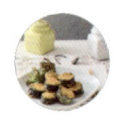

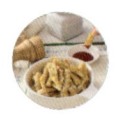

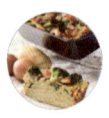

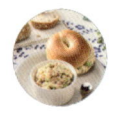

- 讓飲食成為你支持自己的方式／葉宜玲　190
- BOX｜面對體重波動，該如何突破／辜郁晴　191

PART3 健康減重必修 10 堂運動課

3-1 將營養均衡與運動有效結合／葉宜玲　194

- 減重時的碳水化合物黃金比例：如何吃對才有效？　195
- 足夠蛋白質是減重秘密武器，越多越好？　199
- 減油、減脂，你減對了嗎？　203
- 善用蔬果讓減重事半功倍！　208

3-2 運動前後的營養補充與飲食建議／葉宜玲　213

- 運動前小量進食，提升效率！　213
- 運動前吃什麼？有科學根據？　215
- 運動後吃什麼？補充正確營養，讓您瘦得更快，恢復更好！　218
- 運動中的水分與電解質補充　222

3-3 運動與能量代謝的平衡 / 賴韻宇　228

- 運動時能量代謝與需要　228
- 運動時能量代謝的估算　229
- 人體能量代謝與平衡　230
- 運動對能量代謝的重要性　232

3-4 減重中的代謝提升策略 ── 打造持久燃脂體質的關鍵 / 葉宜玲　234

- 什麼是代謝？為什麼提升代謝對減重這麼重要？　235
- 影響代謝的六大關鍵因素　236
- 代謝提升的三層策略　239

3-5 生活化的減肥運動大解析 / 蔡秀華　241

- 實踐運動減肥的效益　242
- 適用於減肥者的運動類型　243
- 生活中的安全運動提醒　244
  - |運動前的基礎暖身|下肢及胸和背部肌群伸展運動　246
  - |運動後的整理緩和|運動後的下肢及下背肌群伸展　248
- 終身健康運動習慣的養成：減肥運動 123 原則　250

3-6 有效的有氧運動 / 賴韻宇　253

- 有氧運動的定義　253
- 有氧運動的減肥效益　254
- 生活化的有氧運動選擇與實作建議　255
- 有氧運動的安全注意事項　258

BOX｜有氧運動強度的設定基礎及評估方法 / 賴韻宇　262

3-7　增肌減脂的運動計畫 / 蔡秀華　269

- 增進肌力對減肥的效益　269
- 安全的肌力訓練原則　270
- 肌力強化運動的建議與實作　271

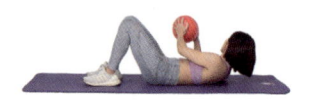

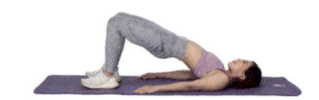

A. 徒手肌力運動設計

| A-1 | 上肢肌群—— V 字上推下拉運動　275
| A-2 | 前核心肌群—— 腹外斜肌轉體運動　276
| A-3 | 後核心肌群—— 仰臥橋式運動　277
| A-4 | 下肢肌群—— 弓步連續下蹲運動　278

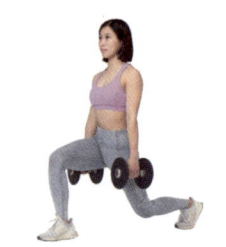

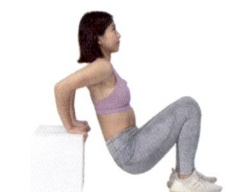

B. 椅子肌力運動設計

| B-1 | 上肢肌群—— 上肢背後推撐運動　280
| B-2 | 前核心肌群—— 椅子坐姿上身前屈運動　281
| B-3 | 後核心肌群—— 扶椅單足後抬腿運動　282
| B-4 | 下肢肌群—— 手前伸坐下站起運動　283

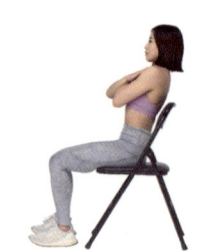

C. 應用彈力帶的肌力運動設計

| C-1 | 上肢肌群—— 划船後拉運動　285
| C-2 | 前核心肌群—— 坐姿 V 字核心運動　286
| C-3 | 後核心肌群—— 立姿屈體挺身運動　287
| C-4 | 下肢肌群—— 斜背深蹲運動　288

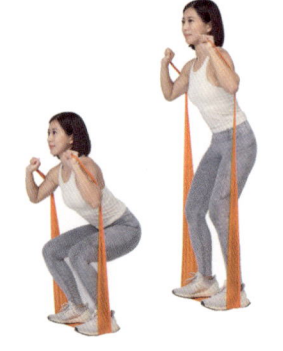

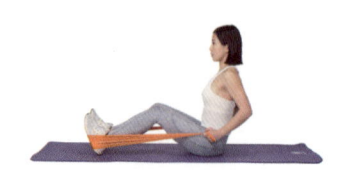

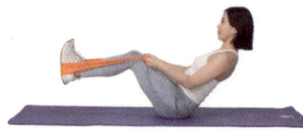

3-8　增肌減脂的運動與飲食搭配 ／葉宜玲　289

- 增肌減脂可以同時進行嗎？破解迷思！　289
- 增肌減脂的最佳運動組合　291
- 增肌減脂的黃金飲食策略　292

3-9　紓壓的生活化伸展運動 ／呂碧琴　295

瑜伽伸展操

| 第 1 式 | 山形站姿　296
| 第 2 式 | 前彎　298
| 第 3 式 | 後仰　299
| 第 4 式 | 新月彎　300
| 第 5 式 | 英雄式　301
| 第 6 式 | 貓牛拱背　302
| 第 7 式 | 下犬式　303
| 第 8 式 | 海鳥式　304
| 第 9 式 | 身印　305
| 第 10 式 | 束角式（蝴蝶式）　306
| 第 11 式 | 半魚王式　308
| 第 12 式 | 眼鏡蛇式　309
| 第 13 式 | 金剛坐　310
| 第 14 式 | 風箱（抱）式　311
| 第 15 式 | 快樂嬰兒姿　312
| 第 16 式 | 仰臥屈膝轉體　313
| 第 17 式 | 攤屍大休息　314

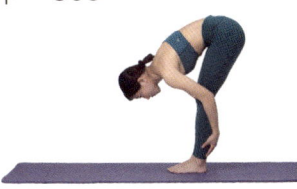

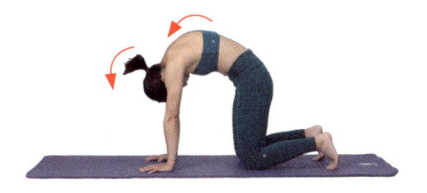

3-10　運動熱病預防與治療 ／賴金鑫　315

- 體溫調節　315
- 熱病發生的原因、診斷及治療　316
- 預防熱病的發生　319

| 貼心收錄 | 30 天瘦身燃脂實踐備忘錄　320
　　　　　　飲食記錄填寫重點　332

專文推薦 1

成為更好的自己

吳明賢（臺大醫院院長）

　　隨著生活型態改變，肥胖已經成為全球已開發國家流行的文明病，而且越來越多的研究顯示肥胖和許多疾病相關。資料顯示，臺灣十大死因中有八項跟肥胖有關，包含癌症、糖尿病、心血管疾病等。近年肆虐的新冠肺炎疫情中，肥胖者的死亡率是非肥胖者的3.68倍。因此，肥胖不僅是身形的外觀問題，更是健康議題。針對病態性肥胖，透過內視鏡手術和新興的降血糖兼減重藥物，已成為最熱門的治療方式。

　　吃藥和手術固然有立竿見影之效，但是肥胖除了少數的遺傳病外，多數其實是一種生活習慣病，追根究柢還是要從改變生活習慣做起。臺大醫院為了改善肥胖的控制，除了代謝性手術減重中心外，很早就開設減重班，由跨領域的專家共同授課，而且實務操作，多年來成果斐然。

　　這本《臺大醫院減肥班8週燃脂瘦身全書》集合團隊之力，從建立正確的基礎知識、脂肪包袱、個人目標及常見迷思開始，擴及非手術及藥物療法的三寶：飲食、運動和心理調適，也有實際案例的分享。全書淺顯易懂，言簡意賅，值得想成為更健康、更好的人收藏閱讀！

其實健康不僅是一種身體狀態，還是一種生活方式。沒有人因為保養身體而傾家蕩產，卻有人因為沒有健康的身體而一無所有。世界衛生組織定義健康為身心俱泰，簡言之即「身體沒病，心理沒事」。在這本減重的葵花寶典裡，除了提到飲食和運動的生活習慣外，也特別請精神科醫師就如何維持心理健康，如何保持開心、保持暢快，建立情緒的保護機制，才是減重能否永續的關鍵，更是身體最該做的保養。

當我們的智慧和內在的感受相調和，所做出的行為與價值一致，我們才能克服情緒，修練成為更好的自己。「花開漂亮靠陽光，人生幸福靠健康」，希望大家看完此書後都能身體力行，成為健康、快樂、更美好的自己！

汲取30年經驗，健康受用一輩子

黃國晉（臺大醫學院家庭醫學科教授兼臺大醫院副院長）

　　肥胖與許多慢性病有關，例如高血壓、糖尿病、代謝症候群、血脂異常、脂肪肝、胃食道逆流、睡眠呼吸中止症、心血管疾病以及大腸癌、乳癌等一些癌症，死亡率也會上升而減少壽命，另外亦影響心理健康增加憂鬱症。因此，肥胖是許多疾病的共同原因。

　　全世界肥胖的盛行率越來越高，肥胖已成為僅次於抽菸影響健康的重要問題，因此透過健康減重來改善上述疾病的發生或降低疾病的嚴重度，成為減少人類健康負擔重要的手段。

　　導致肥胖的原因是多元的，減重也需個別化，並考慮到肥胖相關疾病的控制。減重以非藥物為主，包括飲食、運動及行為治療等方式，若無明顯效果或有較多的共病症時，立即輔以減重藥物治療的效果最好，甚至進行內視鏡或傳統的減重手術。

　　減重班有同儕的壓力來進行飲食、運動與行為控制，特別是個性適合參加減重班的朋友，在減重的過程中互相砥礪，彼此扶持，一起度過意志力薄弱的關鍵期，並隨時分享經驗，因此減重效果特別顯著。

　　本院「減重（肥）班」自1994年舉辦第一期，至今已超過30年，除了SARS與COVID-19疫情被迫停辦之外，每年皆招收30位學員。本班把最正確、安全的減重知識，按部就班地教導學員，並讓

學員親自操作學習,不但幫助學員瘦得健康,找回自信,更能學到一輩子都受用的健康生活型態。

　　本書《臺大醫院減肥班8週燃脂瘦身全書》集結這30多年來授課的理論與實務經驗,內容包括體重控制概念、班導會客室、減重成功案例分享、本院減重班的成果等,提供民眾正確、有效與健康的減重方法,特別是無法參加減重班的朋友們可以自我學習。最後還是歡迎有需要的朋友們,一起加入本院減重班的行列!

專文推薦 3

打造健康體態的關鍵起點──
結合醫療專業與人性的減重寶典

婁培人（臺大醫院副院長）

「脂肪」是我們最忠實的朋友，因為它總是不離不棄⋯⋯

隨著飲食生活型態的改變，尤其是年齡漸長之後，在現實生活中我們經常會承受肥胖帶來的困擾，無論是高血壓、糖尿病、關節疼痛，還是睡眠障礙、心理壓力，肥胖幾乎與現代人的健康問題密不可分。如何控制體重，已經是新時代的國民運動。

雖然市面上減重資訊琳瑯滿目，但真正兼具科學實證、可行性與持續性的健康減重方案卻不多。身為醫師，常常聽到患者或朋友問我關於生酮飲食、間歇性斷食、地中海飲食等控制體重的方法，也曾被問到極端飲食控制安全性與持續性等問題，凡此種種，都是現代人，尤其是關心健康的現代人十分熱中的話題。正因如此，我誠摯推薦這本由臺大醫院多個專業團隊共同撰寫的《臺大醫院減肥班8週燃脂瘦身全書》，它不僅集結來自醫學中心最前線的臨床經驗，更展現出跨領域合作下的系統性與實用性。

「本書由17位來自臺大醫院復健部、營養室、精神醫學部、家庭醫學部、健康教育中心，以及臺灣大學體育室與物理治療學系等不同專業領域的專家共同編撰而成。這群長年深耕健康促進與減重教學的專業人員，攜手將臺大減肥班多年來的成功經驗系統化、實

證化，轉化為一套任何人都可以參照實行的健康指南。內容涵蓋飲食、運動、心理調適到智慧科技的應用，完整而周延，是一本真正「全人、全方位」的減重實踐手冊。」其中有許多觀念，甚至身為專業醫師的我也是讀了本書以後，才有了真正的認識與了解。

　　書中不僅有深入淺出的理論知識，更以多位真實學員的親身故事貫穿全書。透過團隊的支持、個別化的飲食與運動指導，以及同儕互助的氛圍，他們在兩個月的課程中逐步養成了健康的生活習慣，改善體重，提升自信，也重新找回對生命的掌控感。這些故事溫暖真實，不僅令人感動，更讓讀者深刻體會「減重並不孤單」。

　　尤其重要的是，相較於一昧節食、快速瘦身等短期取巧的做法，本書中強調的是健康、可持續的生活模式轉變。透過認識營養基本原則、理解熱量密度與能量平衡，搭配能在家執行的運動訓練、安全評估與動機培養，再輔以情緒管理與智慧科技工具，幫助讀者不僅瘦得下來，更能長久維持健康狀態。

　　身為醫療專業的一員，我深知「改變習慣」的艱難，也更能體會這本書在設計與內容上的用心。這不只是一套減重教材，更是一個健康生活的起點。無論您是初次嘗試減重，還是歷經無數挫折後仍不放棄的努力者，我相信這本書都能給您最適切的陪伴與引導。

打造健康體態的關鍵起點──結合醫療專業與人性的減重寶典

迎向陽光版本的自己

陳慧玲（臺大醫院教學部主任）

非常榮幸推薦這本由臺大醫院專家們累積多年實務經驗，共同編撰的《臺大醫院減肥班8週燃脂瘦身全書》」。減重已經成為現代人的流行活動，幾乎每隔幾年就會出現一些新的減重「妙方」，大多沒有實證基礎，更對健康的長期影響堪慮。許多人花了大錢，投資在一個心目中嚮往的曼妙身材想像，但其實最關鍵的，在於本人的「知」與「行」，回饋與鼓勵更是能夠持續下去的動力。

「我要是早一點知道這些觀念，早一點開始養成正確習慣就好了！」

「減重其實是我做得到的！」

在這本書中，由醫師、營養師、物理治療師為大家帶來減重成功的第一步：正確的觀念與做法，雖然非常地「樸實無華」，然而最健康，能一天天的帶來「小確幸」，進而累積成大成功，歷年來已經有許多民眾親身體驗而達到健康減重效果。

許多人以為自己很懂減重，只是做不到。其實正確的觀念並不是天生就有，在好不容易下定決心要減重之前，請大家務必學習正確的健康飲食及運動知識，而不僅是靠著自己過去零碎的知識，或親朋好友的經驗推薦拼湊出來的片面理解，讓寶貴的時間飛逝，也讓身體付出代價。

減重三部曲：知識建立、密集訓練、習慣鞏固。體重管理最有效的三部曲，本書提供了第一步的知識建立，例如健康食物的選擇，如何利用餐盤等簡單方式估算營養熱量及平衡，做到可行的目標；運動的方式選擇，與要求的強度、時間、運動量。

最關鍵是需要一段密集訓練。減重所培養的，是和原來日常生活習慣不同的新做法，需要「身體力行」，讓身體去動、去流汗、去感受新的飲食習慣帶來的輕快愉悅感，運用規律密集的訓練，逐漸成為身體記憶，這階段若有專業團隊的力量，可帶來很大的助力。而當初步訓練完成後，規劃能長期持續的習慣，是非常重要的事情。習慣一旦鞏固，且自然而然成為自己日常的一部分，便能不費力的成為自己的更好版本！

醫療科技日新月異，雖然目前已經開發多種新型治療，未來也會持續的有新藥開發，但無論是藥物或手術減重，在幾乎所有的臨床試驗中，都需要同時搭配飲食、運動的改善，才能獲得效果。治療是一時，習慣的養成才能長久，也才能維持好不容易達到的減重成果及身體健康，不至於回到原點。

感謝臺大醫院健康教育中心楊志偉主任及減重班團隊，將多年的經驗集結成書，字字都是專業團隊及「班友」們一步一腳印的經驗結晶，藉由這些方法，在醫療專業團隊與團體的力量下，已經共同創造出亮眼的成果，讓我們今天就開始閱讀並力行吧！

祝福大家減重一次就成功，迎向陽光版本的自己！

專文推薦 5

讓健康減重成為一場身心靈的「人生設計」旅程

楊志偉（臺大醫院健康教育中心主任）

　　肥胖，從來不只是體態與外型的課題，更是身體健康的警訊、生活型態的反映，甚至是心理壓力的出口。在這個高壓力與高熱量並存的時代，「減重」成為許多人一生反覆挑戰卻又難以持久的目標。而我們希望，這本《臺大醫院減肥班8週燃脂瘦身全書》能讓您終結這場無止盡的拉鋸戰，走上真正安全、科學、快樂的健康之路。

　　本書匯集臺大醫院健康減肥班30多年來的寶貴經驗與跨專業團隊的智慧心血，由來自臺大醫院健康教育中心、復健部、營養室、精神醫學部、家庭醫學部，以及臺灣大學物理治療學系與體育室等領域的17位權威專家共同編撰，是國內第一本結合「醫療專業✕全人照護✕智慧科技」的減重實戰指南。

　　臺大醫院健康減肥班自創立以來，始終秉持「健康第一、身心整合、可長可久」的理念，由醫師、營養師、心理師、運動教練等專業團隊，為無數參與者提供客製化、具實證基礎的減重指導。透過參與者回饋與追蹤顯示，我們不僅幫助學員減去體重，更協助他們重建生活節奏，改善代謝指標，重拾自信與健康。

　　這本書的開創性，在於它不僅提供減重的工具，更重構您對「健康」的想像。我們融合飲食科學、運動處方與心理調適，幫助

讀者不再孤軍奮戰，而是在科學的引導下，在同儕的支持中，透過覺察與行動中轉變。從行為心理學理論出發，我們解析情緒性飲食、壓力與睡眠對體重的影響，並設計實用的自我覺察與自我激勵策略，讓您從源頭改變習慣，掌控並設計自己的人生，成為自己的主人。

此外，我們與時俱進，融入最新的醫學與營養科學，包括代謝性脂肪肝、熱量密度、碳水質量、Omega-3脂肪酸、食物紅綠燈、飲食陷阱破解等核心觀念，也結合智慧科技工具，如健康App、體重與飲食記錄系統，強化自我監控與回饋循環，讓減重不再只是靠意志力，而是以「資料導向╳行為支持」共同驅動的智慧轉化。

書中不僅詳實說明減重的醫學原理與操作技巧，更穿插來自學員的親身經歷與感人故事。他們是職場中的你我、學校裡的學生、家庭裡的長者，他們見證了改變的可能，也證明：只要方法正確，無論年齡性別或胖了多久，都能重新與身體和解，與健康同行。

因此，我們期待這本書不只是工具書，更是一本讓您有感、有力、有愛的轉化指南，一個讓健康成為日常，陪伴您進行「人生設計」的起點。願您打開這本書的那一刻，便是您翻開全新人生篇章的開始。

作者序 1

掌握正確知識及方法，邁向健康與自信

莊泓叡（臺大醫院復健部主治醫師）

現代人的生活背負著越來越沉重的「脂肪包袱」，肥胖已成為健康的一大挑戰。如果您嘗試過各種減肥方式，體重仍然起伏不定，甚至越減越胖，那您絕對不能錯過這本由17位不同領域專家共同撰寫的《臺大醫院減肥班8週燃脂瘦身全書》。作者群涵蓋臺大醫院健康教育中心、復健部、營養室、精神醫學部、家庭醫學部，以及臺灣大學物理治療學系與體育室，集合各專業的豐富經驗，帶給您最完整的減重知識與方法。

半退休的學員小美阿姨在建立正確的飲食與運動觀念後，各項健康指標大幅改善；已具理論基礎的學員小林，在營養師的陪伴用餐與客製化飲食計畫協助下，終於抓住減重訣竅；而大學生小曾一年內成功減重 19 公斤，不僅收穫同儕肯定，更培養出持續運動的動力。在本書中，我們將以臺大醫院減肥班逾30 年的實務經驗為基礎，從這些真實成功的案例出發，帶領您學習最實用且能長期持續執行的減重技巧。

成功減重不只是靠意志力，更重要的是掌握正確知識。我們將以淺顯易懂的方式介紹減重原則、營養知識及相關用藥，帶您了解熱量赤字、能量代謝與營養平衡，並破解各種流行的飲食迷思，例

如低醣、生酮和間歇性斷食各自的影響。書中還搭配實用的圖表，清楚呈現日常生活中應多攝取或應適量減少的食物，透過認識六大類食物、飲食紅綠燈及「我的餐盤」概念，加上熱量密度與更多飲食心法，幫助您輕鬆建立可終身維持的健康飲食習慣。

在運動方面，本書也將通盤介紹如何在運動前評估安全性，並提供各項健康體適能的基本知識，包括心肺適能、肌力、肌耐力、身體組成及柔軟度等，進一步解說如何有效進行有氧運動燃脂、阻力訓練增肌，以及透過伸展運動提升柔軟度。同時，也強調運動帶來的心理效益，例如紓壓、提升自信與維持運動動機。另外，本書特別精選居家即可執行的運動示範，並附上運動心法及安全注意事項，協助您輕鬆養成規律運動的好習慣，避免運動可能帶來的傷害或風險。

您也將了解心理因素如何影響體重及飲食行為，深入認識情緒性飲食的成因，並學習如何透過心理學方法改變日常習慣。此外，搭配智慧科技更輕鬆地監測並記錄飲食與運動狀況，培養自我覺察與自律的能力，達到事半功倍的減重效果。

無論您是減重初學者，或曾經跌倒再站起的減肥老手，我們都期望這本書能陪伴您在減重旅途中，找到正確且有效的方法，走出屬於自己的健康之路。

作者序 2

學習健康減重，打造永續好體態

陳珮蓉（臺大醫院營養室主任）

距離1994年開辦減肥班至今，臺大減肥班已經持續超過30年，儘管期間減肥藥、瘦瘦針、胖胖刀等先後問世與風行，飲食加運動，仍然是健康減肥並維持體重最永續的方法！而無論先採行何種減肥方法，最終還是要學習健康飲食與培養運動習慣，才能獲得個人整體追求健康的目標。

臺大醫院的團體減重班有個隨班導師的角色——靜如護理師，本次邀請她撰文，同時邀訪減肥班學員分享減肥成功的心得，這些真實的案例非常珍貴，能給有體重控制困擾者帶來正能量與成功的希望。

醫院辦理減肥班，除了有各領域專家指導學員健康減重，更重要是提供身體、體能與情緒心理的評估，減輕體重後可以看到健康狀況的改善，以強化減肥的持續動機；並由醫師、物理治療師和營養師講解各種檢查評估，協助設定個人化的減重計畫與目標。

飲食與運動雙管齊下，書中不僅有營養師指導食物選擇、飲食計畫，以及因應外食者之應對技巧，並設計低熱量菜單食譜供讀者學習參考運用；還有臺灣大學體育老師指導各種運動的方法，讀者可以依個人喜好找到最佳的運動計畫；最後由創班就參與減肥班的賴金鑫教授講解運動熱病的預防與治療，內容相當完整實用。

減肥飲食，不應該是營養不均衡（或單調或充滿剝奪感）的飲食或配方。民眾希求速成，但是被動式的介入，肯定沒有透過學習融入日常生活的方法來得有效果，同時會帶來自信與快樂。運動亦然。正確學習，找到個人最佳模式和同好，長久維持運動好習慣，獲得全身性的代謝改善，並且能紓壓調節情緒，甚至改善睡眠，這些都是藉由主動性的活動所帶來的益處。

　　臺大醫院減肥班堅持傳授具有實證醫學為基礎的知識，由減肥班講師帶動學員討論與實作，輔導學員在具備知識的前提下，選擇個人長久可行的最佳組合。本書即欲貫徹這個理念，作者群傾囊相授，期盼讀者能獲得正確的減肥知識。然而現代人處於這個致胖環境，體重控制不容易，除了這本書的陪伴，當您需要一群人相互砥礪，完成共同的目標，歡迎加入臺大醫院減肥班，讓專業團隊幫助您！

60天幫助112名學員減重545公斤、健康數據由紅字變黑字

莊泓叡（臺大醫院復健部主治醫師）

臺大醫院減肥班開班授課的核心目標在於幫助學員掌握正確的減重知識，透過調整飲食與改變運動習慣，達成健康減重。我們堅信，減重不僅僅是為了改變外貌，更是邁向健康與自信的重要旅程。

見證顯著的體重變化與改善健康

本書收錄自2017～2019、2023～2024年的課程（2020～2022因為疫情停辦），共有112名學員完成課程。學員平均年齡為46歲，主要集中在40～60歲之間，其中女性占80%（89人），男性占20%（23人）。平均體重為82.7公斤，身體質量指數（Body Mass Index, BMI）為30.9，腰圍平均為100.2公分。依據臺灣的定義，健康體位的BMI範圍為18.5～24；BMI大於27則屬於肥胖，需要積極改善。

健康甩油數據變化大公開

經過兩個月的密集課程，學員們取得亮眼成績：112名學員共減掉545公斤，平均每人減重4.9公斤（約占原始體重的5.8%）。腰圍平均縮小5公分，相當於褲子尺寸少了一號；BMI從30.9降至29.1，體脂率也下降了2.61%。這些顯著的變化大大提升了學員對健康生活的信心。

值得注意的是，減重成效與學員的年齡、性別或原始體重之

主要數據變化

名稱	前測平均值	結業時變化量
體重	82.7 公斤	顯著減少 4.9 公斤
體脂率	40.6%	顯著減少 2.6%
腰圍	100.2 公分	顯著減少 5.1 公分

間，均無顯著相關。這表示減重的成功與否，並不取決於起點條件，而在於是否勇敢邁出第一步，掌握正確的減重觀念，改變生活習慣並持續執行計畫。無論是年輕人，還是中老年人、男性或女性，最終皆有可能達成減重甩油的目標。

健康指標數據變化大公開

1. 心肺功能的測量與改善幅度

參加減肥班的學員除了關注體重外，我們也仔細記錄了其他健康相關數據：

■ 心率

● 學員平均休息心率每分鐘下降6下，顯示靜息狀態下心臟效率提升；運動時心率與血壓變化不大。

■ 心肺適能

● 兩個月密集課程中，除健康飲食外，配合適量運動，學員的峰值攝氧量及無氧閾值攝氧量均顯著提升，代表循環系統效率和心肺適能獲得改善。

● 心肺適能的提升不僅有助於運動表現，也改善日常生活，例如增加耐力、減少疲勞，讓活動不再輕易感到喘促，提升生活品質。

心血管相關數據變化		
名稱	前測平均值	結業時變化量
心率		
休息時心率	85 下 / 分鐘	顯著減少 6 下 / 分鐘
峰值心率	152 下 / 分鐘	無顯著變化
無氧閾值心率	113 下 / 分鐘	無顯著變化
血壓		
休息時收縮壓	131 毫米汞柱	無顯著變化
休息時舒張壓	83 毫米汞柱	無顯著變化
峰值收縮壓	184 毫米汞柱	無顯著變化
峰值舒張壓	88 毫米汞柱	無顯著變化
攝氧量		
峰值攝氧量	18.3 毫升 / 公斤 / 分鐘	顯著改善 2.2 毫升 / 公斤 / 分鐘
無氧閾值攝氧量	11.4 毫升 / 公斤 / 分鐘	顯著改善 1.6 毫升 / 公斤 / 分鐘

2. 肝、腎、代謝指標的改變

　　減肥班學員課程前後抽血檢驗結果顯示，多項健康指標均有明顯改善：

■ 肝功能

● ALT與AST指數均顯著降低，可能原因是減重與運動改善了脂肪肝及發炎狀態。

■ 腎功能與尿酸

● 課程前後腎功能及尿酸數值保持穩定，未見明顯變化。

■ 血脂

● 總膽固醇與三酸甘油酯均顯著下降；低密度脂蛋白膽固醇（LDL-C）則無顯著改變。

生化指標變化

名稱	單位	前測平均值	結業時變化量
白蛋白（Alb）	克 / 分升	4.5	無顯著變化
總蛋白（TP）	克 / 分升	7.5	顯著增加 0.1
肝指數（ALT）	單位 / 公升	27.5	顯著減少 6.2
肝指數（AST）	單位 / 公升	26.3	顯著減少 4.9
肌酸酐（CRE）	毫克 / 分升	0.7	無顯著變化
尿酸（UA）	毫克 / 分升	6.0	無顯著變化
總膽固醇（T-CHO）	毫克 / 分升	198.6	顯著減少 9.7
三酸甘油酯（TG）	毫克 / 分升	137.5	顯著減少 18.9
低密度脂蛋白膽固醇（LDL-C）	毫克 / 分升	125.0	無顯著變化
空腹血糖（GLU AC）	毫克 / 分升	94.0	顯著減少 3.0

以科技輔助實現自我監控，養成健康習慣

現代人離不開智慧型手機，這個強大的工具已成為日常生活的重要夥伴。不論是追蹤健康數據、規劃作息或獲取即時資訊，智慧型手機應用程式種類繁多。然而，智慧型手機是否真的能幫助我們達成健康目標呢？

為了回答這個問題，我們將學員自我監控模式分為兩組：一組

使用智慧型手機應用程式進行健康管理（**智慧應用組**），另一組則採用紙本記錄（**紙本組**）。透過比較兩組在體重與腰圍上的變化，我們檢視智慧型手機是否能成為更有效的減重工具。

結果顯示，智慧應用組透過記錄飲食與體重，並接收精心規劃的健康資訊與鼓勵，達到更佳的減重效果，其平均減重達6.9%，顯著高於紙本組的5.0%。

此外，智慧應用組中有75%的參與者成功達成理想減重目標（**定義為減重超過5%**），甚至有19%參與者減重超過10%；相較之下，紙本組僅有56%達標，8%參與者減重超過10%。在腰圍改善方面，智慧應用組同樣表現優於紙本組。這表示，經過精心設計的智慧型手機應用程式不僅使用方便，更能有效協助使用者管理健康，成為減重的強力助手。

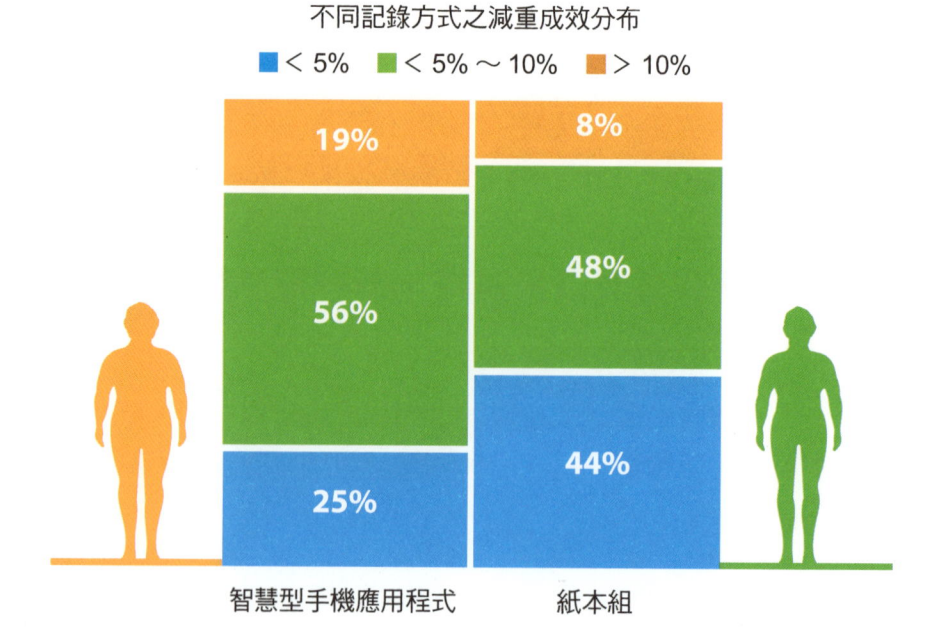

減重比例

不同記錄方式之減重成效分布

■ < 5%　　■ < 5% ～ 10%　　■ > 10%

	智慧型手機應用程式	紙本組
> 10%	19%	8%
< 5% ～ 10%	56%	48%
< 5%	25%	44%

班導會客室

減重課程大公開＆學員成果分享

蕭靜如（臺大醫院健康教育中心專員／減肥班班導師）

　　大家好，歡迎您來到臺大醫院減肥班班導會客室，臺大醫院減肥班每年會利用暑假（7月初到9月初，第一個月每週兩次，第二個月每週三次）招收年滿18歲以上、體重過重或腰圍超過標準者，如：BMI≧24公斤/公尺^2，或男性腰圍≧90公分（35.4吋），女性腰圍≧80公分（31.5吋）的學員，在復健科醫師、精神科醫師、物理治療師、營養師及臺灣大學體育老師的協助下，以健康飲食及運動的方式減肥。

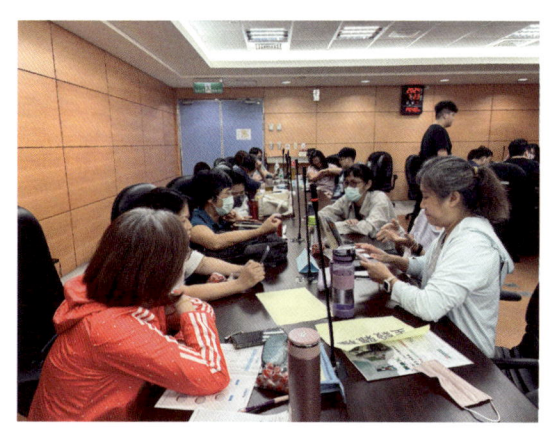

　　我是減肥班班導師，負責承辦班務工作，包含：課程、場地及講師安排，報名作業、教材及禮品採買，學員體重、基本資料及上課情形記錄建檔，大小結業頒獎活動辦理及學員課後追蹤等。

　　減肥班班務繁瑣，但是非常有成就感。因為看著學員在正向的氛圍下為同一個目標認真學習，互相加油打氣，用健康的方式慢慢減重，慢慢開朗活潑起來，這賦予我工作的意義，而且帶班不僅幫助了學員，也在不斷提升自己，讓我鞭策自己建立健康的生活模式，包括均衡飲食、適量運動以及良好的作息等，收穫非常多。

🔴 臺大減肥班規模與課程運作方式

　　為期兩個月的減肥班大約會收30名學員，分成四組，透過簡單的破冰遊戲認識彼此以後，課程正式開始。此時我們會先選出各組組長，請各組成立LINE群組，各組組長也會跟班導成立群組來聯繫班務，再由開班的醫師說明減肥計畫，看得見下面學員們臉上充滿決心的表情。

第一個月，學會設計自己的健康食譜

　　上課的第一個月，午餐會供應500大卡或600大卡的健康餐盒及一份水果，是根據班上學員不同的身體質量指數做分配，讓學員了解食物分量、烹調方式及搭配。營養師會在用餐中進行一對一飲食指導，從學員每一天的飲食記錄中，針對學員本身熱量需求給予建議及調整，讓學員可以慢慢學會在日常中調整飲食。

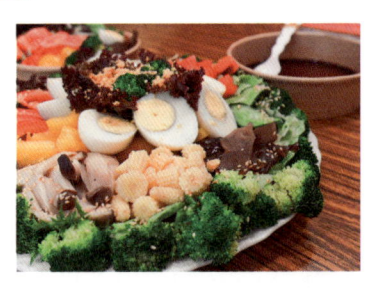

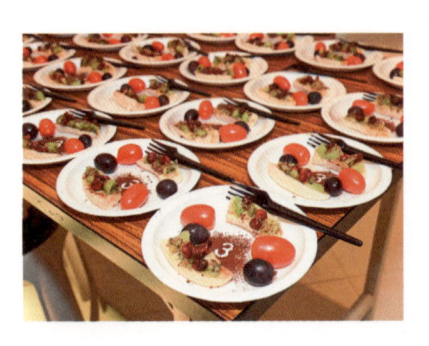

　　我們的餐盒強調食物的原型，鼓勵學員慢慢吃，去品嚐食物本身的味道，學員對健康餐盒都有極高的評價，覺得吃得均衡又健康，熱量也不會超過，甚至希望每一餐都可以吃得到。但我們的目標是讓大家都能學會設計自己的健康食譜，可以落實在每一天中，這才是最重要的。

　　午餐以後就開始上營養、減重、運動的知識課程，然後在最後一堂課安排運動課，由臺灣大學體育室的老師來授課，內容包括有

氧、肌力訓練、伸展等多元的運動課，以健康飲食及運動兩大方向為主軸，讓學員從認知開始改變，進而實現行為上的轉變。

在學習第一個月的營養課程後，小結業會請各組準備低熱量餐點做為競賽作品，營養師會從中選出一組色、香、味、營養符合評分標準的出色組別，給予獎勵，而學員可以藉由這個活動落實所學知識，有效提升學員健康管理的能力。參賽的各組學員會一起討論菜單、烹調方法、熱量、調味、擺盤、食器等，在小結業當天每個人都化身專業廚師，架式十足，每每看著學員端出一道道充滿創意又擺盤精美的健康餐點，總是驚嘆不已。

第二個月，培養規律的運動習慣

接下來第二個月，我們移師到臺灣大學綜合體育館，每週三次，每次50分鐘，進行持續運動課程，由三位體育老師帶學員們進行各式有氧、肌力訓練、瑜伽、彈力帶、趣味及互動運動。

有的學員在此之前並沒有規律的運動習慣，可以經由這樣運動的頻率慢慢培養，而且經過一段時間的減重，學員看起來越來越俐落，越來越有活力，跟同學之間也培養出濃厚的革命情感，會互相加油打氣。盛夏期間太陽很毒辣，不然就是碰到超大豪雨，學員們無論晴天、雨天都堅持來運動，班導看了非常感動！

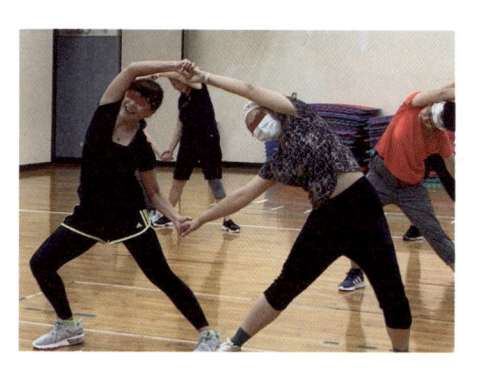

總結業時則進行健康操比賽，我們會請各組做3～5分鐘健康操設計，型態可以是有氧舞蹈、拳擊、肌力或伸展操，各組自行找一段節奏輕快適合的音樂，組員可以用共同創作，以團隊演出、帶動式或輪番帶領方式呈現，評分方向有運動主題、安全、有效強度並適中、美感／造型、設計創意、團隊精神表現等。

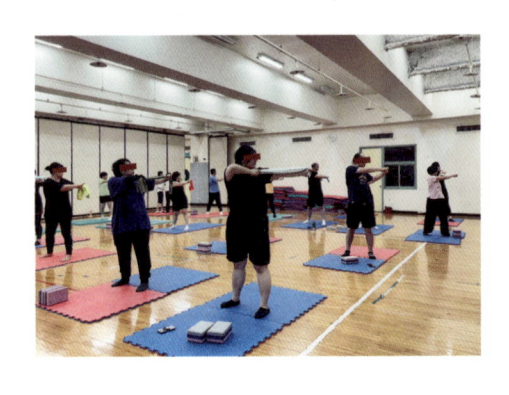

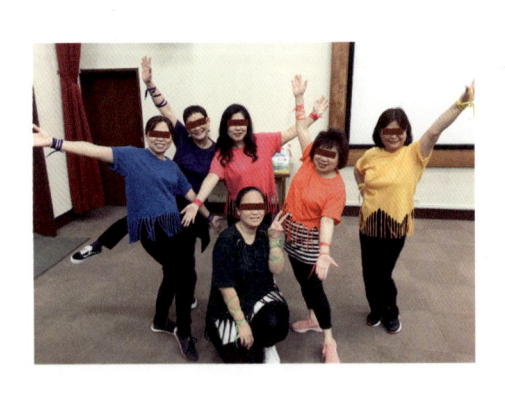

活動進行的當天，各組學員運用兩個月來體育老師的教導，在短短兩三週內編出一首首動感的健康操，而且還搭配造型跟道具，一個個比之前輕盈的學員，賣力跳出健康及活力，台下的老師及同學也奮力為表演者加油，台上台下打成了一片。有學員說自從變胖以後，從未想過還有一天會在台上跳舞，臺大醫院減肥班讓不可能變成了可能！

兩個月的課程終究要結束了，雖然有學員說：「真希望可以一直上課下去，我們就不怕復胖。」但是我們希望學員可以把老師傳授的知識落實到生活當中，知道如何智慧選擇食物，並把運動習慣融入日常生活，這兩個月的學習，足以讓他們受用一輩子。

回院追蹤，分享減重經驗

畢業以後第一個考驗是中秋節，再來是新曆年跟舊曆年，希望他們可以理性面對美食，謹記叮嚀，隔年3、4月班導會安排學員們

回院追蹤，如果成效不錯，7月開下一梯次減肥班時會邀請舊學員回來跟學弟妹分享成功經驗，這將會是最大的殊榮，更有學員以此為目標，承諾要穿以前的旗袍回來見學弟妹。

學員減肥成功案例分享

帶班多年，常常聽到學員跟我說，應該早點參加臺大醫院減肥班的，以前嘗試很多錯誤的方法，既花錢又傷身，忍受飢餓還不見效果，參加我們班不但沒有餓肚子，輕輕鬆鬆就一點點減下來，還是用很健康的方式瘦下來，非常神奇，而且大家一起學習不寂寞！

在我看來這些學員都有共同特性，就是「認真、古意、聽話、照做」，他們按照老師的指導，一步一腳印，就可以達到健康瘦身的目的。於是我們特別請到三位優秀學員來現身說法，希望透過這些對談內容能幫助您深入了解他們的減肥經歷，同時也能啟發更多人朝著健康的方向努力。

學員一：小美　女／56歲／服務業

小美：我顛覆了退休生活！

減肥前體重	79.6kg
減肥後體重	75.6kg
減肥前體脂肪	45%
減肥後體脂肪	39.9%
減重原因	血壓太高
減重成果	體重減 4kg，體脂肪減 5.1%
減肥後改變	血壓藥減一半

減肥前　減肥後

Q1：是什麼原因促使您開始減肥的？

我幾年前有了高血壓（家族中並沒有遺傳高血壓），直覺是體重影響的。我其實一直在做飲食控制，體重上上下下沒有成功過，2023年體重來到高峰，超過80公斤（我158公分，BMI值32），這下不妙！得要尋求專業的醫師和營養師來幫助減重，這就是我來臺大醫院減肥班的原因。

Q2：半退休後的生活對您健康的追求有什麼影響？

半退休的生活多出來的時間，參加臺大減重班讓我每週從兩堂運動課增加到五堂，每個月在家煮飯的時間也變多了，對熱量的控制有幫助。

Q3：參加臺大醫院減肥班最大的收穫是什麼？

兩個月把難減的體重減了4公斤，之前也減好多年，體重及體脂肪卻文風不動。不但如此，高血壓藥的劑量也降低一半，這可是大大的驚喜！

Q4：參加減肥班前後體重及體脂肪或抽血檢驗數值的改變？

參加減肥班前體脂率45%（2024年6月），現在39.9%（2024年11月）（革命尚未成功，同志仍需努力）。抽血檢驗變化最大的是三酸甘油酯，減重前250以上（2022年6月），現在知道飲食因素影響三酸甘油酯很大，懂得怎麼吃，最近一次三酸甘油酯是131（2024年7月）；低密度脂蛋白135（2022年7月），現在116（2024年7月）。

Q5：您如何規劃飲食和運動？

我算我的基礎代謝，加上我每週三到四次的運動（一堂飛輪加兩堂重訓，或再加一堂TRX），我的每日總消耗熱量（TDEE）約為2000大卡，如果每天飲食控制在1500大卡，熱量赤字每天為500大卡（攝入的卡路里少於一天消耗量），兩週可瘦1公斤。在臺大醫院減重的那兩個月，有營養師的飲食調整和同學的激勵，也確確實實減了4公斤，每天蔬菜吃2～3碗分量非常有飽足感，點心則吃無糖豆漿、洋菜凍，低卡又有飽足感。

Q6：在減肥過程中，您一天的典型日程如何規劃？

參加減肥班期間，我每天記錄體重並寫下三餐的飲食記錄、自己試算熱量，現在即使已經過了一年多，我還是這樣做，起床後記錄體重，接下來就是在熱量赤字與美食之間的拉扯。雖然是半退休的生活，但是外食仍然居多（聚餐、旅遊……），而且本人不是那麼喜歡烹飪，雖然知道外食就是高油、高鹽、高糖，仍舊像飛蛾撲火一樣撲過去！然而做飲食記錄的好處就是你知道這一兩天熱量爆表了，接下來的幾天會安分守己在家裡煮，做好熱量控制，體重沒有減很多，但也沒有增加。不過因為運動的關係，肌肉量增加了。

Q7：在減肥過程中，最大的挑戰是什麼？

我是一個很好吃、食慾又好的人，減肥過程中最大挑戰就是各種美食、拉麵、炸雞等，還有夜市裡的各種小吃，如肉圓、蚵仔麵線、水餃、蚵仔煎……。特別是我家隔壁就是夜市，這可真是苦了我，但認真執行熱量赤字的時候，我都是在家裡煮。

Q8：您如何平衡享受半退休生活（例如旅行、聚餐）與保持健康之間的關係？

我是個喜歡生活求新求變的半退休人員，運動又是我從小就喜歡的，這一兩年接觸了之前沒有嘗試過的重訓運動，覺得很有趣。壺鈴、啞鈴、藥球、戰繩、彈力繩……，每項健身器材延伸出好多不同部位的訓練，有趣好玩，又能鍛鍊出身體肌力，也消耗了很多熱量，這就讓我有機會去吃美食！

Q9：家人或朋友在您的減肥過程中提供什麼樣的支持？

我周圍的家人朋友都蠻支持我這趟減肥之旅！在減肥期間，家人會常常吃到我做的低卡食物，朋友之間也常會聽到我對熱量赤字和減肥之間關係的談話，其中一個朋友在一個月內瘦了4公斤。

Q10：開始減肥後，您感受到哪些改變？

因為還沒達到理想的目標（雖然高血壓藥可以不再吃了），減肥的行動仍然在進行中。兩個月的減肥班結束後，最大的感想是應該要早點來參加，讓自己的血管狀態更好些。而現在會比以往重視自己身體的健康、體能，還有身上肌肉的多寡！代表我對食物的選擇、熱量的赤字有很好的理解和作為，也代表我養成了飲食記錄的習慣，相信這個可以幫助我一輩子的健康。

學員二：小林　男／31歲／室內設計師

小林：減肥？我終於來對了地方！

減肥前體重	112kg
減肥後體重	90kg
減肥前體脂肪	34.6%
減肥後體脂肪	25.2%
減重原因	多次不當減肥耗費精神跟體力
減重成果	體重減 22kg，體脂肪減 9.4%
減肥後改變	體力和精神狀態都變得更好。最明顯的是自信心提升了

減肥前　　減肥後

Q1：參加減肥班前後體重及體脂肪或抽血檢驗數值有什麼改變？

依體重部分來看，2024年7月9日為112公斤，到9月6日課程結束，體重減到99公斤，截至2025年1月1日止體重為90公斤。體脂肪在2024年7月9日為34.6，2024年9月6日為28.4，2025年1月1日為25.2。

Q2：您過去嘗試過哪些減肥方法？您覺得那些方法正確嗎？

我曾經嘗試過許多方法減肥，包括極低熱量飲食（*兩個月內主食只有豆漿以及生菜*）、間歇性禁食、賀╳芙營養奶昔。這些方法短期內皆有成效，但長期來看可能不夠可持續。

Q3：有哪些減肥方法對您身體或心理狀態造成了什麼影響？

極端飲食的結果，最大的感覺是感到疲憊和焦慮，期間會情緒低落。身體上，短期減重後會出現肌肉流失，體力不足的感覺相當明顯；心理上，過度限制自己喜歡的食物，可能會帶來焦慮，並且容易感到挫敗。第一個最顯著的影響就是體力以及精神。

Q4：是什麼讓您意識到需要改變減肥策略？

經過幾次失敗的經歷，我發現這些快速減重方法並沒有長期效果，且身體狀況有時變得更糟。我開始意識到，也許需要找個能夠維持長久的方法，改變不僅僅是控制飲食或運動，還必須有一套有規律可執行的計畫。

Q5：您認為成功減肥的關鍵改變是什麼（飲食、運動、心理狀態等）？

成功減肥的關鍵是綜合的改變，特別是飲食習慣的調整、規律的運動和心理上的健康管理。飲食要注重營養平衡，而非極端限制；運動則要適度且持之以恆。

Q6：這次臺大醫院教您的減肥方法與以往的有何不同？

其實主要差別在於，若是你在參加此課程之前，對一些減重內容或者是健康飲食方面的知識已經有所了解，在臺大上課的內容可能會對您幫助不大，就如同我在聽每堂課的講師講課時，坦白說他們講的概念我真的懂，但就差在無法有效實施在生活中。我覺得臺大減肥班有個很棒的點，在於他們會派給每位學員一位營養師，由

營養師一對一做飲食指導，制定一個適合學員的飲食計畫，我想這就是我所需要的東西。而另一個很重要的點在於，這是一堂團課，所有學員的目標是一致的，所以在這個環境當中能夠相互勉勵，互相鼓勵。

Q7：您如何在工作中安排時間運動？

目前每個星期會設定五天做些運動，其中三天會安排健身重訓＋有氧，時間大約落在2個小時內，另外兩天會爬山健走1～2小時。

Q8：您是否曾遇過加班或應酬等影響減肥計畫的情況？是如何應對的？

大餐這是難以避免的，但如果當天吃了重油重鹹高熱量餐點，未來的兩三天我會採取水煮方式吃進大量青菜及蛋白質，減少熱量攝取，以平衡前面大餐吃進去的熱量。

Q9：減肥過程中最大的挑戰是什麼？

遇到瓶頸時，最大的挑戰是保持動力和堅持。隨著減肥的進行，進步的速度可能放慢，這時候最需要保持耐心並堅持下去。

Q10：即使遇到瓶頸或挫折，是什麼幫助您堅持下去？

我會記得自己為何開始減肥，並設立短期和長期的目標來激勵自己。此外，對健康的重視讓我能夠保持動力，不僅是外貌的改變，還有身體狀況的改善。

Q11：您如何管理壓力和情緒，避免回到不健康的習慣？

當想要回歸到以往的壞習慣的同時，不妨想想當初是花了多少時間，多痛苦才把體重減下來。

Q12：減肥成功後對於您的生活、健康或自信心有哪些具體提升？

也不能說成功，應該講有效減重後，我的整體健康狀況大幅改善，體力和精神狀態都變得更好。最明顯的是我的自信心提升了，能夠更加積極地面對工作和生活中的挑戰。

Q13：關於健康，您的下一個目標是什麼呢？

我的下一個目標是維持體重在80～85公斤，並增強肌肉力量，提升整體的體能。希望能在保持健康飲食和運動的基礎上，繼續改善我的身體素質。

減肥是一條長期的路，重點不在於一時的快速成果，而是在於持久的健康習慣養成。最重要的是學會聆聽身體的需求，找到適合自己的方法，讓健康成為生活的一部分，而不是短期目標。

學員三：小曾　女／21歲／大學生	
小曾：還我青春少女young！	
減肥前體重	117.9kg
減肥後體重	99kg
減肥前體脂肪	50.1%
減肥後體脂肪	43.7%
減重原因	穿不下漂亮衣服
減重成果	體重減18.9kg，體脂肪減6.4%
減肥後改變	自信心增加很多

減肥前　　減肥後

Q1：是什麼原因讓您決心開始減肥？

當看到每個人都能開心的穿上喜歡和適合自己的衣服，腦中就會產生「為什麼別人可以，我卻不行」的想法，既感到羨慕又失落，而且我也想看到瘦下來的自己，我知道自己如果沒人盯著就會怠惰，所以當知道臺大減肥班有開班後，就立刻來報名，真的很慶幸當初有參加，讓我終於瘦下來。

Q2：在減肥之前，對身材的困擾有哪些？

不喜歡照相、很容易覺得身體疲勞、整個人看起來很沒有精神、沒辦法穿喜歡的衣服、大腿內側有時會磨擦到破皮疼痛、爬樓梯爬了幾層樓就會氣喘吁吁、沒辦法跑步跑很久。

Q3：減肥過程中，飲食和運動分別起到了什麼作用？

我覺得減肥過程中飲食占七成，運動占三成，只要你吃對東

西，減肥就會很容易，同時還可以為身體獲取健康的熱量；而運動就是輔助，不需要一開始就規定要運動得多激烈。對我們來說，只要找到喜歡的運動和固定運動，慢慢培養運動的習慣，當您哪天沒去運動覺得怪怪的，好像有事情沒做完一樣，表示在不知不覺中運動已成為您日常生活習慣的一部分。

Q4：參加減肥班前後體重及體脂肪或抽血檢驗數值的改變？

　　我原本體重是117.9公斤，參加減肥班兩個月減8.8公斤，後續一年共減快19公斤，變成99公斤，體脂肪也掉了6.4。體重是最有感的，而抽血檢驗數值我都沒超過正常值，但我知道如果再繼續胖下去，以後病痛就會到我身上了。

Q5：同學聚在一起難免吃高熱量的食物，這方面如何克服？

　　我記得減肥初期因為體重一直掉，我非常開心，朋友中午或放假時邀約我去吃熱量較高的食物，我都會拒絕，但一直拒絕也不是辦法，所以後來吃完後，我下一餐就一定吃清淡些，並且堅持運動。雖然有時會後悔自己幹嘛答應邀約，但我覺得減肥並不能占滿全部生活，偶爾還是需要一點甜頭。減肥除了能擁有健康身體，另外就是為了讓自己有更多本錢能吃更多想要吃的，所以希望大家在減肥過程中也不要對自己太嚴厲，不然全是痛苦，我想很快就會堅持不下去。

Q6：您如何保持動力，避免半途而廢？

就是想著一定要瘦，我想要看到沒看過、全新的自己，想著再堅持一下，以後就能隨心所欲穿自己喜歡的衣服，拍照會很好看，也會很有自信的與人交談，一切都是往好的方面前進，那為什麼要放棄呢？

Q7：有沒有遇過瓶頸期？是怎麼突破的？

有，我記得那時有段時間體重都下不去，對之前每天都會掉體重的我來說，真的超級挫敗。我的做法就是從每天量體重，變成兩三天才量一次，但食物和運動還是照樣，沒有更動。我的想法是只要不變重，維持一樣的體重，我也可以接受。這樣大概持續一個禮拜，體重就又繼續往下掉了，所以我想最重要的還是心態吧。

Q8：當您第一次穿上喜歡的衣服時，感覺如何？

感覺真的超級開心！還記得在試衣間穿上喜歡的褲子時，我真的在試衣間默默跳舞慶祝，那種感覺我到現在都還記得，感覺自己的努力在這時都被認可了，真心希望大家都能體會到屬於自己的喜悅。

Q9：減肥對您的自信心和社交生活產生了哪些影響？

我覺得對我的自信心增加很多，除了心態改變，也會願意拍照留念了。至於社交生活方面，則是當我跟好久才見一面的朋友或鄰居碰到面時，大家的第一句話都是：「妳是不是瘦了？」每次聽到這句話，我就會在內心暗暗竊喜，這句話聽起來是最悅耳的讚美。

Q10：對於和您有相似減肥目標的女生，您認為什麼是最重要的事情？

我認為自己的心情和心態最重要，無論別人怎麼說，相信自己就好。追求漂亮應該是大部分人都想要的，但希望妳能按照自己的步調慢慢來，不要給自己太多壓力，有時過多壓力反而會適得其反，而且擁有自信心的女生最漂亮，妳永遠都會是最耀眼的人，記得要給自己多點信心，常常開心。

Q11：減重後，您有哪些感受想要鼓勵大家嗎？

減肥永遠都不嫌晚，只要您願意開始改變，真的就成功一半了。我知道要改變習慣非常不容易，所以看到我這段話的人真的都很棒，一定是有某些原因，才會讓你翻開這本書閱讀，而我都可以做到，相信大家也可以。希望大家都能體會到越來越健康的喜悅，在減肥路上您我都不會孤單，大家都是彼此的戰友，加油喔！

聽了以上幾位學員的現身說法，大家是不是很感動？希望他們的故事可以激勵到您。

臺大減肥班的課程長達兩個月，超過50個小時，全部課程都安排在平日的下午，因為我們減肥班團隊堅信要花費這樣的時間，才足夠把完整的知識傳達給學員，協助學員重新建立一個新的習慣，所以老師們在暑假期間都是排除萬難來幫助大家減重，而對於很多人因為要上班或其他因素抽不出時間來報名上課，也希望我們群策群力共同撰寫的這本書，可以幫助到更多有減重需要的人！

舉例參考：臺大醫院 2025 年第 32 期健康減肥班課程表（密集課程）

日期（114年）	時間（pm）	課程	上課地點	授課講師
7月8日 星期二	12:00~1:00 1:00~1:50 2:00~2:50 3:00~3:50 3:50~4:40	減肥餐、測量、分組飲食指導 班級時間（一） 減重飲食如何吃？ 體適能與體重控制 有效健走運動實作	兒醫會議室 2 間 兒醫 1 會議室 兒醫 1 會議室 兒醫講堂 兒醫講堂	A、B、C、D 組營養師 蕭靜如 許芝譯營養師 蔡秀華老師 蔡秀華老師
7月11日 星期五	12:00~1:00 1:10~2:40 2:50~3:20 3:30~4:20 4:20~5:10	減肥餐、測量、分組飲食指導 認識食物的份量 班級時間（二） 認識健康體適能及增進方法 健康伸展操實作	兒醫會議室 2 間 兒醫 1 會議室 兒醫講堂 兒醫講堂 兒醫講堂	A、B、C、D 組營養師 詹貽婷營養師 蕭靜如 呂碧琴老師 呂碧琴老師
7月15日 星期二	12:00~1:00 1:10~2:00 2:10~3:00 3:10~4:00 4:00~4:50	減肥餐、測量、分組飲食指導 介紹減肥計畫 運動與減肥及檢驗值解說 有氧運動的塑身效益 有氧運動實作	兒醫會議室 2 間 兒醫 1 會議室 兒醫 1 會議室 兒醫講堂 兒醫講堂	A、B、C、D 組營養師 莊泓叡醫師 莊泓叡醫師 蔡秀華老師 蔡秀華老師
7月18日 星期五	12:00~1:00 1:10~2:00 2:10~3:00 3:10~4:00	減肥餐、測量、分組飲食指導 外食食品之成分與熱量 預防運動傷害與熱病 居家運動組合實作（彈力帶）	兒醫會議室 2 間 兒醫 1 會議室 兒醫講堂 兒醫講堂	A、B、C、D 組營養師 鍾佳倫營養師 賴金鑫醫師 蔡秀華老師
7月22日 星期二	12:00~1:00 1:10~2:00 2:10~3:00 3:00~3:50 3:50~4:40	減肥餐、測量、分組飲食指導 體脂肪與肥胖 如何設計低熱量餐盒 肌力塑身運動介紹 肌力運動實作（彈力帶）	兒醫會議室 2 間 兒醫 1 會議室 兒醫 1 會議室 兒醫講堂 兒醫講堂	A、B、C、D 組營養師 林冠吟老師 辛郁晴營養師 賴韻宇老師 賴韻宇老師
7月25日 星期五	12:00~1:00 1:10~2:00 2:10~2:40 2:50~3:40 3:50~4:40	減肥餐、測量、分組飲食指導 班級時間（三） 小組討論（成功的經驗） 享瘦"2025"－認識合法減重藥物 塑身肌力運動實作（核心肌群）	兒醫會議室 2 間 兒醫 1 會議室 兒醫 1 會議室 兒醫 1 會議室 兒醫講堂	A、B、C、D 組營養師 蕭靜如 蕭靜如 江建麒醫師 賴韻宇老師
7月29日 星期二	12:00~1:00 1:10~2:00 2:10~3:00 3:00~3:50 3:50~4:40	減肥餐、測量、分組飲食指導 飲食行為改變技巧 1. 低熱量飲食選擇與烹飪技巧 2. 低熱量餐包如何運用於減肥 運動紓壓 椅子瑜伽與紓壓體操	兒醫會議室 2 間 兒醫 1 會議室 兒醫 1 會議室 兒醫講堂 兒醫講堂	A、B、C、D 組營養師 黃薇嘉醫師 黎佩軒營養師 呂碧琴老師 呂碧琴老師
8月1日 星期五	12:00~1:00 1:10~2:00 2:10~3:00 3:10~4:00 4:00~4:30	減肥餐、測量、分組飲食指導 學習評量 低熱量餐盒準備（8 個／組） 學習成績頒獎 綜合討論與經驗分享	兒醫會議室 2 間 兒醫 1 會議室 兒醫講堂 兒醫講堂 兒醫講堂	A、B、C、D 組營養師 葉宜玲營養師 郭雅婷營養師 貴賓、全體講師 貴賓、全體講師

A：A營養師／B：B營養師／C：C營養師／D：D營養師
班導師：蕭靜如臺大醫院健康教育中心製

舉例參考：臺大醫院 2025 年第 32 期健康減肥班運動課程表

日期 （114 年）	時間 （pm）	課程	上課地點	授課講師
8月5日 星期二	3:10~4:00	健走運動與適能瑜伽	臺大新館 B1 技擊室 C	呂碧琴老師
8月6日 星期三	3:10~4:00	健走運動與適能瑜伽	臺大新館 B1 技擊室 C	呂碧琴老師
8月8日 星期五	3:10~4:00	塑身健走與適能瑜伽	臺大新館 B1 技擊室 C	呂碧琴老師
8月12日 星期二	3:10~4:00	塑身健康操／紓壓伸展	臺大新館 B1 技擊室 C	蔡秀華老師
8月13日 星期三	3:10~4:00	塑身健康操／紓壓伸展	臺大新館 B1 技擊室 C	蔡秀華老師
8月15日 星期五	3:10~4:00	塑身健康操／紓壓伸展	臺大新館 B1 技擊室 C	蔡秀華老師
8月19日 星期二 （回臺大醫院）	1:10~2:00 2:10~3:00 3:10~4:00	分組飲食指導 疑難雜症座談會 塑身健康操／紓壓伸展	兒醫講堂 兒醫講堂 兒醫講堂	各組營養師 莊泓叡醫師 蔡秀華老師
8月20日 星期三	3:10~4:00	塑身健康操／紓壓伸展	臺大新館 B1 技擊室 C	賴韻宇老師
8月22日 星期五	3:10~4:00	肌力與塑身	臺大新館 B1 技擊室 C	賴韻宇老師
8月26日 星期二	3:10~4:00	肌力與塑身	臺大新館 B1 技擊室 C	賴韻宇老師
8月27日 星期三	3:10~4:00	肌力與塑身	臺大新館 B1 技擊室 C	賴韻宇老師
8月29日 星期五	3:10~4:00	肌力與塑身	臺大新館 B1 技擊室 C	賴韻宇老師
9月2日 星期二	3:10~4:00	塑身健走與適能瑜伽	臺大新館 B1 技擊室 C	呂碧琴老師
9月3日 星期三	3:10~4:00	塑身健走與適能瑜伽	臺大新館 B1 技擊室 C	呂碧琴老師
9月5日 星期五 （回臺大醫院）	1:00~3:00 3:00~3:30 3:30~4:15	健康操練習 學員健康操帶動 頒獎及結業典禮	第七講堂 第七講堂 第七講堂	蕭靜如 體育老師 貴賓、全體講師

臺大醫院健康教育中心製

Part 01

健康減重必修基礎知識

1-1　減重開始前健康評估檢測

1-2　情緒、睡眠與飲食行為及其心理調適

1-3　各式熱門減重飲食法全解析

1-4　建立個人減重目標

1-1 減重開始前健康評估檢測

莊泓叡（臺大醫院復健部主治醫師）

在減重計畫開始前，我們會進行必要的健康評估，包括病史及用藥調查、身體檢查與抽血檢驗。為了評估運動安全性，我們還會使用「身體活動準備問卷」並安排心肺運動測驗等項目。

抽血檢驗

1.白蛋白：白蛋白（Albumin, Alb）是血液中扮演重要角色的蛋白質，有助於維持血液滲透壓，防止水腫。其正常範圍為3.5～5.7g/dL；若過低，可能是肝硬化、腎病或營養不良的警訊。

2.肝功能：肝功能可由天門冬胺酸轉胺酶（AST）與丙胺酸轉胺酶（ALT）的數值來評估。一般而言，AST的正常範圍為8～31U/L，而ALT的範圍則為0～41U/L。若這些指標偏高，可能與肝炎、脂肪肝或肝硬化有關。對肥胖者而言，代謝性脂肪肝病（Metabolic-Associated Fatty Liver Disease, MAFLD）是一個值得關注的問題，減重7～10%，並配合有氧運動，能有效改善脂肪肝。

3.腎功能：腎功能可透過血中尿素氮（Blood Urea Nitrogen, BUN）與肌酸酐（Creatinine, CRE）來評估。BUN的正常範圍為7～25mg/dL，而CRE的範圍為0.6～1.3mg/dL。依據CRE可推估腎絲球過濾率（Estimated Glomerular Filtration Rate, eGFR），用以分級慢性腎臟病：

- 正常：eGFR>90ml/min/1.73 m²
- 中度腎功能障礙：eGFR 30～59 ml/min/1.73m²
- 重度腎衰竭：eGFR15～29ml/min/1.73 m²
- 末期腎病：eGFR<15ml/min/1.73m²

4.**尿酸與痛風**：尿酸（Uric Acid, UA）是痛風的重要指標。男性的正常範圍為4.4～7.6mg/dL，女性則為2.3～6.6mg/dL。尿酸值過高，可能導致尿酸結晶，進而引發痛風性關節炎；而肥胖正是尿酸偏高的重要危險因子，因此控制體重對預防痛風相當重要。

5.**血脂**：高膽固醇是心血管疾病的重要危險因子。應關注的指標包括總膽固醇（Total Cholesterol, T-CHO）、低密度脂蛋白膽固醇（Low-Density Lipoprotein Cholesterol, LDL-C）、高密度脂蛋白膽固醇（High-Density Lipoprotein Cholesterol, HDL-C）以及三酸甘油酯（Triglycerides, TG）。例如，總膽固醇的正常值應低於200mg/dL，而低密度脂蛋白膽固醇建議低於130mg/dL（對於心血管疾病或糖尿病患者，標準則更嚴格）。研究顯示，減重5～10%可有效改善血脂異常，每減重1公斤，三酸甘油酯約下降4mg/dL，低密度脂蛋白膽固醇下降約1.28mg/dL，高密度脂蛋白膽固醇則上升約0.46mg/dL。

6.**血糖**：空腹血糖（Glucose before meals, GLU AC）的正常值為70～100mg/dL；若血糖介於100～125mg/dL，則屬於前期糖尿病範疇，此時應注意飲食、運動、體重控制與定期檢測，以降低發展成糖尿病的風險。糖尿病診斷標準為飯前血糖值≧126mg/dL或糖化血色素（Hemoglobin A1c, HbA1c）≧6.5%，且HbA1c越高，心血管併發症風險也越高。研究指出，每減重1公斤，HbA1c約可下降0.1%。

從事運動前之評估

一個完整的減重計畫除了調整飲食外，亦應包含適度運動。若無運動習慣者，建議先進行初步的「運動準備評估問卷」（PAR-Q＋），了解基本健康狀況；如有需要，再進一步安排檢查。以下為「運動準備評估問卷」（PAR-Q＋）第一部分問題：

1. 醫師曾告知您有心臟疾病或高血壓嗎？ □是 □否
2. 您在休息、日常活動或運動時是否會感到胸痛？ □是 □否
3. 您是否曾因暈眩而失去平衡，或在過去12個月內曾有過失去意識的情況？ □是 □否
4. 您是否曾被診斷患有其他慢性疾病（除心臟病和高血壓外）？若是，請列出：＿＿＿＿＿＿ □是 □否
5. 您最近是否在服用治療慢性疾病的處方藥？若是，請列出：＿＿＿＿＿＿ □是 □否
6. 您是否有骨骼或關節問題（如膝蓋、腳踝、肩膀或其他部位），可能因運動而惡化？＿＿＿＿＿＿ □是 □否
7. 醫師是否曾告知您只能在醫療監督下進行運動？ □是 □否

回答與後續建議：

- 若全部回答「否」，即可開始進行低到中等強度的運動，並逐步增加至建議的週次與強度。
- 若有任一題回答「是」，建議先與專業人士討論，並進一步進行健康評估。

運動心肺測試

在介紹運動心肺測試前,我們需先認識健康體適能,其涵蓋五大要素:心肺適能、肌耐力、肌力、柔軟度以及身體組成。其中,心肺適能是非常重要的指標。

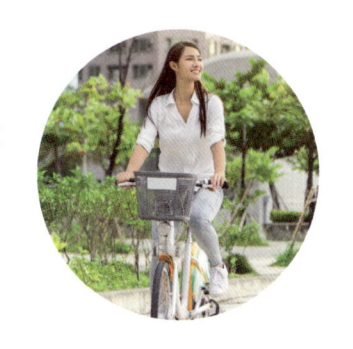

「心肺適能」指的是心臟、肺部與血液循環系統在運動中協作,為肌肉提供充氧血流,進而使肌肉中的粒線體利用氧氣產生能量的綜合能力。心肺適能越佳,心血管疾病、糖尿病等慢性疾病之發生率以及死亡風險就越低。規律的有氧運動(如跑步、游泳或騎自行車)是提升心肺適能的有效方法。

評估心肺適能常以「運動心肺測驗」作為黃金標準。進行測試時,受測者使用跑步機或固定式腳踏車運動,逐步增加運動強度直至力竭;測驗同時會收集受測者呼出氣體及其他重要運動生理數據,如心跳、血壓、心電圖等,以供分析。此測試所得到的最大攝氧量即為**峰值攝氧量**(peak oxygen uptake, VO_2 peak),數值越高,代表心肺適能越佳。另一關鍵指標為**無氧閾值**(anaerobic threshold),指運動時從全有氧代謝轉為部分依賴無氧代謝的臨界點;無氧閾值越高,代表運動者的有氧能力越佳,能夠維持較長時間的中高強度活動。

此外,運動心肺測試能夠實際監測運動中的心電圖、心跳、血壓及症狀,因此可篩檢出不適合進行運動訓練的受測者。最後,醫療人員將根據測驗結果為受測者提供個人化運動處方,確保其能在安全且有效的強度範圍內運動。

心理評估

以臺大為例，篩檢門診若發現報名者可能有厭食症、暴食症和嗜食症等問題，會轉介精神醫學部門診，評估是否合適參加減肥班課程。

如何判斷運動強度

一般建議每週進行150分鐘中等強度有氧運動。為避免運動強度過低，無法提升心肺適能；或運動強度過高，對疾病族群產生風險，正確評估運動強度至關重要。常用方法包括：

1. 自我感覺強度評估（RPE）

若無法實測最大心率或有心律不整情況，可透過自我感覺評估運動強度。進行中等強度運動時，會感到微喘及略微費力，但仍能與他人交談；若感到非常費力，只能斷續說話，則屬於高強度運動。

2. 儲備心率法（%HR Reserve）

如能使用準確的心率監控設備取得休息心率及最大心率，可算出儲備心率（最大心率－休息心率），依下式計算目標運動心率：

目標運動心率＝休息心率＋（最大心率－休息心率）×強度百分比

※中等強度運動通常選用40～60%的強度百分比

3. 最大心率法（%HRmax）

可直接使用最大心率的百分比來設定運動強度。中等強度運動的範圍約為最大心率的64～76%，其中最大心率可透過實測或用「220－年齡」估算。

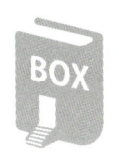

身體組成測量——
如何測量體脂肪、報告解說

林冠吟（臺灣大學物理治療學系助理教授）

身體組成的測量方式可以分為兩大類：直接測量和間接估算。

1. 直接測量

這種方法主要用於研究，通常是在動物或人的遺體上進行，透過化學分析或解剖來測量身體的脂肪、肌肉、骨骼和其他組織的比例。例如，科學家可能會將遺體溶解在特殊溶液中，以精確計算脂肪和非脂肪成分的比例，或是直接解剖來分析各種組織的重量。

但由於這種方法需要專業設備，過程繁瑣，且涉及倫理與法律問題，因此無法用於一般人的身體組成測量。不過，這些研究結果幫助科學家建立了數學公式，讓我們能透過其他簡單的方法來推算體脂率。

2. 間接估算

因為直接測量不適用於活體，因此我們通常使用間接方法來估算身體組成。常見的方法包括：

- **靜水秤重法（水中秤重法）**：利用阿基米德原理，測量人在水中的體重與體積，計算身體密度，再推算體脂肪百分比。

- **人體測量法**：透過測量皮下脂肪厚度（如皮脂鉗測試）或身

體的圍度（如腰圍、臀圍）來估算體脂肪含量。

- **生物電阻抗分析（BIA）**：利用微弱的電流測量身體的電阻，間接推算體內的水分與脂肪比例。

- **X光及影像技術**：如雙能量X光吸收儀（DXA）、超音波、電腦斷層掃描（CT）和核磁共振（MRI）等，這些方法能更精確地分析體內脂肪、肌肉與骨骼的分布。

- **其他技術**：如近紅外光譜（NIRS）與氣體體積測量法，也可用來評估身體組成。

這些間接測量方法相對簡單安全，且適合一般人使用，能夠提供身體組成的合理估算值，幫助我們了解自身的健康狀況。

簡單易懂的身體組成測量指南

在醫療上，雙能量X光吸收儀（DXA）是測量身體組成較精確的方法之一，但由於設備昂貴且僅限大型醫療機構，一般人較少選擇這種方式。更普遍的方法是生物電阻抗分析（BIA），而皮下脂肪測量也是常見的方式之一。以下將介紹幾種簡單常見的身體組成測量方法及其結果解讀。

1. 皮下脂肪測量（皮脂厚度）

皮下脂肪測量是利用皮脂鉗測量特定部位的皮下脂肪厚度，來推估體脂肪含量。測量時需用拇指和食指夾起皮膚與皮下脂肪，使其與

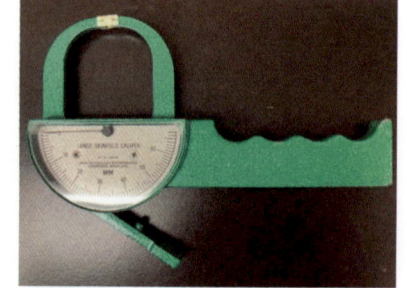

▲ 皮脂鉗

肌肉組織分開，然後使用皮脂鉗測量厚度（以公釐計算）。通常會測量三次，取最近兩次的平均值。

■ 常見測量部位

- 肱三頭肌（上臂後側，肩膀與肘部中間）
- 肩胛下部（肩胛骨下方）
- 髂部（髖骨上方）
- 腹部（肚臍右側1英吋處）
- 大腿（大腿前側中線）

■ 測量結果解讀

- 相對肥胖程度：將不同部位的測量值加總，與他人比較。
- 體脂肪百分比估算（適用於17～26歲）：

  女性體脂肪％＝0.55×A＋0.31×B＋6.13

  男性體脂肪％＝0.43×A＋0.58×B＋1.47

  ※ A＝肱三頭肌皮脂厚度（公釐），B＝肩胛下部皮脂厚度（公釐）

2. 腰臀圍比測量

測量腰圍時，使用皮尺測量腰部（骨盆上緣與肋骨下緣的中線），在吐氣結束時記錄數值。測量臀圍時，受測者雙腳併攏，測量臀部最寬處的圍度。**計算腰臀比：腰圍÷臀圍。**

■ 測量結果解讀（依據衛生福利部國民健康署標準）

- 腹部肥胖標準：

  男性腰圍≧90公分，或女性腰圍≧80公分

  男性腰臀比≧0.92，或女性腰臀比≧0.88

3. 生物電阻抗分析（BIA）

生物電阻抗分析方法透過微弱電流流經身體，測量水分含量來推估體脂肪與肌肉比例。因為水分是導電的，非脂肪組織（如肌肉）含水量高，電流流動較快，而脂肪含水量低，電流流動較慢。量測時，受測者赤腳站上生物電阻抗分析設備（如圖示），用整個手掌握住電極握把，將背部與膝蓋伸直，握住電極握把的雙手水平抬起並將手肘伸直，設備就會根據體重、身高、性別、年齡等參數推算出體脂率。

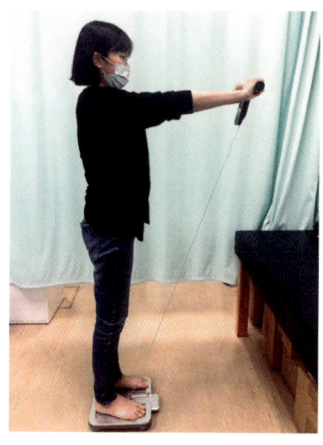

▲ 生物電阻抗分析設備

■ 測量結果解讀

- 體脂率是指體脂肪重量占個人體重之百分比。

  體脂率（％）＝（體脂肪重量〔公斤〕÷體重〔公斤〕）×100

- 體脂肪率標準：男性＜25％為正常，女性＜30％為正常。

4. 身體質量指數（BMI）

身體質量指數量測需要測量體重（公斤）與身高（公尺）。測量身高時，受測者脫鞋並站在身高器上，雙腳併攏，站直，兩眼保持平視，身高器的橫板輕微接觸頭頂，和身高器的量尺成直角，記錄身高數值。測量體重時，受測者穿著輕便服裝，脫鞋站上體重計，記錄體重數值。

■ 測量結果解讀

- **身體質量指數＝體重（公斤）÷身高（公尺）^{2}**
- **身體質量指數理想範圍為18.5〜24kg/m^2，超過26.4kg/m^{2}可能體脂肪過多。**

總結來說，不同的身體組成測量方法各有優缺點，皮下脂肪測量適合想要簡單了解體脂肪的人，腰臀比測量可用來評估腹部肥胖，生物電阻抗分析是方便又普及的方式，而身體質量指數則是最常用的體重標準參考值。了解這些測量方式，可以幫助您更有效地管理健康！

身體組成量測方法	理想數值
身體質量指數（公斤/公尺^2）	18.5〜24
肱三頭肌皮脂厚度（公釐）	男性 6.0〜17.5 女性 12.0〜25.5
腰臀圍比	男性＜0.92 女性＜0.88
體脂率（百分比）	男性＜25% 女性＜30%

1-2 情緒、睡眠與飲食行為及其心理調適

黃薇嘉（臺大醫院精神醫學部心身醫學科主治醫師）

情緒與飲食行為：自我覺察與健康轉變

飲食與情緒的雙向關係

飲食和情緒之間的影響是雙向的——我們的心理狀態會影響我們吃什麼，而我們吃的食物也會影響我們的心理健康。

研究發現，健康飲食如地中海飲食（富含蔬菜、水果、堅果、橄欖油和魚類）可能降低憂鬱風險，而長期攝取過多加工食品與高飽和脂肪的西方飲食，則可能增加焦慮和憂鬱的風險。

相對的，我們的情緒也會影響飲食習慣。當情緒不好時，有些人會因壓力失去食慾，但也有人會不自覺吃下更多高熱量食物，這種行為被稱為「情緒性進食」（emotional eating）。而當我們感到壓力或心情低落時，可能會想吃甜點、炸物等高糖高脂的「療癒食品」（comfort foods），這些食物會刺激大腦分泌讓人愉悅的物質，可以短暫讓人感到快樂。上述飲食行為的改變，雖然可以帶來暫時的紓壓效果，但長遠來看，可能會影響體重與健康，進一步惡化負面心理狀態。

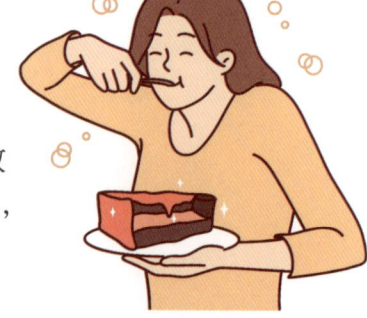

飲食與情緒交互作用的可能機轉

飲食與心理健康的交互影響，可能與血糖變化、免疫系統和腸道健康息息相關。攝入太多高糖或精製碳水化合物（如甜食、白麵包），會讓血糖快速升高又迅速下降，導致情緒起伏不定、容易焦慮或生氣，且這類食物也會刺激壓力荷爾蒙的分泌，進而影響心理狀態。

另外，不健康的飲食習慣可能會引發慢性發炎，其與憂鬱症密切相關。相對的，像地中海飲食這類富含蔬果、健康脂肪的飲食，能降低發炎反應，有助於維持心理健康。特別是Omega-3脂肪酸（如魚類、堅果），可能具有抗憂鬱的效果，幫助穩定情緒。

腸道健康與情緒也有密切關係。科學家發現，腸道內的微生物可以影響大腦中的血清素分泌，進而影響情緒。不健康飲食可能破壞腸內菌叢平衡，導致腸道發炎，惡化心理狀態；而攝取高纖維、富含Omega-3脂肪酸的食物，能促進腸道益生菌的生長，間接幫助情緒穩定。

總結來說，飲食和情緒會透過血糖、免疫系統和腸道菌叢等機制互相影響。學習覺察自己的心情和飲食，選擇怎麼吃、吃什麼，不僅對身體有好處，也能讓心情更穩定更健康。

睡眠與飲食行為：吃得好，睡得好

飲食與睡眠之間有著密切的關係，良好的飲食習慣不僅有助於身體健康，也能幫助我們睡得更好。研究顯示，健康飲食（**如多攝取蔬果、全穀類和健康脂肪**）與較佳的睡眠品質有關；相反地，吃太多加工食品或高糖食物，可能影響入睡時間、睡眠深度和整體睡眠狀況。

當我們熬夜或睡眠時間過短時，自然而然的，清醒、可以進食的時間就變得相對較長，導致我們多吃零食或在深夜進食。睡眠不足也會影響體內調節食慾的荷爾蒙，如瘦素（leptin）和飢餓素（ghrelin），讓我們更容易感到飢餓，而攝取更多不健康的食物。目前也已經有相當多研究指出睡眠不足與體重增加、肥胖的關聯性。

為了維持健康的睡眠和飲食習慣，建議避免高糖、高脂肪的加工食品，並養成規律的進食時間。此外，減少熬夜，確保每天有足夠的睡眠，也能幫助身體維持正常的新陳代謝，讓我們的飲食選擇更健康，進而促進良好的睡眠品質。

精神醫學上的飲食疾患診斷

當一個人的飲食習慣出現明顯異常，並且對體重、外表或進食有過度的擔憂，影響到情緒、健康或日常生活時，可能已經涉及心理健康問題。在精神醫學中，這類問題被統稱為「餵食和飲食障礙症」。其中，最常見的三種類型是厭食症、暴食症和嗜食症，雖然它們的表現方式不同，但都會對身心健康造成不良影響。

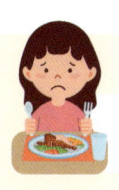

1. 厭食症

厭食症患者由於對自己的身體形象認知扭曲，對於體重增加有著不合理的強烈焦慮，會因此極端控制飲食，導致體重過低，即使身體已經非常消瘦，患者仍然害怕變胖。

一般來說，厭食症可分為兩種類型：（1）節制型厭食症，患者會透過極端節食、禁食或過度運動來減少體重；（2）暴食或清除型厭食症，患者除了限制飲食外，還合併清除行為（如催吐、使用瀉劑或利尿劑等）來試圖「抵銷」吃進去的食物。由於長期營養不良，厭食症患者可能會出現嚴重的健康問題，甚至可能危及生命，需要積極的醫療介入。

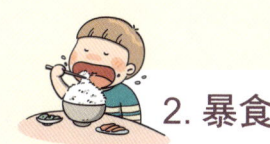

2. 暴食症

暴食症的特徵是患者會反覆失控的暴食行為，但隨後會感到強烈的罪惡感或害怕變胖，進而過度運動或使用清除行為來減重。由於患者的體重通常維持在正常範圍或略高，因此較不容易被察覺，然而這種反覆暴食與清除的模式，可能導致身體嚴重負擔，例如電解質失衡、胃酸損害食道和牙齒等，長期下來也會對心理造成極大壓力。

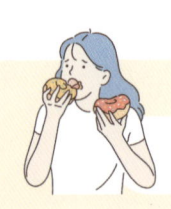

3. 嗜食症

嗜食症患者與暴食症類似，有反覆的暴食行為，但嗜食症患者沒有清除行為，往往合併體重過重或肥胖相關的健康問題。患者在暴食後通常會感到羞愧、內疚或情緒低落，但仍無法有效控制進食，導致惡性循環。

飲食障礙不只是單純的飲食習慣問題，而是一種影響身心健康的疾病。若發現自己或身邊的人有出現相關症狀，建議及早尋求專業協助，進一步評估並擬定治療計畫。

應用健康行為模式調整飲食行為來減重

以計畫行為理論為例

計畫行為理論（TPB）是一種心理學理論，幫助我們理解人們是如何決定在特定情境下做／不做某件事。這個理論認為，行為的發生受到三個關鍵因素影響：

關鍵 1 態度	關鍵 2 主觀規範	關鍵 3 自我控制感
我們對這件事的看法，覺得是好是壞。	我們認為身邊的人是否支持或鼓勵我們這麼做。	我們覺得自己有多少能力去做到這件事。

當我們對一個行為有正面的態度，身邊的人也支持，並且我們覺得自己做得到，那麼就更有可能真正去行動。反之，當我們難以執行某些健康計畫時，也可以運用這個理論，幫助自己了解其中的困難為何，加以調整，讓健康行為變得更容易實踐。

比方以透過「宵夜不吃高糖高油脂飲食」達成「減重」目標為例，我們可以藉由吸收健康飲食相關衛教知識，了解宵夜吃高糖、高油食物可能導致體重上升，影響睡眠，甚至增加心血管疾病風險，改變態度，讓自己相信「不吃高糖高油的宵夜」對身體有好處，增加改變動機。

其次，當家人、朋友也認同「宵夜少吃高糖高油食物」是個好習慣，可以約定晚上少吃油炸甜食等食物，改用健康點心取代，或者請親友提醒自己減少吃宵夜，增加堅持下去的動力。

而當您發現「明知如此卻很難改變行為」時，表示自我控制感不足，此時可以嘗試改變環境，建立漸進式目標，提升對於建立新行為的信心。例如平時不囤積高糖高油的零食放在家裡，減少誘惑；肚子餓時以喝水、吃少量堅果或無糖優格來替代；或者一開始不強求完全戒掉，而是每週挑幾天減少高糖高油的宵夜，慢慢讓身體適應。透過環境與計畫的調整，增加對於行為的控制力，以長期維持健康行為與成果。

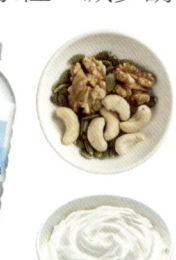

1-3 各式熱門減重飲食法全解析

陳珮蓉（臺大醫院營養室主任）

　　坊間各式各樣的減肥飲食，讓人眼花撩亂，究竟用什麼方法可以快速有效地減肥？為能幫助民眾理解並做出明智的選擇，以下將各種減肥飲食予以分類說明。

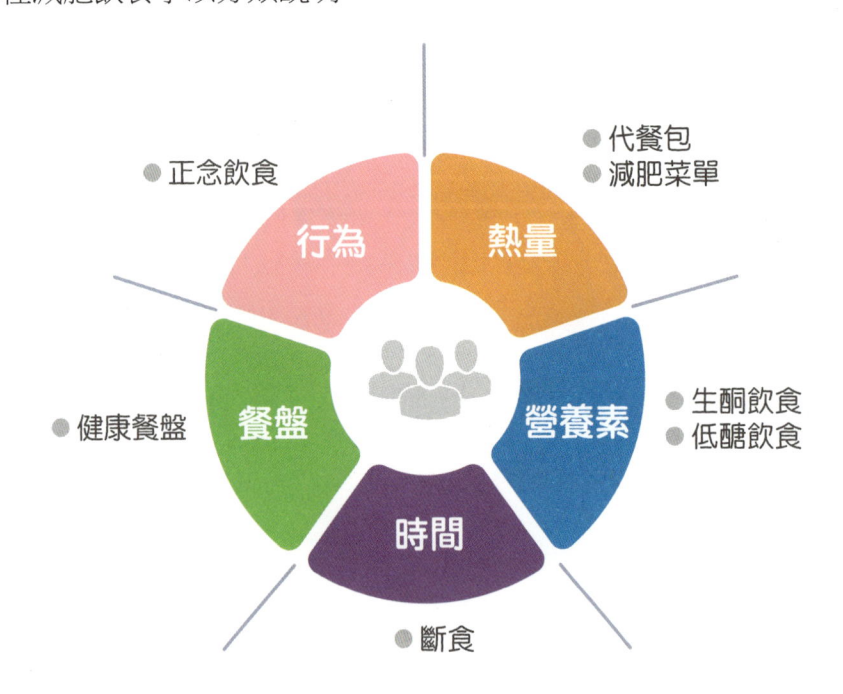

- 行為：正念飲食
- 熱量：代餐包、減肥菜單
- 營養素：生酮飲食、低醣飲食
- 時間：斷食
- 餐盤：健康餐盤

低熱量飲食

　　首先，「**低熱量**」是最基本的要素，任何方法能造成熱量負平衡，即能達到減肥的效果。例如：吃八分飽，少吃高熱量零食、油炸食品以及少喝甜飲料等，都可以因為減少熱量攝取而減肥。但飲食習慣如果沒有改變，不久就會又復胖。

　　應運而生的就是各種減肥菜單、減肥食物，這些推薦往往限縮

飲食份量與選擇性，熱量低，容易遵循，但是飲食單調乏味，很難持續，並且存在營養不均衡、營養素缺乏的風險，亦不適合長期執行。

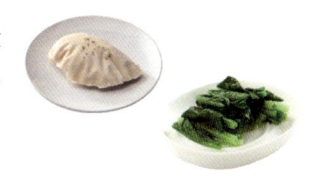

另外，市面上還有一類「代餐包」，它可以是一整天的套餐組合，有些也會補強某些營養素，通常是液體飲食且熱量很低，短期容易達到減去體重的目的，但是口味單調，難以持續。

成功管理熱量才能永續。因此，認識熱量，學習「食物代換表」並認識各大類食物是減重第一步，有專業的營養師從旁指導，加上學習的動機，即能在均衡營養下規劃個人化飲食，有助於長期飲食管理及維持理想的體重。

▸▸▸ **適合對象**

學習熱量管理是最根本且永續的方法，適合願意遵行低熱量均衡飲食，控制每一餐的飲食份量者。

高蛋白高脂低醣飲食

吃肉減肥法、不吃澱粉少吃飯、生酮飲食、防彈咖啡等這類減肥飲食，我們可以歸納為**「高蛋白高脂低醣」**飲食。主要藉由少吃碳水化合物，將身體脂肪做為熱量來源，或減少胰島素的分泌與體脂肪的合成，以達到減肥目的；或是因為吃肉比較具有飽足感，可以相對減少飢餓，降低攝取量。

但是，以上這些方法係藉由不均衡的營養素配置，沒有考慮健康飲食原則，長期吃下來容易造成代謝性慢性疾病，對於中高年齡層或原本有三高、尿酸高問題者並不合適。

> ▸▸▸ 適合對象

嚴重肥胖者在醫師與營養師事前健康評估與監督下,可短期執行「生酮飲食」,當達到第一階段減肥目標之後,仍需轉換至健康飲食並持續後續飲食控制。

🍶 間歇式斷食

近幾年風行的168斷食可以歸類採進食時間管理的「間歇式斷食」減肥法,也就是限制某些時日進食或禁食。

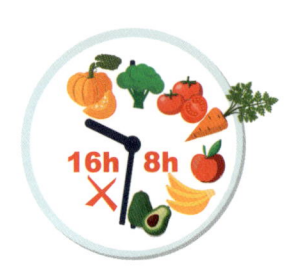

而根據實證醫學報告整理,間歇式斷食除了於一天當中規劃進食或禁食時段,即「時間限制斷食」(例如168斷食法,8小時正常吃／16小時斷食),還可以是「隔日斷食」(一天正常吃,一天斷食),或者是「一週斷食2日」。後兩種方法之斷食日,仍可以吃一些食物,大致是原先一餐份量吃一整天的意思。

以上三種斷食法皆可或多或少減輕體重,然而維持成果不易,通常一段時間又復胖,主要失敗原因是沒有學習熱量知識、飲食喜好與選擇食物行為未改變、進食時段吃更多、斷食選擇不吃早餐而吃較多的晚餐或宵夜等。

> ▸▸▸ 適合對象

「間歇式斷食」適合晚餐太晚吃又量大,或者習慣吃宵夜者,短期執行,改掉容易發胖的飲食習慣,一段時間後仍建議建立良好飲食習慣,以避免復胖。

這類減肥法缺乏健康飲食知識的基礎，不健康的飲食習慣，仍存在不當飲食造成的慢性疾病或罹癌風險，建議短期執行後，學習健康飲食以促進健康。

餐具管理飲食

運用「**餐具管理**」進行食物搭配與分量管制，具有簡單容易學習與執行的特點，是能兼顧均衡營養的減肥方法，正常體重者也可做為平時體重管理的良好工具。像是美國飲食指南所用的「MyPlate」、國健署的「我的餐盤」都是很好的工具。

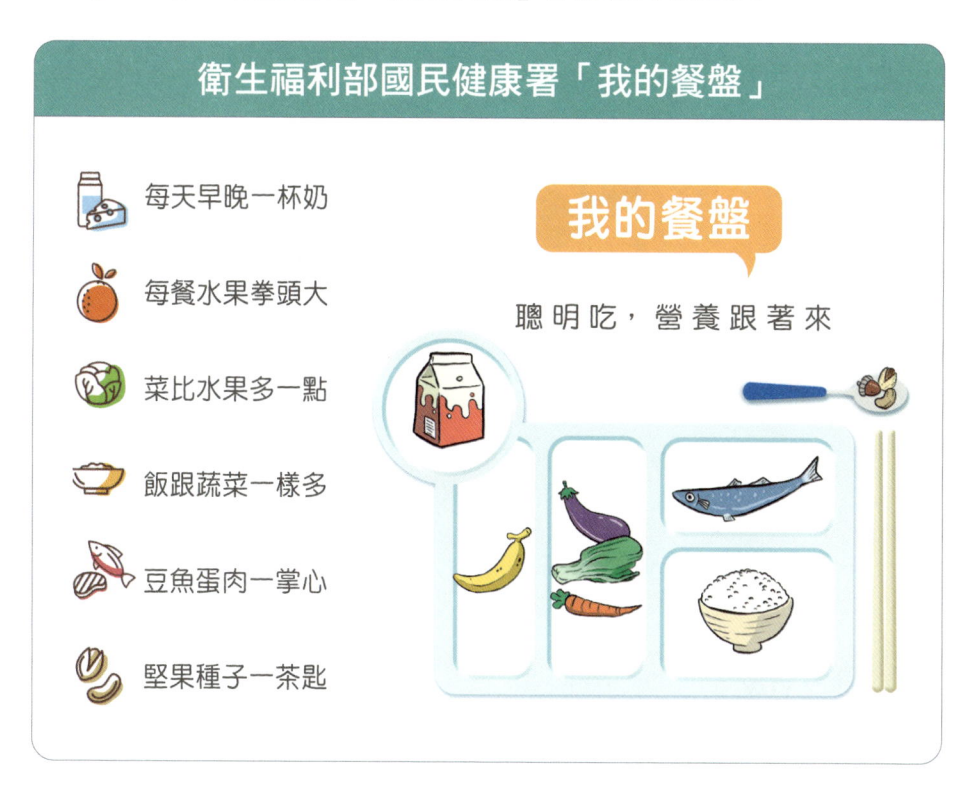

衛生福利部國民健康署「我的餐盤」

- 每天早晚一杯奶
- 每餐水果拳頭大
- 菜比水果多一點
- 飯跟蔬菜一樣多
- 豆魚蛋肉一掌心
- 堅果種子一茶匙

我的餐盤

聰明吃，營養跟著來

圓的餐具，內徑20公分，一半放蔬菜（可含一份水果），其餘1/4放蛋白質類食物，另外1/4則放全穀雜糧，並且避免高油烹調，皆能達到低熱量控制體重的目的。此概念也類似網路上所謂「211餐盤減肥菜單」。

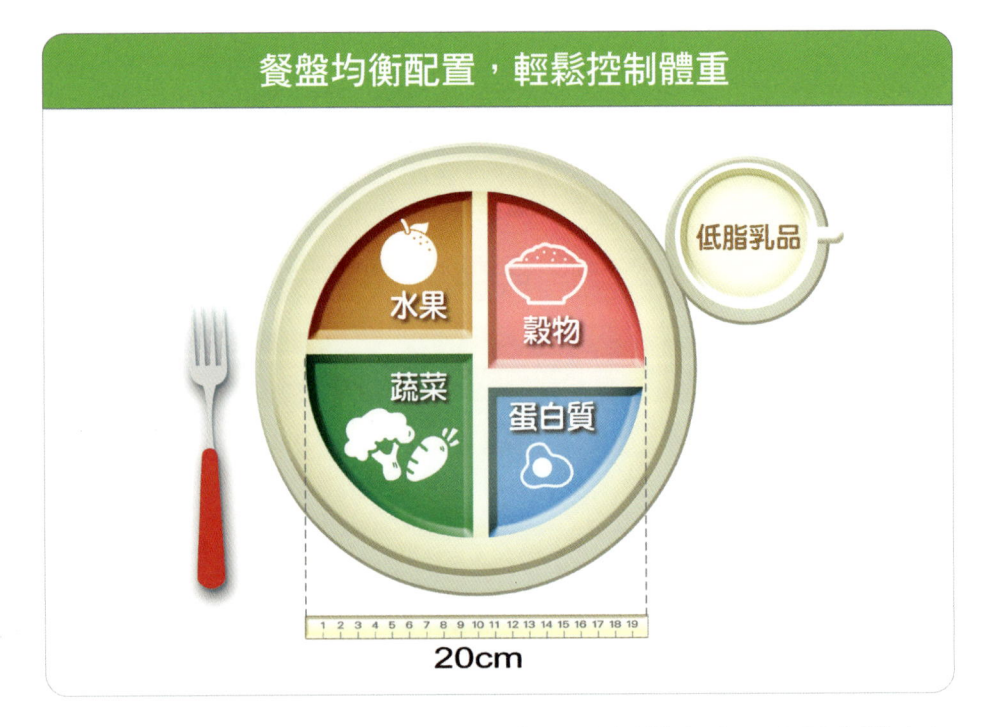

餐盤均衡配置，輕鬆控制體重

水果　穀物　蔬菜　蛋白質　低脂乳品

20cm

除了餐盤，像是喝飲料選擇小杯、吃麵選小碗、吃零食選小包裝，或將要吃的零食先放入小碟子，吃完不再加量，這些都是餐具管理有效減少攝取量的好方法。

▸▸▸ **適合對象**

「餐具管理」適合飲食不均衡與食量變動大者、年長不易學習熱量與份量計算者，先做為入門減肥法，之後再加上熱量與份量的進階學習。正常體重者，也適合運用健康餐盤，做為平常落實均衡健康飲食之工具。

🍱 正念飲食

　　肥胖者不一定是沒有營養知識，通常也有一些情緒性飲食、不注意的飲食行為，像是無聊寂寞會想吃高熱量食物、狼吞虎嚥吃很急很快，常常感受不到食物來源與滋味就已經吃過量。因此，理解與學習「正念飲食」（mindful eating），可以幫助建立正向的飲食行為，例如規律生活、閒暇時有適當休閒娛樂、紓壓與情緒管理、認識並珍惜食物、對食物感恩、細嚼慢嚥享受每一口食物等，培養良好的飲食素養，有助於個人體重的管理。

> ▸▸▸ **適合對象**
>
> 　　「正念飲食」適合反覆減肥又復胖者，檢視自己的飲食行為，建立正向的身心靈飲食素養，有助於減肥成果的維持。

　　總之，無論採用何種減肥方法，減肥成功基本要素是低熱量的飲食，然而要想維持減肥成果，需要學習營養知識，搭配運動，建立良好飲食素養。不均衡的減肥飲食配方，長期食用會造成營養不良，增加慢性病風險，宜評估個人健康狀況並謹慎執行。

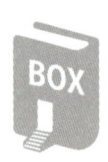

認識合法減重藥物

江建勰（臺大醫學院家庭醫學科副教授兼臺大醫院家庭醫學部主治醫師）

肥胖已經被世界衛生組織歸類為慢性疾病。比起健康體重者，肥胖者發生糖尿病、代謝症候群及血脂異常的風險超過三倍，發生高血壓、心血管疾病、膝關節炎及痛風也有兩倍風險。研究證實，當肥胖者減少5%以上體重，高血壓、糖尿病等與肥胖相關疾病將可改善。肥胖與心血管疾病、糖尿病、高血脂等病症息息相關，因此維持理想體重及改善生活健康狀態為治療肥胖之首要目標。

肥胖的原因主要是身體進食的熱量超過消耗的能量，導致多餘的熱量以脂肪形式貯存過多所致。因此，減重首要以低熱量飲食及適當運動為主。身體質量指數（BMI）≧30kg/m^2，或≧27kg/m^{2}且患有至少一項體重相關共病症之民眾，可以經醫師詳細評估後，以藥物做為低熱量飲食與增加體能活動之輔助療法。

臺灣適用於輔助減重治療的藥物皆無健保給付，須經醫師處方後自費使用。目前已核准或即將於2025年核准的減重藥物含阻斷腸胃道脂肪吸收的口服Orlistat（Xenical）、Bupropion-naltrexone（Contrave），與抑制食慾的針劑Liraglutide（Saxenda）、Semaglutide（Wegovy）、Tirzepatide（Mounjaro），概述如下：

1. 阻斷腸胃道吸收脂肪口服藥

Xenical（羅鮮子）為胰脂酶抑制劑（pancreatic lipase inhibitor），脂肪需要經由胰脂酶分解成脂肪顆粒後才能被人體吸

收，抑制胰脂酶能使食物中的脂肪無法分解，進而減少脂肪的吸收並經腸胃道排出體外。

> **常見副作用**
> - 排便次數增加、忍不住的便意、油便、油狀汙漬、脹氣等

由於Orlistat會降低脂肪吸收，連帶影響脂溶性維生素（維生素A、D、E、K及β胡蘿蔔素）的吸收，長期使用者建議補充相關的維生素。

2. 抑制食慾口服藥

Contrave（康纖芙）為抗憂鬱劑及鴉片拮抗劑的複方藥物，可調控下視丘食慾調節中樞和中腦邊緣獎勵系統，以減少飢餓感並幫助控制食慾。

> **可能的副作用**
> - 噁心（多為輕至中度，主要發生在治療早期）、便祕、頭痛、口乾等
>
> **使用禁忌**
> - 高血壓未控制
> - 癲癇
> - 過去使用bupropion戒菸的病人中曾通報嚴重神經精神性不良事件者
> - 長期使用鴉片類藥物（opioid）者
> - 目前突然停用酒精、安眠鎮靜類藥物、抗癲癇藥物者
> - 14天內曾使用單胺氧化酶抑制劑（MAOI）的病人

3. 抑制食慾針劑

Saxenda（善纖達）與Wegovy（週纖達）是仿人體內分泌激素升糖素胜肽（簡稱GLP-1）的類似物，或促使胰臟增加胰島素的分泌，減緩胃排空的速度，使人不易感到飢餓，從而達到減重的效果。

> **▸▸▸ 常見胃腸道副作用**
> ● 便祕、腹瀉、噁心、嘔吐等

緩慢增加使用劑量可減少副作用之機率。除了減重，還有減少新生糖尿病風險的好處。針對減重，每週一次的Wegovy比每天一次的Saxenda效果更佳。

使用時建議監測體重、血壓和心率。在糖尿病控制良好的患者中，須根據血糖值進行口服降血糖藥品與胰島素之劑量調整。醫療人員應監測患者是否出現急性胰腺炎和膽囊疾病的症狀。

Mounjaro（猛健樂）是雙重刺激葡萄糖依賴性胰島素刺激多肽（簡稱GIP）與GLP-1的受體活化劑，與單獨GLP-1RA相比，具有更顯著的降血糖和減輕體重功效。15毫克Mounjaro的體重下降幅度甚至可達到減重手術治療效果。使用初始劑量為每週一次皮下注射2.5毫克，持續四週，然後每四週以每週2.5毫克的增量增加注射劑量；最大劑量為每週15毫克。

> **▸▸▸ 常見的不良反應**
> ● 腹痛、便祕、食慾下降、腹瀉、消化不良、噁心和嘔吐

即使減重的需求大，民眾仍應重視用藥安全，不可未經醫師評估就私自使用減重藥物。過去以往的減重藥品可能因為嚴重的不良反應或療效不佳而停用，如諾美婷因心血管問題下市、沛麗婷因膀胱癌疑慮而暫停使用。GLP-1RA藥品的開發，確實提供減重藥品一線新曙光。

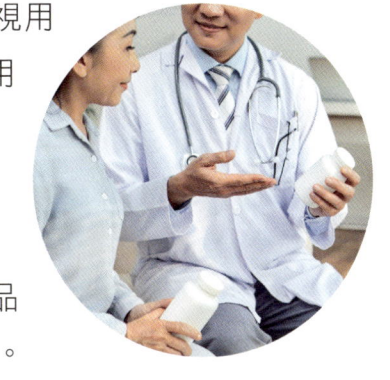

減重介入需要多管齊下，先從改善飲食、運動等生活習慣與環境開始。減重藥物適用於肥胖的病人經過飲食控制、規律運動或生活習慣改變後，仍無法達到目標體重的情況。

使用減重藥品輔助治療時，需由專業人員評估藥物治療計畫選用並監測不良反應；用藥期間，亦應評估對於治療的反應。停用藥物之後，飲食與適度運動仍是維持體重的必要因素。

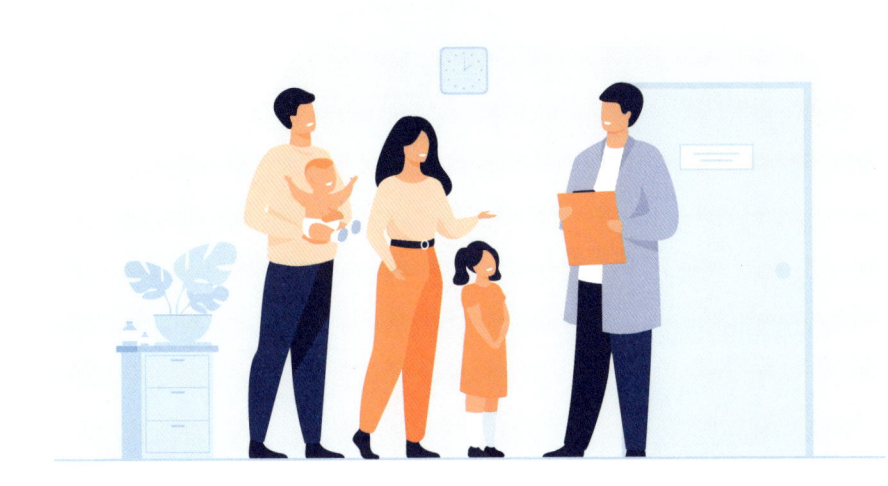

1-3 各式熱門減重飲食法全解析

1-4 建立個人減重目標

許芝譯（臺大醫院營養室營養師）

🔎 了解 BMI、體脂率

相信很多人都有減重的經驗或是有過要減重的想法，但什麼樣的人在臨床上醫師會建議需要減重？或者說需要進行體重控制呢？一般來說，我們最常用「身體質量指數」（Body Mass Index，簡稱BMI）來評估，因為BMI只需要身高及體重的數值就可以計算。計算方式如下：

$$身體質量指數（BMI）= \frac{目前體重（公斤）}{身高（公尺）\times 身高（公尺）}$$

舉例來說，小明身高160公分，體重70公斤

$$BMI = \frac{70（公斤）}{1.6（公尺）\times 1.6（公尺）} = 27.3$$

※記得計算時要先將身高的單位換算成公尺

依照不同的BMI，體位可分為過輕、正常、過重、肥胖，體位越重的人罹患心血管疾病、糖尿病等疾病的風險越高，所以對於過重或肥胖的族群會建議進行體重控制，維持較理想的身體機能。

BMI 的標準

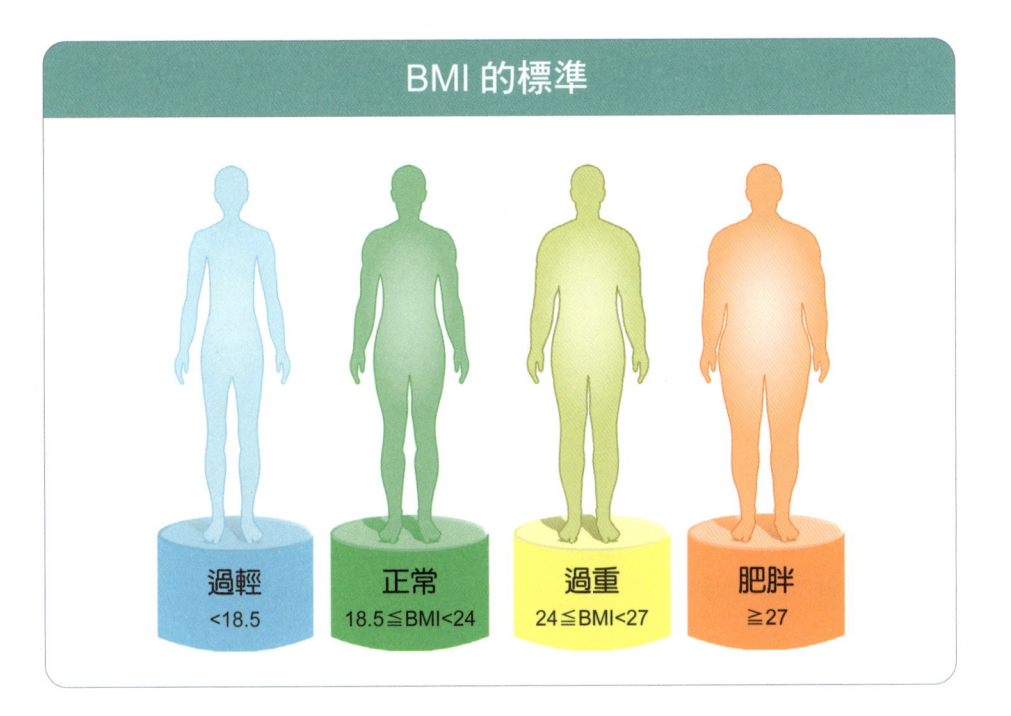

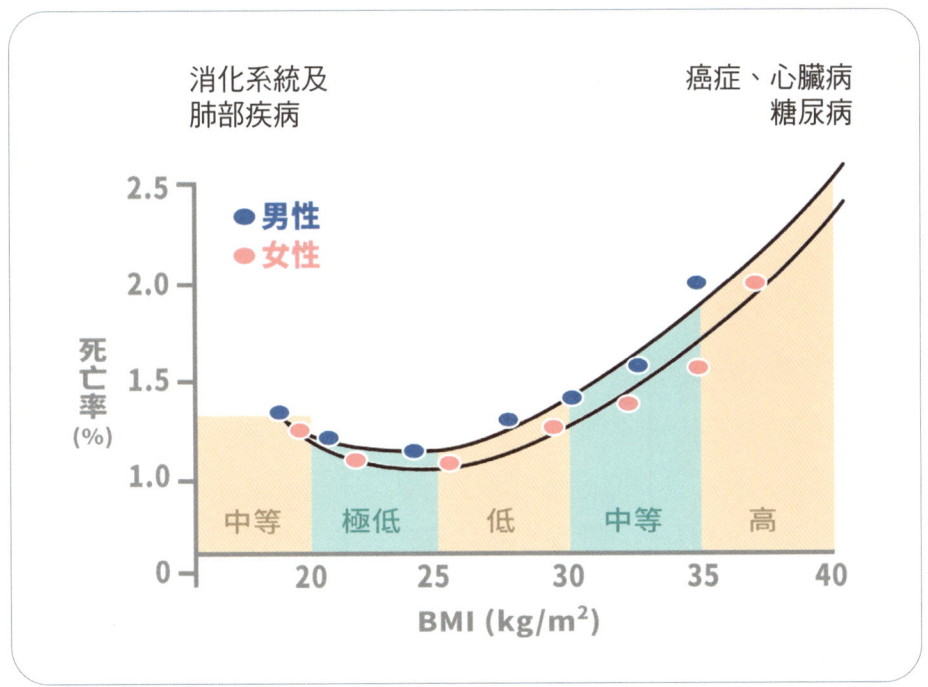

過輕	正常	過重	肥胖
<18.5	18.5≦BMI<24	24≦BMI<27	≧27

消化系統及肺部疾病　　　　　　　癌症、心臟病糖尿病

● 男性
● 女性

死亡率 (%)

中等　極低　低　中等　高

BMI (kg/m²)

※ 資料來源：《營養評估》第五版

1-4 建立個人減重目標

79

Part 01 健康減重必修基礎知識

身高	過輕 < 18.5	正常 18.5 ≦ BMI < 24		過重 24 ≦ BMI < 27		肥胖 ≧ 27
145	38.9	38.9	50.5	50.5	56.8	56.8
150	41.6	41.6	54.0	54.0	60.8	60.8
155	44.4	44.4	57.7	57.7	64.9	64.9
160	47.4	47.4	61.4	61.4	69.1	69.1
165	50.4	50.4	65.3	65.3	73.5	73.5
170	53.5	53.5	69.4	69.4	78.0	78.0
175	56.7	56.7	73.5	73.5	82.7	82.7
180	59.9	59.9	77.8	77.8	87.5	87.5
185	63.3	63.3	82.1	82.1	92.4	92.4

上面這張表是理想體重的參考對照，有了BMI數值之後，我們就會知道自己屬於什麼樣的體位。但知道這些還是不夠，大家平常秤量的體重數值其實包含了體脂肪、水分、肌肉量、骨骼重四大部分，減重是希望減去過多的體脂肪，但要盡可能保留肌肉量。

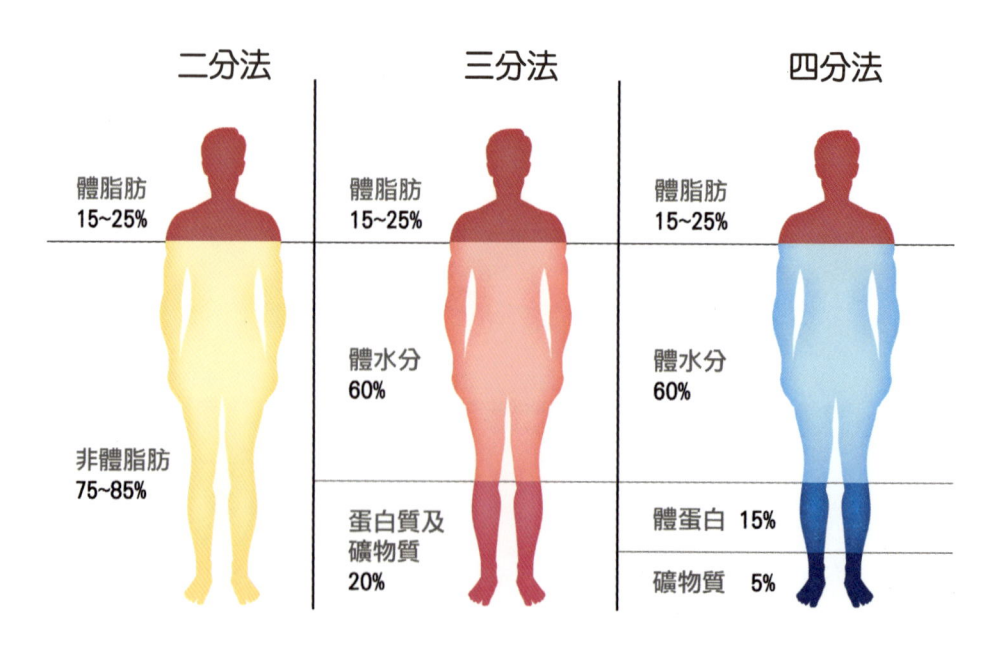

二分法
體脂肪 15~25%
非體脂肪 75~85%

三分法
體脂肪 15~25%
體水分 60%
蛋白質及礦物質 20%

四分法
體脂肪 15~25%
體水分 60%
體蛋白 15%
礦物質 5%

性別／判定標準	<30 歲	>30 歲	肥胖
男性	14～20%	17～23%	>25%
女性	17～24%	20～27%	>30%

※資料來源：國健署

熱量的基本概念：攝取與消耗

減重的過程是利用熱量赤字的方式，讓身體產生熱量負平衡，啟動身體的保護機制，消耗原本儲存的儲備能量（體內脂肪），達到體重下降的效果。而要產生熱量赤字主要有兩個方法，一個是減少熱量攝取，一個是增加熱量消耗。藉由日常飲食習慣、生活型態的記錄及調整，改變熱量平衡。

熱量攝取主要是指我們吃進身體的熱量。減少熱量攝取，製造熱量負平衡的方式有：

●**選擇熱量較低的食物**：像是選擇低脂雞胸肉替代帶皮雞腿肉、以代餐包替代一般食物等。

●**限制進食時間**：例如168斷食就是縮短進食時間，減少熱量攝取，製造熱量負平衡。

熱量消耗包含基礎代謝率、食物產熱效應、非運動性消耗、運動消耗四大部分。基礎代謝率（Basal metabolic rate, BMR）指維持生命所需最低能量；食物產熱效應（Thermic effect of feeding, TEF）指消化食物所需要的熱量；非運動性消耗（Non-exercise activity thermogenesis, NEAT）指的是日常活動消耗的熱量，例如

逛街、買菜、走去捷運站、坐著、抖腳等；運動消耗（Exercise activity thermogenesis, EAT）則是指運動消耗的熱量。把熱量消耗及熱量攝取放在翹翹板的兩邊會出現三種情形，如下圖：

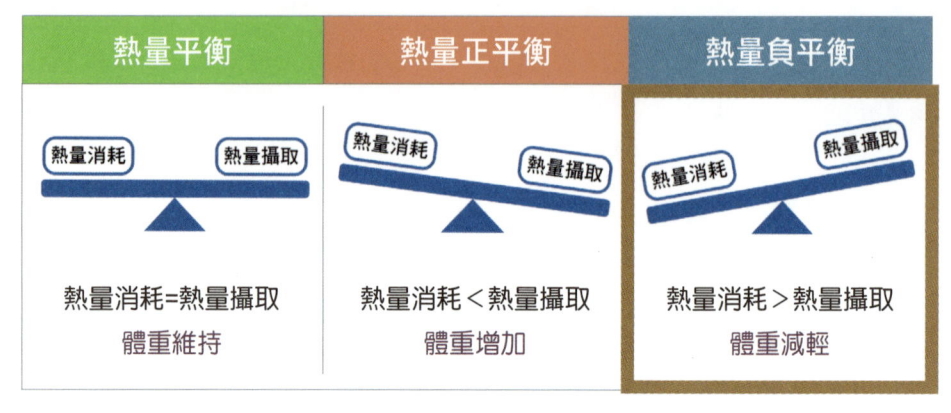

熱量平衡	熱量正平衡	熱量負平衡
熱量消耗＝熱量攝取	熱量消耗＜熱量攝取	熱量消耗＞熱量攝取
體重維持	體重增加	體重減輕

減重過程就是製造熱量負平衡，也就是所謂的熱量赤字

如何設定現實且可達成的減重目標？

　　減重的過程，希望減少的是體脂肪，而非身體的肌肉量。每減少1公斤脂肪需有7700大卡的熱量赤字，過快的減重速度，少掉的體重多半是身體的水分及肌肉量，因此，合理適當的減重目標通常設定為**每週減少0.5～1公斤體重**，**每個月減重目標約為2～4公斤**，該要如何做，才能達到這樣的目標呢？下面提供大家幾個執行方向：

1. 三天飲食記錄

　　知己知彼，百戰百勝，有了正確的減重觀念，接下來就是要了解自己平常的飲食習慣，在開始減重計畫前，先進行三天飲食記錄，其中至少有一天是休假日。多數人休假日與工作日的飲食模式並不相同，誠實面對自己的飲食習慣，才能知道哪裡做得很好可以繼續維持，哪些地方需要再調整。

2. 控制熱量攝取

　　了解自己的飲食模式後，就可以開始調整飲食。若以每週減輕0.5公斤的速度計算，每天約需要產生500大卡的熱量赤字，根據飲食記錄檢視自己在正餐之外是否會額外攝取其他食物，如甜點、含糖飲料、宵夜等。釐清這個時間吃東西是因為嘴饞想吃？還是前一餐沒吃飽，現在肚子餓想吃？

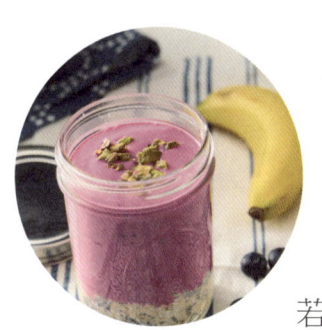

　　如果真的要吃點心，建議可以選擇低熱量的點心（可參考2-5〈一週早午晚餐減重飲食示範&輕食點心〉）。在減重過程，建議先暫停含糖飲料的出現。舉例來說，一杯700毫升全糖珍珠奶茶，可能就有700～800大卡的熱量，若能少喝一杯含糖飲料，整天的熱量赤字就可以達標。

3. 搭配規律運動

　　減重時除了減少熱量攝取，也需要增加熱量消耗，而增加運動可以有效增加熱量消耗，飲食的限制也會變得比較寬鬆一點。舉例來說，把油炸的大雞腿便當換成滷的小雞腿便當，搭配騎腳踏車30分鐘，就可以產生500大卡的熱量赤字。真的很想喝手搖飲料，把700毫升全糖珍珠奶茶換成500毫升無糖鮮奶茶，再搭配30分鐘慢跑，也可以產生500大卡的熱量赤字。

4. 練習閱讀營養標示

學習看營養標示,包含食品熱量成分、營養成分等,盡可能選擇食品成分簡單的食物,添加物越少的食品對健康越有利。(可參考2-3〈避免減重中的飲食陷阱〉)

5. 每天測量體重

每天固定時間測量體重,比較建議早上盥洗後吃早餐前量體重,可以避開食物及水分的影響。體重稍微起伏很正常,但在減重的過程,期望是穩定下降的趨勢。體重有穩定下降時,別忘了給自己鼓勵,肯定自己的努力;但若體重不降反增,可能需要回頭檢視這幾天是否有不一樣的飲食內容、運動頻率改變等,再針對問題點調整即可。每天測量體重的目的是做為把關機制,提醒自己是否掌握住對的方向。減重是一個短期的過程,維持體重才是健康的關鍵。

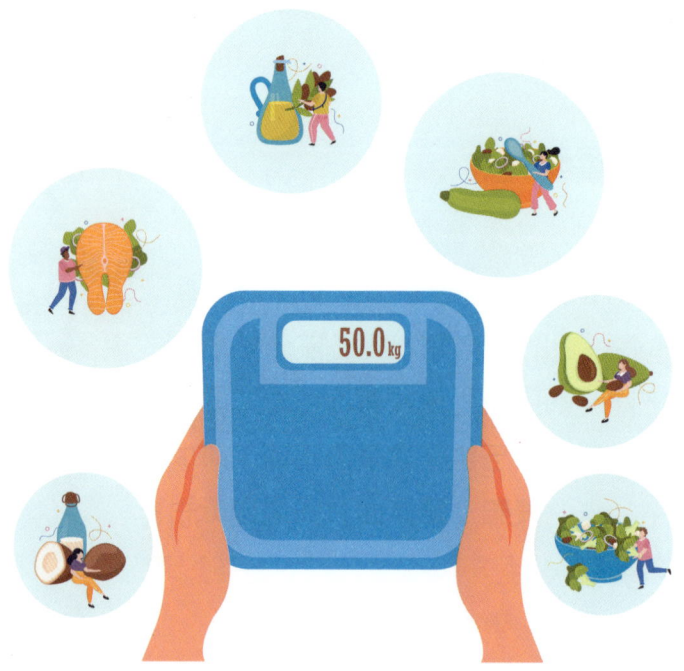

Part 02

健康減重必修 5 堂營養課

- 2-1　健康減重必懂的飲食概念
- 2-2　營養均衡是健康減重的基石
- 2-3　避免減重中的飲食陷阱
- 2-4　維持健康體重的長期策略
- 2-5　一週早午晚餐減重飲食示範 & 輕食點心

2-1 健康減重必懂的飲食管理概念

林秀娟（臺大醫院營養室營養師）

近幾十年來，隨著工業化的發展和西方飲食模式引進，現代人生活模式及飲食習慣也隨之改變，飲食越來越傾向攝取含有高脂肪和高糖等精緻食物，而水果、蔬菜和全穀物的原型食物攝取量則大幅下降。

當攝取過多的精製糖及熱量時，身體消耗不掉的熱量，將以脂肪的形式囤積在體內，導致體重過重或肥胖，而肥胖則會增加諸多慢性代謝疾病發生的風險，如第2型糖尿病、心血管疾病（**冠狀動脈疾病、中風、高血壓及周邊動脈阻塞性疾病等**）和多種癌症等，導致生活品質和預期壽命下降。

健康的減重應包含飲食控制、增加運動及行為修正。飲食控制是非常重要的，所以接下來要教大家學習如何合理搭配飲食，保持營養均衡，並根據個人化需求進行飲食調整。

📋 飲食計畫的制定

1. 每日熱量與營養素分配

健康減重的第一步，是確定每日所需的熱量和營養素分配。其分配是依據個人的基礎代謝率（BMR）、活動量及減重目標來進行調整。

減重的基本重要原則是熱量赤字，也就是攝入的熱量少於身體消耗的熱量。但這不是限制食物的攝取，而是藉由控制適度的熱量，合理分配三大營養素（**碳水化合物、蛋白質和脂質**）的比

三大營養素占比

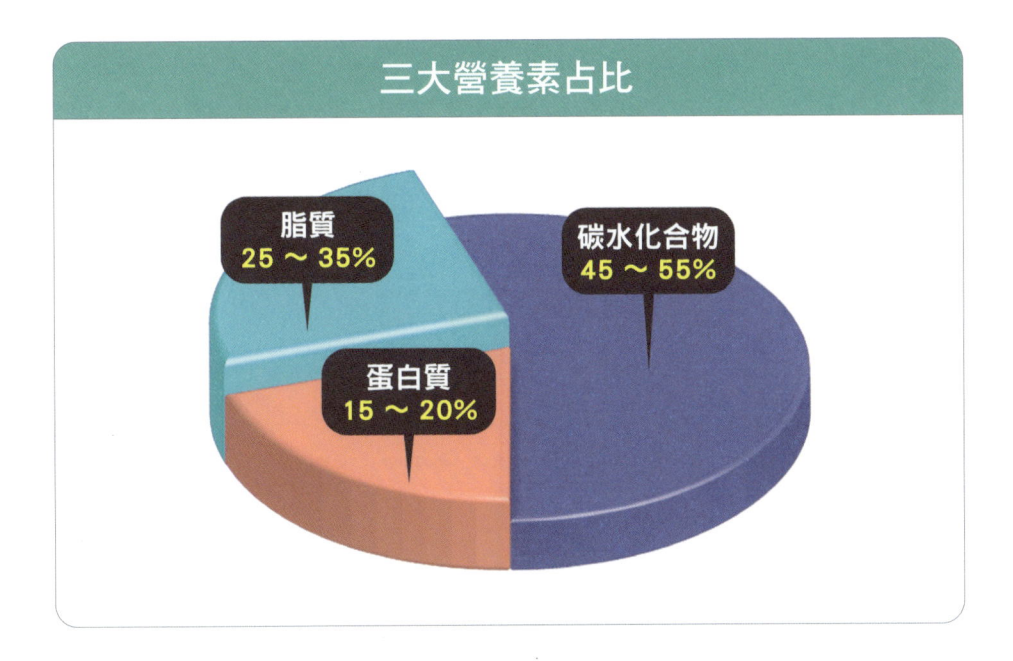

- 脂質 25～35%
- 碳水化合物 45～55%
- 蛋白質 15～20%

例,來幫助減少體內脂肪,同時維持肌肉質量。健康的減重是每日500～1000大卡的熱量赤字,使體重變化維持在每週減少0.5～1公斤。

目前並沒有一種理想的三大營養素熱量占比可以適合所有人,應依據個人的文化、傳統、宗教信仰、健康信念、飲食喜好及臨床檢驗和合併疾病,來制定個人化的營養建議。

2. 食物選擇以原型食物為優先

原型食物除富含膳食纖維,可幫助腸道正常蠕動,另含有完整的營養素(維生素、礦物質、植化素),有助於人體維持健康,又可提供飽足感;而**加工食品**因過度精製,導致營養素流失,使其成為低營養密度的食品。

在加工食品中,額外添加大量精製糖,易導致脂肪囤積和肥胖、影響血糖波動劇烈、胰島素阻抗性增加、發炎反應增加,也容

易疲勞飢餓，提高罹患第2型糖尿病、心血管疾病及癌症的風險；額外添加鹽，可提升食品風味與保存期限，但易使血壓過高、水腫，提高腎臟負擔和增加罹患腎臟疾病的風險。

因此，加工食品雖然兼具美味及便利，長期過量攝取恐增加身體負擔，對健康產生負面影響，建議酌量食用。

☞ **Tips**
- 原型食物（whole foods）為保留原型態的食物，以原本食物的樣貌呈現，經過最少加工或未加工的天然食品，是由大自然中產生，並非工廠製作出來的，例如新鮮蔬果、全穀雜糧類、瘦肉、雞肉、魚肉、堅果等。

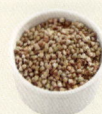

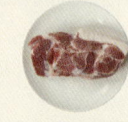

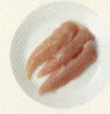

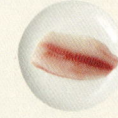

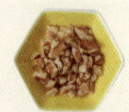

- 加工食品（processed foods）指經過加工、調味、包裝後的食品，例如糕點類、速食、罐頭食品、冷凍食品、加工肉品（火鍋料）等。

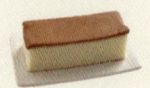

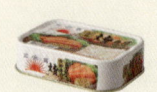

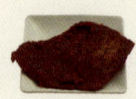

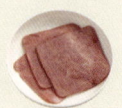

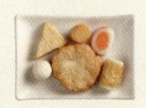

🔋 烹飪方法與健康

臺灣飲食融合了各民族及不同宗教、文化，以多樣化的菜色，形成獨特的飲食。因此，應該要如何選擇健康的烹調方式，既可同時保留食材的營養，又可減少攝入不必要的熱量呢？

經不同烹調方式調理後的食物含油量多寡可參考上圖。高脂、高熱量的烹調方式不僅增加食物的總熱量，還可能降低食物中的營

常見烹調方式含油量多寡

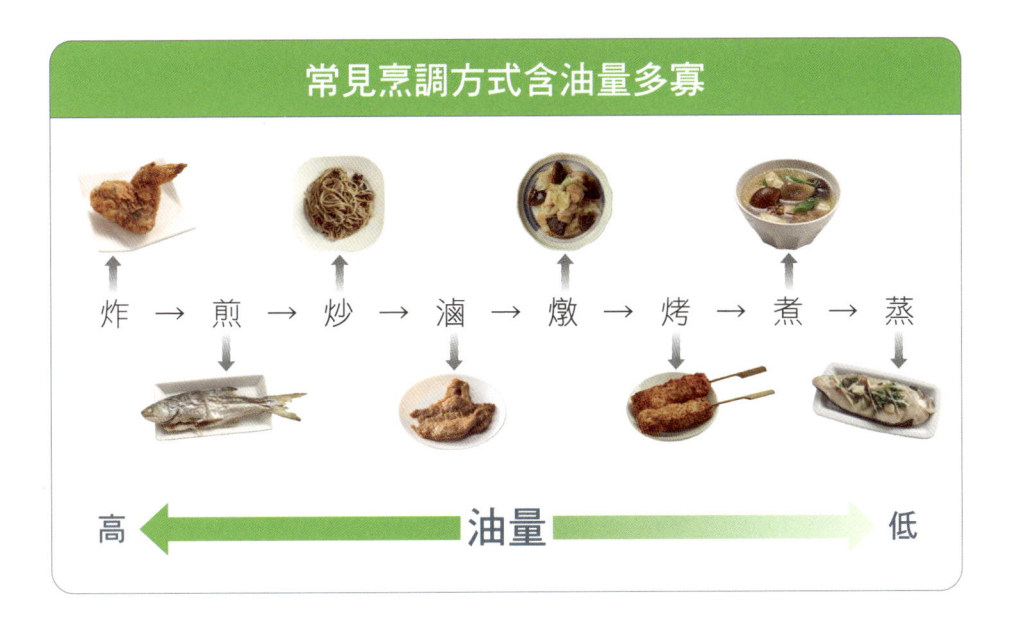

炸 → 煎 → 炒 → 滷 → 燉 → 烤 → 煮 → 蒸

高 ← 油量 → 低

養素。例如油炸食物雖然香氣四溢，風味可口，但其所含的反式脂肪及過多的油脂，長期攝入可能提高心血管疾病風險及體重增加。相較之下，蒸、煮、烤或燉等烹飪方式能夠保留更多的營養成分，且能有效減少額外的油脂攝入。

以雞肉烹調為例，經過高溫炸過的雞肉，不僅含油量高，且因高溫烹調使雞肉水分散失，肉質變乾柴，常見如鹽酥雞、炸雞排等；而蒸、煮的雞胸肉，不額外加油，水分亦可保留，使其肉質較柔軟，保留雞肉原味，常見如水煮雞胸肉、白斬雞等。

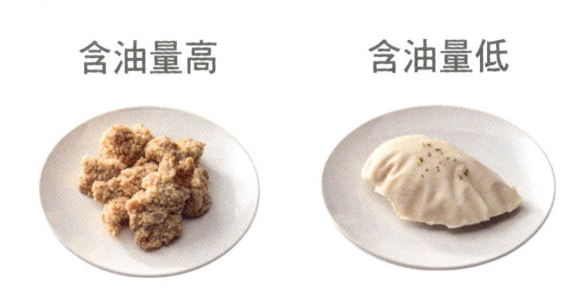

含油量高　　　含油量低

▲ 鹽酥雞 vs 水煮雞胸肉

食物選擇與購買指南：低熱量、高營養的食材

> **食物選購原則**
> - 選擇新鮮原型食物（✗加工品）
> - 選擇低糖低油低鹽的食物（✗高熱量）
> - 透過閱讀營養標示，避免隱藏糖和食品添加物

掌握食物紅綠燈原則（詳見2-3〈避免減重中的飲食陷阱〉之「飲食中的隱藏糖分與高熱量」）！低熱量且富含營養的食材能提供身體所需的各種維生素、礦物質和抗氧化物，並有助於控制體重。

選擇高纖維、低糖的食物能增加飽足感，同時有助於腸道健康；蛋白質食物應選瘦肉、魚類和植物性蛋白，這些食材既富含蛋白質，脂肪含量相對也較低；至於碳水化合物的選擇，則應選富含膳食纖維少加工的全穀雜糧類食物，而避免選擇精緻碳水化合物。簡單整理如下表：

低熱量高營養食物

類別	可食	少食
全穀雜糧類	糙米、燕麥、胚芽、藜麥、地瓜、南瓜、玉米、馬鈴薯、芋頭等	麵包、牛角麵包、炸地瓜條、炸薯條
蔬菜類	深綠色蔬菜、十字花科蔬菜、菇類（木耳、香菇）、秋葵、黃豆芽等	油炸蔬菜
豆魚蛋肉類	去皮肉類、魚類、植物性蛋白（黃豆類，如豆腐、豆漿等）	魚肚、三層肉、肥肉、香腸、熱狗

水果	蘋果、奇異果、芭樂、小番茄	西瓜、榴槤、荔枝、龍眼
脂肪	堅果種子類、植物性油脂（橄欖油、亞麻籽油、芥花油、苦茶油）、酪梨	豬油、沙拉醬、奶油

進餐時間與頻率的影響：三餐與外食這樣吃最健康

進餐時間與頻率

許多人習慣三餐定時進食，但每個人的工作型態不同，刻意要求一定要在什麼時間點進食，似乎太強人所難。建議在一樣是每日三餐的情況下，進餐時間依照不同工作的生活型態（**一般上班族、大夜工作者**）安排合適的飲食：

第一餐 早餐

少醣、多攝取優質蛋白質及優質脂肪

有飽足感的同時，適度的碳水化合物讓身體血糖穩定，不會快速波動，以免吃完早餐後昏昏沉沉。

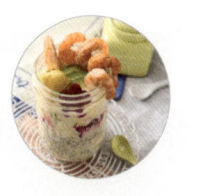

第二餐 午餐

均衡營養

均衡吃到優質蛋白質、蔬菜及全穀雜糧類，到下一餐之前就不會餓肚子亂吃零食。

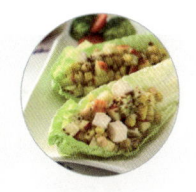

第三餐 晚餐

吃得剛好，避免高油脂食物

富含碳水化合物的主食類消化時間約2小時，蛋白質食物消化時間約4小時，但含大量脂肪的食物（肥肉、炸物）需要6～8小時消化時間，由於第三餐接近睡眠時間，吃得過飽或過油，增加食物消化時間，容易影響睡眠品質，導致無法舒適入眠。

■ 外食選擇

現代人生活步調快速，外食已經成為許多人的日常生活。

面對外食時，選擇健康餐點尤為重要。應避免高油、高糖、高鹽的食物，選擇較為清淡、富含蔬菜和蛋白質的選項。例如在餐廳點菜時，可以選擇清蒸或烤製的菜餚，增加蔬菜攝取量，避免攝取過度的油脂及調味料；可與他人分食或將多餘部分打包，以控制進食份量；選擇糙米、地瓜等未精緻主食，並以優質蛋白質為主，減少加工食品攝取。此外，飲品應選擇無糖茶或白開水，避免點選含糖飲料及高鈉湯品；醬料則應避免搭配高糖高油的沙拉醬及濃郁醬汁。以清淡、少糖、少油、少鹽、多纖維的飲食原則為優先選擇，才可以在享受外食的同時兼顧健康。

搭配前面提到的食物選購原則，選擇新鮮原型食物，選擇低糖低油低鹽及少食品添加物的食物，讓我們來小試身手一下！下面有A、B兩份餐點，您會怎麼選擇呢？

A 炸雞腿便當	B 滷雞腿便當

選B者，恭喜您選擇正確。

向大家說明A炸雞腿便當相對不合適的原因：這份餐點中有加工肉品（**香腸**）、炸物或過油食物（**大雞腿、茄子**），烹調方式中

含有隱藏糖（番茄炒蛋），而且這份餐點富含纖維的食物很少；B滷雞腿便當則含有豐富的膳食纖維（四樣蔬菜再搭配雜糧飯）和烹調用油較少的滷雞排，故此B為適合健康外食的選擇唷！

在聚餐、生日宴或喜宴等社交場合，更容易受到周圍環境和氛圍的影響，透過在本章節學到的飲食原則，合理選擇食物，並保持適度的進食量，有助於減少因過度進食而造成的體重增加。以下整理一份外食的聰明選擇提供參考：

外食的聰明選擇

餐類	○ 健康選擇	✗ 避免選擇
便當類	雜糧飯、蒸煮烤燉主菜、水煮／清炒時蔬、涼拌木耳、蘿蔔清湯	滷肉飯、炸類主食（炸雞腿／炸排骨）、勾芡／糖醋料理（油炸茄子／糖醋排骨）、加工品（香腸、火腿等）、羹湯／玉米濃湯
麵類	清湯麵／冬粉、燙瘦肉／海鮮、燙青菜	炸醬麵、炒麵、滷控肉、滷炸豆皮、炸類主食（炸雞腿／炸排骨）、酸辣湯
火鍋類	原味湯底＋海鮮／瘦肉＋高纖蔬菜、醬料搭配蔥薑蒜天然辛香料	麻辣鍋、沙茶鍋＋火鍋料＋五花肉／培根、沙茶醬／花生醬
沙拉	雞胸肉沙拉、醬汁（和風醬）	炸物沙拉＋高熱量醬汁（沙拉醬、凱薩醬、千島醬）
日式	蕎麥麵、茶泡飯、生魚片、烤／蒸主菜、水煮毛豆、味噌湯／紫菜湯／蛤蜊湯	咖哩飯、拉麵、章魚燒、天婦羅、日式炸雞、豚骨湯

餐類	⭕ 健康選擇	❌ 避免選擇
韓式	五穀飯、嫩豆腐鍋、涼拌小菜、烤雞胸肉	韓式炸雞、炸醬麵、辣炒年糕、糖醋肉
美式	無麵包生菜堡、烤雞肉沙拉、水煮玉米、穀物早餐（燕麥片＋堅果）、無糖茶（咖啡／茶／氣泡水）	炸雞堡、美乃滋雞肉沙拉、奶油玉米、奶油煎鬆餅、楓糖法式吐司、含糖飲品（碳酸飲料、奶昔）
泰式	涼拌冬粉、清蒸檸檬魚、涼拌木瓜絲、生菜春捲、冬蔭湯、醬料搭配檸檬汁／魚露／香菜	炒粿條／河粉、紅／綠咖哩（椰漿）雞、咖哩燉蔬菜、炸春捲、月亮蝦餅、椰奶甜湯、醬料搭配花生醬

☞ Tips 外食陷阱不踩雷

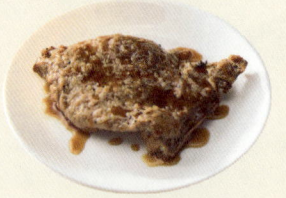

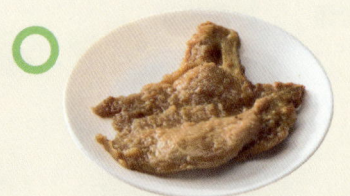

- 先炸後滷的排骨
- 單純滷的排骨

自助餐便當店中的小陷阱，「滷」的烹調方式含油量相對少，但請大家多留意，許多滷排骨和滷雞腿，其實是「先炸後滷」，炸過的肉品香氣佳，同時讓滷汁更能入味，又能縮短烹調時間。在健康減重的過程，要盡可能避免選擇這樣烹調方式的食物唷！

　　健康減重並非一蹴可幾，應該是一個持久、可持續的過程，而非短期內極端節食可以達成的。調整生活型態，透過合理制定飲食計畫、掌握健康的烹飪技巧、選擇營養豐富的食材、管理進餐時間與明智的外食選擇，不僅能夠達到預期減重的效果，還能確保身體的健康。

2-2 營養均衡是健康減重的基石

陳慧君（臺大醫院營養室營養師）

從飲食中，攝取適當的營養素對於維持身體健康至關重要。本章將針對不同營養素在體內的作用與在減重過程中可能扮演的重要性加以說明。

營養素解析：蛋白質、碳水化合物、脂肪的作用

什麼是蛋白質？

在希臘文，蛋白質的意思是指最重要的物質。蛋白質的基本組成單位是胺基酸，而人體需要20種胺基酸來維持生理機能與健康。胺基酸依人體是否可以自行合成，可分為「必需胺基酸」與「非必需胺基酸」兩大類。必需胺基酸有9種，人體無法自行合成或合成量不足，必須從飲食中獲得；而人體可自行合成的非必需胺基酸，不一定要從飲食中獲得。

■ 蛋白質在體內的功能

- 蛋白質參與體內多種生理功能，構成身體組織與細胞、修復組織，以及維持肌肉與骨骼健康。
- 體內酵素與抗體也是一種蛋白質，參與消化、能量代謝、免疫功能等。
- 負責一些營養素與氧氣運送。
- 幫助食慾調節和體重維持。

■ 減重過程,需要攝取足夠的蛋白質嗎?

當我們吃進食物後,身體為了消化、吸收、代謝這些食物也需要消耗熱量,這些被消耗的熱量被稱為「食物產熱效應」。蛋白質的食物產熱效應比碳水化合物和脂肪高,消耗較多熱量。在減重過程中,適量蛋白質攝取也可增加飽足感,減少食物與熱量攝取,維持肌肉質量與身體基礎代謝率。因此,吃足夠的蛋白質對於減重是有好處的。

■ 食物中的蛋白質品質有差異嗎?

優質蛋白質是指能夠提供完整必需胺基酸,並且容易被人體消化、吸收與利用的蛋白質。非優質蛋白質是指缺少一種或多種必需胺基酸,導致身體內蛋白質的合成受限。

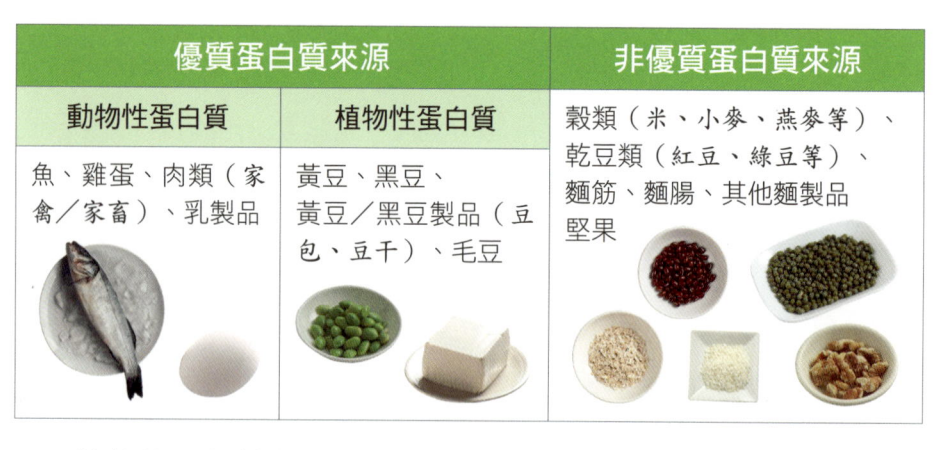

優質蛋白質來源		非優質蛋白質來源
動物性蛋白質	植物性蛋白質	穀類(米、小麥、燕麥等)、乾豆類(紅豆、綠豆等)、麵筋、麵腸、其他麵製品 堅果
魚、雞蛋、肉類(家禽/家畜)、乳製品	黃豆、黑豆、黃豆/黑豆製品(豆包、豆干)、毛豆	

植物性蛋白質食物可以透過互補來改善其蛋白質品質,例如穀類(米飯)搭配豆類(黃豆或紅豆),或堅果(腰果、核桃、杏仁)搭配豆類(黃豆、扁豆)。

一般來說,應優先選擇優質蛋白質來源,確保攝取到充足且多樣的胺基酸。此外,蛋白質來源需多樣化,而不是單一食物來源,這樣不僅能達到營養均衡,還能提高蛋白質的利用效率。

■ 蛋白質的建議量

根據衛福部「國人膳食營養素參考攝取量」建議,健康成人每公斤體重蛋白質攝取量為1.1公克,70歲以上老人與80歲以上老老人為1.2公克。減重期間的蛋白質攝取量可根據個人體重、活動量和目標來調整。一般建議每公斤體重蛋白質攝取量介於1.2〜1.6公克,每餐攝取至少約25〜30公克蛋白質,可能有助於改善食慾控制、體重管理、心血管代謝風險因子。蛋白質攝取量可因運動強度做適當調整。

什麼是碳水化合物(醣類)?

碳水化合物又稱為醣類,不一定具有甜味,由碳、氫、氧三種元素所組成,可分為「簡單醣類」與「複雜醣類」。簡單醣類包括單醣(葡萄糖、果糖、半乳糖)與雙醣(蔗糖、乳糖、麥芽糖);複雜醣類包括寡醣(果寡糖、棉籽糖、水蘇四糖)與多醣(澱粉、肝醣、纖維質)。「糖」則是泛指具有甜味的糖,如單醣或雙醣(食物中的砂糖、黑糖、蜂蜜、方糖、冰糖等)。

■ 碳水化合物在體內的功能

- **人體的主要能量來源**:尤其是大腦、紅血球和肌肉運動時的首選能量供應。每克醣類可提供4大卡熱量。若是缺乏醣類,會造成大腦功能降低,出現疲勞、專注力下降等現象。對於運動者,適量醣類攝取能提升耐力與運動表現。

- **減少蛋白質的消耗**:在熱量攝取不足,且醣類與脂肪攝取不夠時,可能造成蛋白質被分解當作熱量來源,導致肌肉流失。因

此，適量醣類攝取可降低肌肉流失風險。

● **維持正常的脂肪代謝**：如果不吃任何的醣類，可能會造成體內脂肪被分解代謝成酮體，嚴重時可能造成酮酸中毒。

● **纖維質可維持腸道健康與增加飽足感**：纖維質在小腸內不會被分解，但有些纖維質可在大腸被細菌分解，產生對身體健康有益處的代謝物，可以改變腸道菌相，進而調節身體熱量平衡。膳食纖維也可增加飽足感，幫助控制食慾，避免因為飢餓而攝取過多熱量。

■ 精製醣類 vs 非精製醣類

全穀雜糧類、水果、乳製品都是醣類的主要來源。全穀雜糧類與水果經過加工、精製，去除了膳食纖維、維生素和礦物質，使其口感更細緻，但營養價值相對較未精製醣類低。

精製醣類消化吸收較快，容易引起血糖快速上升，胰島素波動劇烈，長期攝取可能增加肥胖、糖尿病風險。日常飲食建議以非精製醣類為主，減少精製醣類攝取，以幫助血糖控制、維持腸道健康，降低慢性病風險。

〇 精製醣類	✗ 非精製醣類
白米、白麵條、白吐司等 蛋糕、甜甜圈等甜點 去渣果汁、含糖飲料 砂糖、果糖糖漿	糙米、燕麥、全穀麵條、全麥麵包 地瓜、南瓜、紅豆、綠豆等 天然水果 堅果

■ 多少碳水化合物才適合減重？

根據衛福部「國人膳食營養素參考攝取量」建議，每日醣類攝取量應占總熱量的50～65%，並且每日建議攝取130公克以上的醣類。每日精製糖攝取量不超過總熱量的10%，少於5%更好。如果在減重中，可將醣類熱量占比調降至40～50%，視個人活動量與減重方法調整。（如果每日熱量需求是1800大卡，則精製糖攝取每日不宜超過45公克。）

> **☞ Tips**
> **精製糖（refined sugar）** 是指以加工方式精製取得的糖，因精製條件或程度不同，分為冰糖、白砂糖、黃砂糖、黑糖、紅糖、果糖、玉米糖漿等。

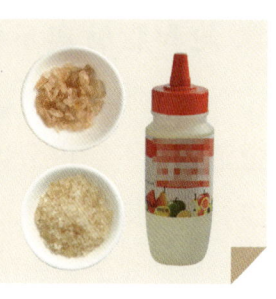

減重過程中，碳水化合物不應該被完全排除，而是應選擇健康複雜性的醣類來源，搭配適量蛋白質與脂肪，才能達到穩定、持續性的減重效果，並保持身體機能正常運作。

油脂是什麼？

油脂主要是由脂肪酸構成，脂肪酸可分為「飽和脂肪酸」與「不飽和脂肪酸」。人體能合成飽和脂肪酸及幾種不飽和脂肪酸，而亞麻油酸（n-6不飽和脂肪酸）和次亞麻油酸（n-3不飽和脂肪酸）這兩種「必需脂肪酸」，人體本身無法合成，必須從食物中獲得，如核桃及橄欖油、葡萄籽油、葵花籽油等植物油。

■ 脂肪在人體的生理作用

● 脂肪是最高效能的能量來源，每公克可提供9大卡熱量，產熱效能約2.2倍醣類與蛋白質。

2-2 營養均衡是健康減重的基石

- 脂肪是細胞膜的組成要素之一，不僅影響細胞的流動性與訊號傳遞，對於大腦與神經系統正常運作也很重要。

- 幫助腸道中脂溶性維生素A、D、E、K的吸收。

- 保護內臟，減少衝擊，而皮下脂肪具保暖功能。

- 食物中的油脂可增加食物美味，促進食慾，並減緩胃酸的分泌，使食物在胃中停留時間較長而增加飽足感。

■ 飽和脂肪與不飽和脂肪差異

飽和脂肪酸含量高的油脂，在常溫下常呈現固態，高溫烹調時穩定度較不飽和脂肪酸高，但被認為會增加罹患動脈粥狀硬化性心血管疾病風險。而不飽和脂肪酸含量高的油脂，在高溫下容易被氧化分解與產生自由基，其好處是可協助降低心血管疾病發生風險。

■ n-3 脂肪酸的作用

n-3脂肪酸包括次亞麻油酸、EPA、DHA等，其食物來源有魚油（如：鯖魚、秋刀魚、鮭魚、鮪魚等）和植物來源（如：菜籽油、核桃、亞麻籽、奇亞籽等）。但植物來源的次亞麻油酸轉化為EPA和DHA的效率低。

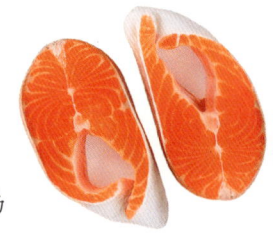

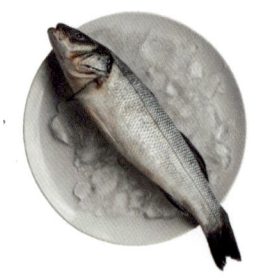

雖然研究顯示EPA與DHA可促進血液流動、增加血纖維蛋白分解、降血壓、降血中三酸甘油酯濃度與減少心臟病等，也有研究顯示n-3脂肪酸的補充有助於改善憂鬱症與抗癌作用，但在減重方面，截至目前文獻中尚無一致證據顯示n-3脂肪酸對人體的體重減輕或體脂肪質量減少具有明確的益處。

■ 減重時，脂肪攝取多少才適合？

根據衛福部「國人膳食營養素參考攝取量」建議，油脂攝取為每日總熱量的30%以內（20～30%），n-3脂肪酸的攝取為總熱量的0.6～1.2%。世界衛生組織對於需要減重的人也是建議脂肪攝取應控制在30%以內，飽和脂肪的攝取量應小於10%，反式脂肪的攝取量小於1%。（如果每日熱量需求是1500大卡，則油脂攝取量小於50公克，n-3脂肪酸攝取建議量約為1.0～2.0公克。）

> ☞ **Tips**
> 選擇好的油脂對於健康促進與體重改善更有幫助。減少飽和脂肪和反式脂肪攝取，增加不飽和脂肪攝取，例如富含單元不飽和脂肪酸和 n-3 脂肪酸的油脂。

✘ 富含飽和脂肪酸油脂	✘ 反式脂肪	○ 富含單元不飽和脂肪酸油脂	○ 富含 n-3 脂肪酸食物
動物脂肪： 牛肉（油）、羊肉（油）、豬肉（油）全脂奶、起司、奶油等 **植物來源：** 椰子油、棕櫚油	人造奶油、酥炸類（酥派、蛋捲）、內有夾心半固態油脂的餅乾	橄欖油、芥花油、苦茶油、芝麻油、酪梨	**深海魚：** 鮭魚、秋刀魚、鯖魚、鮪魚 **植物來源：** 核桃、亞麻籽、美洲胡桃、奇亞籽

2-2 營養均衡是健康減重的基石

101

微量營養素

營養素包括「巨量營養素」與「微量營養素」。巨量營養素是指人體需要量較多的營養素，常以公克來計算，包括碳水化合物、蛋白質與脂肪，可以提供身體熱量需求；微量營養素的需要量較少，主要包括維生素與礦物質。

巨量營養素與微量營養素常一起存在，但微量營養素含量較少，兩者具協同功能，以確保身體機能正常運作。微量營養素在維持人體內所有生理反應中發揮重要作用，包括協助激素生成、能量平衡維持，新陳代謝調節等。

目前的證據顯示，超重的人補充易缺乏的維生素與礦物質，可能對血脂肪和血葡萄糖的穩定有正面影響，且對減肥有輕微的效果。但目前的研究為了達到其最佳效果，大多數礦物質和維生素的補充劑量，遠超出國人膳食營養素建議攝取量的上限。因此，為了免於過量長期攝取可能對身體造成不好的影響，補充時仍須審慎。

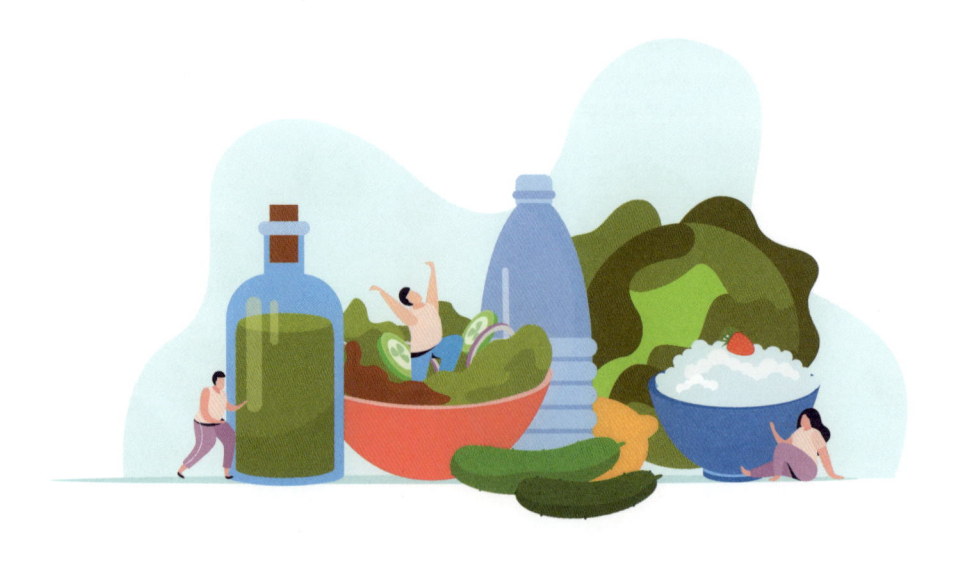

食物多樣性與均衡飲食的原則

維持每日食物多樣性與均衡攝取食物,是維持身體健康的重要要領之一。不同食物含有不同多種營養素含量,如蛋白質、醣類、脂肪、維生素和礦物質,透過多樣化、均衡和適量攝取,有助預防肥胖、糖尿病、心血管疾病和某些癌症,並提供膳食纖維、健康脂肪、抗發炎和抗氧化成分。

▸▸▸ 均衡飲食原則

- **均衡攝取六大類食物**:全穀雜糧、豆魚蛋肉、乳品、蔬菜、水果、油脂與堅果均衡攝取,避免過度依賴單一類食物。
- **多樣化選擇**:同類食物應變換種類,如不同顏色的蔬菜、不同蛋白質來源(魚、豆、蛋等),以確保營養全面。

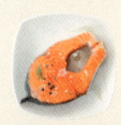

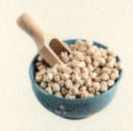

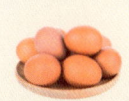

- **熱量平衡,份量攝取要適當分配**:攝取與消耗相符,維持健康體重。
- **優質蛋白質**:多選豆、魚、堅果、瘦肉,少吃紅肉與加工肉。
- **足量蔬果**:遵循天天 5 蔬果原則,至少每天 3 份蔬菜 + 2 份水果,確保營養與纖維攝取。

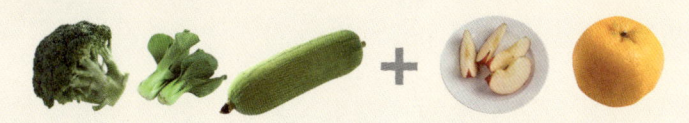

- **健康脂肪**:減少飽和脂肪、反式脂肪,多攝取不飽和脂肪。
- **優質醣類,少糖**:選全穀類,避免高糖食品。
- **適量飲水**:每天飲用足夠的水(約 6〜8 杯),避免過量含糖飲料。
- **適量攝取健康脂肪與醣類**:適量吃、減少加工食品、精製糖與高鹽高油食品的攝取。

2-2 營養均衡是健康減重的基石

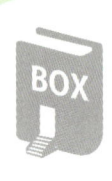

認識食物六大類與簡易份量代換

陳慧君（臺大醫院營養室營養師）

均衡飲食的基礎在於攝取多種食物，而「六大類食物」能幫助我們獲得身體所需的各種營養。以下是六大類食物的介紹：

1. 乳品類

主要提供鈣質、蛋白質、維生素B_2。此類食物包括牛奶、羊奶、優格、起司等乳製品。每天早晚建議各喝一杯奶（一杯約240毫升），才能補充足夠的鈣質。若對乳糖不耐，可選擇優酪乳、乳糖分解牛奶。在選擇時，也盡可能避免額外有添加糖的產品，選擇低脂奶。

2. 全穀雜糧類

主要提供碳水化合物，是人體的主要能量來源。原態的全穀雜糧類也含有豐富的維生素B群、維生素E、礦物質及膳食纖維等多種營養素，有助於維持腸道健康、提升抵抗力等功能。

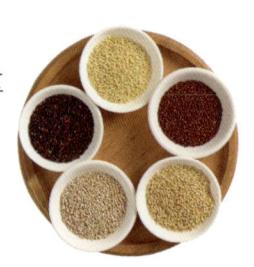

全穀雜糧類包括：米飯、糙米、燕麥、麵類、根莖類澱粉（地瓜、馬鈴薯、南瓜、芋頭、山藥）、玉米、乾豆類（紅豆、綠豆）、蓮藕等。平日建議多選擇未精製的全穀類，全穀雜糧食物至少「1/3為未精製全穀雜糧」。

全穀雜糧類＝1份（原態未精製）＋2份（精製）

3. 豆魚蛋肉類

一般稱為蛋白質食物，包括：黃豆、黑豆及其製品（如豆腐、豆漿、豆包）、魚類、海鮮、雞蛋、肉類等。此類食物主要是提供優質蛋白質、鐵、鋅、維生素B群，有助於組織修復、肌肉生長及造血功能。

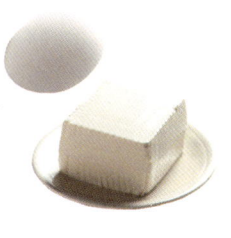

黃豆、黑豆及其製品，飽和脂肪酸含量較低，內含大豆異黃酮，具抗氧化活性；海鮮及深海魚含有n-3脂肪酸，能減少體內發炎反應；雞蛋含豐富的維生素A、B_2、鐵、鋅、卵磷脂等營養素；紅肉鐵質含量高。

衛福部「我的餐盤」建議每餐蛋白質食物1掌心，約可提供豆魚蛋肉類1.5～2份，優先選擇豆類＞魚類與海鮮＞蛋類＞家禽／畜肉，減少油炸與加工肉類的攝取，以降低心血管疾病風險。蛋白質類食物可依脂肪含量多寡，分為低脂、中脂、高脂，平日應盡量選擇低脂食物，避免高脂蛋白質，如三層肉、培根等。

4. 蔬菜類

富含維生素（維生素A、C、葉酸）、礦物質（鎂、鉀、鈣）、膳食纖維與植化素（花青素、胡蘿蔔素、茄紅素、大蒜素等），可促進腸道健康與增強免疫力，並有助於降低慢性病風險。

蔬菜包括：根菜類（蘿蔔、胡蘿蔔、大頭菜等）、莖菜類（蘆筍、大蒜、薑、洋蔥、茭白筍、竹筍等）、葉菜類（芥菜、高麗

菜、菠菜、地瓜葉等）、花菜類（花椰菜、青花菜）、瓜果類（絲瓜、冬瓜等）、莢果類（四季豆等）、菌菇類（香菇、木耳等）。

建議以當季當地蔬菜為優先選擇，每日至少攝取3份以上蔬菜，每餐都要攝取煮熟後半碗至2/3碗以上的蔬菜才足夠；選擇不同顏色蔬菜，以提供不同植化素，深色蔬菜需達1/3以上（包括深綠和黃橙紅色）。

5. 水果類

提供維生素（如維生素A、C）、礦物質（如鉀）、抗氧化物（如花青素、類黃酮）、膳食纖維與天然糖分（果糖、葡萄糖等），有助於維持新陳代謝、促進消化、保護心血管健康。

芭樂、柑橘類、奇異果等水果含較豐富的維生素C，可促進鐵質的吸收。建議每日攝取至少2份水果。因水果含有醣類，所以要依自己的健康狀況調整適當攝取量。

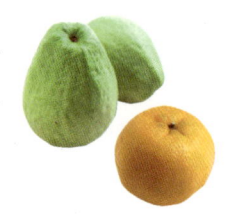

6. 油脂與堅果種子類

此類食物包括：植物油（如橄欖油、芥花油）、堅果（如核桃、杏仁、腰果、花生）、種子（如亞麻籽、黑白芝麻）、酪梨等。可提供不飽和脂肪酸、維生素E與必需脂肪酸（n-3、n-6），保護心血管健康，降低發炎反應。

建議選擇健康油脂，如橄欖油、芥花油、芝麻油、苦茶油及堅果等，並適量攝取，少用動物油。堅果以無調味與無加糖、非油炸為佳。

簡易食物份量代換

食物份量代換表是幫助您了解不同食物之間相似營養價值（如熱量、蛋白質、碳水化合物、脂肪等）的工具，可以用一種食物來替代另一種食物，而不會大幅改變飲食中的營養攝入，又可有效地協助體重控制和維持生活品質。

食物代換原則

- 在同一食物類別中可以依飲食計畫自由代換，如米飯、燕麥、麵條、地瓜可依份數自由搭配。
- 在同一食物類別中做代換，不同類別不能互相取代，如：水果不能取代蔬菜或全穀雜糧類，豆魚蛋肉類也不可代換全穀雜糧類。

品名	蛋白質（公克）	脂肪（公克）	碳水化合物（公克）	熱量（大卡）
乳品類（全脂） （低脂） （脫脂）	8 8 8	8 4 +	12 12 12	150 120 80
全穀雜糧類	2	+	15	70
豆魚蛋肉類（低脂） （中脂） （高脂）	7 7 7	3 5 10	+ + +	55 75 120
蔬菜類	1	－	5	25
水果類	+	－	15	60
油脂與堅果種子類	－	5	－	45

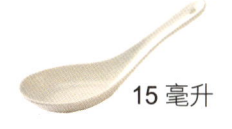

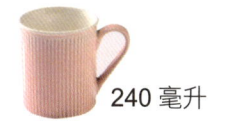

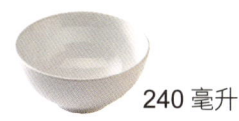

15 毫升　　240 毫升　　240 毫升

2-2 營養均衡是健康減重的基石

乳品類

每份含蛋白質 8 公克、脂肪 0～8 公克、碳水化合物 12 公克

全脂（含脂肪 8 公克）	1 份 = 1 杯全脂鮮奶（240 毫升） = 4 湯匙全脂奶粉（30 公克） = 2 片全脂起司（45 公克）
低脂（含脂肪 4 公克）	1 份 = 1 杯低脂鮮奶（240 毫升） = 3 湯匙低脂奶粉（25 公克） = 3/4 杯優格（無糖，210 公克） = 1 杯優酪乳（無糖，240 毫升）

全穀雜糧類

每份含蛋白質 2 公克、碳水化合物 15 公克、熱量 70 大卡

1 份 = 1/4 碗白飯（40 公克）、地瓜（熟，50 公克）、芋頭、紅豆、綠豆（熟，55 公克）
　　 = 1/2 碗稀飯、麵條、米粉、馬鈴薯（熟，85 公克）
　　 = 1 片薄片吐司（30 公克／片）= 1/2 片厚片吐司（60 公克／片）
　　 = 1/2 個漢堡麵包 = 1 個小餐包（30 公克／個）
　　 = 1/3 個中型饅頭（約 90 公克／個）= 1/6 個山東大饅頭（約 180 公克／個）
　　 = 3 湯匙麥片 = 4 湯匙麥粉（20 公克）
　　 = 3 張水餃皮 = 7 張餛飩皮（30 公克）
　　 = 1 片蘿蔔糕（50 公克）= 1/2 把冬粉
　　 = 3 片蘇打餅乾（20 公克）

豆魚蛋肉類

每份含蛋白質 7 公克、脂肪 3～10 公克、熱量 55～120 大卡
（低脂：脂肪 3 公克；中脂：脂肪 5 公克；高脂：脂肪 10 公克）
※ 以下皆以可食生重舉例，不包括骨頭、皮或其他廢棄量

1 份 = 1 兩豬肉、雞肉、牛肉、鴨肉、鵝肉、魚肉
　　 = 2～3 湯匙熟肉絲 / 熟絞肉 = 2～3 湯匙肉鬆（20 公克）
　　 = 約 50 克蝦仁 = 1 個蛋（55 公克）
　　 = 1 杯豆漿（190 毫升）
　　 = 1 塊豆腐（80 公克）= 1/2 盒嫩豆腐（140 公克）
　　 = 1/2 個豆包（30 公克）= 2 塊五香豆干（35 公克）
　　 = 50 公克毛豆

蔬菜類

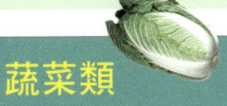

每份 100 公克可食生重，含蛋白質 1 公克、碳水化合物 5 公克、熱量 25 大卡

1 份 = 100 公克蔬菜（可食生重）
　　 = 約半碗蔬菜（熟，葉菜類）
　　 = 約 3/4 碗蔬菜（熟，不易縮水，如青花菜、甜豆）

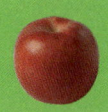

水果類

1 份含碳水化合物 15 公克、熱量 60 大卡

1 份 = 1 個網球或棒球大小 = 3/4 ～ 1 平碗切塊水果
　　 = 1 個蘋果（小）、芭樂（小）、水蜜桃（小）、加州李（小）、橘子、柳丁
　　 = 1 根香蕉（小）、1/2 根香蕉（大）
　　 = 1/3 個木瓜（中，1 斤／個）= 1/3 個泰國芭樂（1 斤／個）
　　 = 1 + 1/2 個奇異果（105 公克）

油脂與堅果種子類

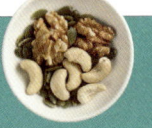

1 份含脂肪 5 公克、熱量 45 大卡

1 份 = 1 茶匙（5 公克）大豆油、玉米油、橄欖油、芝麻油、芥花油、花生油
　　 = 1 茶匙（5 公克）豬油、雞油、牛油（6 公克）
　　 = 1 茶匙瑪琪琳（6 公克）、蛋黃醬（8 公克）、花生醬（9 公克）
　　 = 2 茶匙（10 公克）沙拉醬
　　 = 1 湯匙（10 公克）南瓜子、葵花子
　　 = 2 粒核桃（7 公克）= 約 10 粒花生（13 公克）
　　 = 約 5 粒腰果（10 公克）= 約 5 粒杏仁果（7 公克）
　　 = 2 湯匙酪梨（40 公克）
　　 = 1 片培根（15 公克）

※ 參考資料：衛福部國民健康署「食物代換表-2019 版」

2-2 營養均衡是健康減重的基石

2-3 避免減重中的飲食陷阱

林郁芳（臺大醫院營養室營養師）

常見減重飲食迷思

迷思 1：「澱粉是肥胖的根源，不可以吃澱粉？」

當談到飲食迷思時，澱粉常常被誤解為肥胖的根源，許多人誤以為完全避免澱粉是減重的關鍵，然而其實澱粉在我們身體有許多作用。

1. 澱粉是重要的能量來源

澱粉是碳水化合物的一種，攝取後會被分解成葡萄糖，成為身體的重要能量來源。大腦和肌肉等器官需要這些能量來正常運作，若完全避免澱粉，可能會影響日常活動、運動表現以及精神集中力。像是對從事運動的人來說，在運動過程中身體會消耗大量的肝醣，而澱粉正是補充肝醣的最佳來源，因此運動員和高強度活動人員不應該完全排除澱粉，而應根據運動量和需求來調整攝取量。（詳見3–1〈將營養均衡與運動有效結合〉）

2. 選擇澱粉的成分比不吃更重要

並非所有澱粉的成分都一樣，複雜性的澱粉（如地瓜、南瓜等）含有豐富的膳食纖維、維生素和礦物質，能夠提供長時間穩定的能量，並且有助於腸道健康；而精製澱粉（如白米、白麵包、甜點等）則通常缺乏這些營養成分，容易使血糖波動，較易誘發食慾，引起飢餓感，進而增加進食量與熱量攝取。

澱粉並不是肥胖的唯一根源，無論是澱粉還是其他營養素（如脂肪或蛋白質），過量攝取都可能導致熱量過剩，最終轉化為脂肪儲存，所以認識食物的選擇與份量控制，才能實現長期的健康體重管理喔！

#迷思2：「節食是瘦身的不二法門？」

減重時常提到的「低熱量」，往往會讓人覺得只要攝取的熱量低於身體所需熱量就會瘦，而節食就被認為是瘦身的不二法門。在想瘦身時用節食的方式快速減重，但等到體重達到目標後，便回復平常的飲食，之後體重回到原來的體重，就再次節食瘦身，形成所謂的「溜溜球效應」（yo-yo effect）。

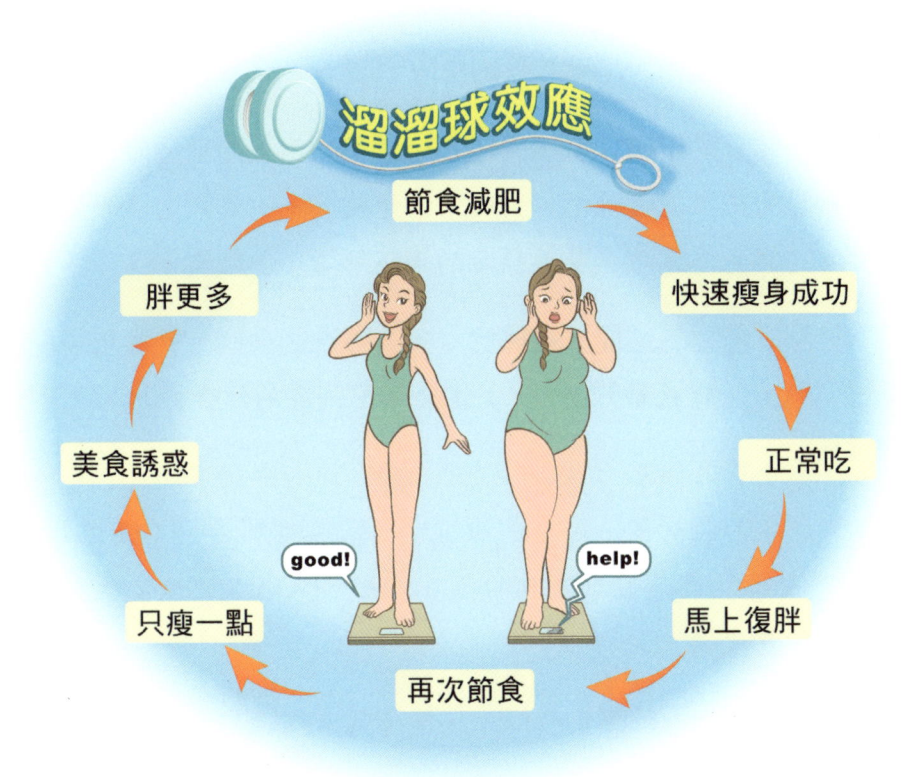

溜溜球效應：節食減肥 → 快速瘦身成功 → 正常吃 → 馬上復胖 → 再次節食 → 只瘦一點 → 美食誘惑 → 胖更多

然而，在節食的過程中，身體會進入「節能模式」，即當熱量攝取過低時，身體會試圖保護自己，減少能量消耗（新陳代謝），當回復正常進食後，節能模式還是維持著，結果更多的熱量轉化為脂肪。所以，如何達到低熱量又不降低新陳代謝，才是瘦身的不二法門。（詳見第78頁1–4〈建立個人減重目標〉）

迷思 3：「只有自己煮才能減重，外食族無法減重？」

這個飲食迷思常見於許多外食族，覺得自煮才可以完全控制食材、調味和份量，更能確保減重成功；而外食則容易攝取過多熱量或不健康的食物，對減重不利。外食真的這麼不好嗎？其實無論是自己煮還是外食，減重的關鍵始終在於總熱量的控制。換句話說，只要攝取的熱量少於消耗的熱量，就能達到減重效果。

那外食族要如何控制熱量的攝取？

1. 包裝食品依據食安法規定須有營養標示，而部分餐廳現在也會在餐點旁提供營養標示，可以學習營養標示的判讀方法來做食物選擇。（詳見本章之「營養標示的正確解讀」）

2. 認識食物的選擇，選擇低卡、高纖維的食物，外食也可以選得很健康。（詳見第92頁2–1〈健康減重必懂的飲食概念〉之「外食選擇」）

3. 注重控制份量，視覺估算也能有效控制熱量。（詳見第104頁2-2〈營養均衡是健康減重的基石〉之「BOX：認識食物六大類與簡易份量代換」）

透過學習如何解讀營養標示、選擇低卡高纖的食物，以及注重

份量控制,外食族同樣可以有效地管理飲食,達到減重的目標。掌握正確的飲食習慣,外食並不會成為減重的障礙,反而能讓我們更靈活地融入日常生活,達成健康目標。

飲食中的隱藏糖分與高熱量

為了讓大家更容易理解食物中的熱量分布,我們可以用紅黃綠燈來識別食物中的熱量與隱藏糖分。這樣的分類方式,能夠幫助大家在日常飲食中做出更明智的選擇。

- 綠燈食物:新鮮、天然、原味、營養豐富,適量攝取有益健康。
- 黃燈食物:含油及糖偏高,需適量,留意熱量和糖分。
- 紅燈食物:高糖、高油、高熱量、營養價值低,應避免過多攝取。

綠燈食物	麥片、薏仁、燕麥、南瓜、芋頭、山藥、新鮮蔬菜、新鮮水果、鮮奶、無加糖優酪乳、雞蛋、豆腐、無糖豆漿、魚肉、瘦肉、里肌肉、去皮肉
黃燈食物	非油炸乾燥蔬菜、蘇打餅乾、100% 無加糖純果汁、無糖水果乾、調味乳、乳酪、加糖優格、加糖優酪乳、清蛋糕、炒麵、炒米粉、炒飯、滷肉飯、蛋餅
紅燈食物	牛角麵包、可頌麵包、起酥麵包、炸地瓜條、甜甜圈、油條、炸薯條、洋芋片、燴飯、燉飯、油炸乾燥蔬菜、加糖水果乾、奶昔、煉乳、鮮奶油、炸的豆製品、肥肉、三層肉、動物皮、培根、火腿、貢丸、香腸、熱狗、沙拉醬、花生醬、奶油、各種油炸製品、糖果、巧克力、冰淇淋蛋糕、聖代、甜筒、月餅、鳳梨酥、蛋黃酥、太陽餅、含糖飲料、汽水、可可

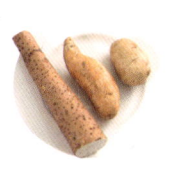

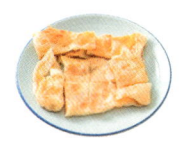

● **綠燈食物**代表的是那些新鮮、天然、原味且營養豐富的食物，是飲食中的基礎選擇。例如：蔬菜、未加工全穀類、豆類、乳製品、瘦肉、魚類等。

> ☞ **Tips**
> 這類食物大多所含的糖分主要是天然醣，且大部分都富含膳食纖維，能夠增加飽足感且幫助血糖穩定。

● **黃燈食物**代表的是一些熱量和糖分相對較高，但偶爾食用並不會對健康造成太大影響的食物，這類食物最好避免過量攝取。例如：一些輕微加工過的食品（如100%無加糖純果汁、無糖水果乾）。

> ☞ **Tips**
> 一些看似健康的食物，實際上可能含有額外添加的糖分，或是容易過量攝取。例如水果雖然是天然食物，但做成果汁需要的水果量較多，一杯就容易超過一天的攝取量；做成果乾也會損失部分營養。

● **紅燈食物**是那些熱量高、含糖量高且營養價值較低的食物，這類食物應該盡量減少或避免過多攝取。例如：重度加工的食品（如培根、糕餅、油炸物、加糖水果乾等）。

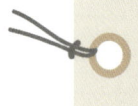

> ☞ **Tips**
> 許多加工食品為了改善口感和延長保鮮期，會添加大量的糖分或油質，這類食物的熱量相對較高，攝取易得到空熱量（即無太多營養成分）。

以常見的蘋果為例：

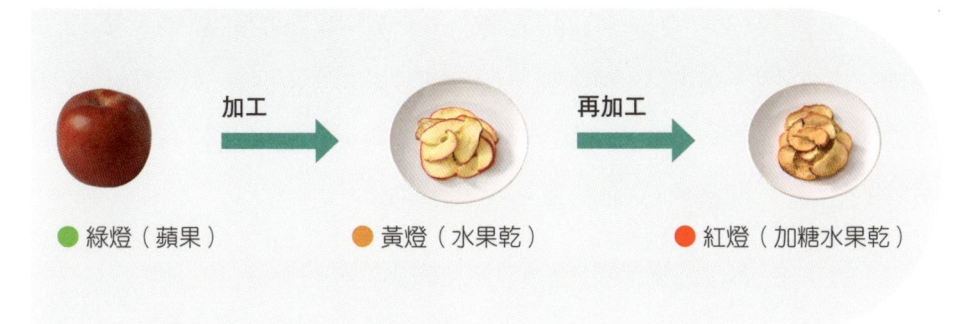

● 綠燈（蘋果） → 加工 → ● 黃燈（水果乾） → 再加工 → ● 紅燈（加糖水果乾）

🗒 營養標示的正確解讀

在如今多樣化的食品市場中，營養標示可幫助我們了解每種食物的營養成分與熱量，學會閱讀營養標示，不僅有助於選擇健康食物，還能幫助達成個人的健康目標。

首先，我們要了解營養標示的基本結構，每個食物包裝上的營養標示都有一個固定格式，通常包含以下幾個主要部分：

● **每份的營養成分**：這是最重要指標，標示了產品每一份的份量，並以此為基準計算熱量和其他營養成分。注意！許多產品「每份」份量可能與您實際食用的份量不同，要留意標示的份量大小。

● **每份的熱量**：每份所含的熱量。

● **蛋白質**：1公克蛋白質含有4大卡。

● **總脂肪、飽和脂肪和反式脂肪**：總脂肪總量包含不飽和脂肪、飽和脂肪和反式脂肪，其中飽和脂肪與反式脂肪容易增加體內膽固醇含量，提高罹患心血管疾病的風險，所以單獨列出。1公克脂肪就含有9大卡，是所有營養素的熱量冠軍，通常脂肪公克數越高，食物的熱量就越高。

2-3 避免減重中的飲食陷阱

115

- **碳水化合物、膳食纖維和糖類**：碳水化合物又叫做「醣」，其中也包含澱粉、纖維、寡糖和糖，而糖主要是指葡萄糖、果糖、蔗糖、麥芽糖、乳糖及半乳糖，除了額外的添加糖外，食物本身含有的糖也包含在內。1公克碳水化合物含有4大卡，但若有標示膳食纖維的含量，則膳食纖維熱量1公克含有2大卡。

- **鈉**：過多的鈉攝取可能增加心血管疾病的風險。

- **維生素與礦物質**：某些食品標示中還會列出各種維生素（如維生素A、維生素C）及礦物質（如鈣、鐵、鉀等），了解它們的含量有助於確保日常的營養需求。

營養標示

每一份量 20 公克（或毫升）
本包裝含 10 份

	每份	每 100 公克 （或每 100 毫升）
熱量	100 大卡	500 大卡
蛋白質	1.2 公克	6.0 公克
脂肪	4 公克	20 公克
飽和脂肪	2.5 公克	12.5 公克
反式脂肪	0 公克	0 公克
碳水化合物	14.8 公克	74 公克
糖	5.5 公克	27.5 公克
鈉	41 毫克	205 毫克

我們用上表的標示來練習，這份營養標示每份份量20公克、熱量100大卡、蛋白質1.2公克、脂肪4公克（其中飽和脂肪2.5公克、

反式脂肪0公克）、碳水化合物14.8公克（其中糖5.5公克）、鈉41毫克，但本包裝含10份，所以吃完整包不是只有100大卡，而是有100×10＝1000大卡，蛋白質12公克、脂肪40公克、碳水化合物148公克喔！

> ☞ **Tips**
> 標示為「０」就代表完全沒有嗎？依據包裝食品營養標示相關法規規定，各項成分標示為「０」有規定的條件，請參見下表。

\	得以「０」標示之條件
熱量	該食品每 100 公克之固體（半固體）或每 100 毫升之液體所含該營養素量不超過 4 大卡
蛋白質	該食品每 100 公克之固體（半固體）或每 100 毫升之液體所含該營養素量不超過 0.5 公克
脂肪	
碳水化合物	
鈉	該食品每 100 公克之固體（半固體）或每 100 毫升之液體所含該營養素量不超過 5 毫克
飽和脂肪	該食品每 100 公克之固體（半固體）或每 100 毫升之液體所含該營養素量不超過 0.1 公克
反式脂肪	該食品每 100 公克之固體（半固體）或每 100 毫升之液體所含總脂肪不超過 1.0 公克；或該食品每 100 公克之固體（半固體）或每 100 毫升之液體所含反式脂肪不超過 0.3 公克
糖	該食品每 100 公克之固體（半固體）或每 100 毫升之液體所含該營養素量不超過 0.5 公克

學會判讀營養標示，就可以在購買外食時有更進一步的選擇與控制，拒絕地雷食物。

2-4 維持健康體重的長期策略

辜郁晴（臺大醫院營養室營養師）

有人說：「減肥是一輩子的事。」辛苦減肥後，如何維持減肥成效與健康體態才是一大關鍵。

有些人之所以面臨「復胖」，不外乎是達成短期減肥目標後，忘記維持原先的良好生活作息與飲食習慣。復胖或體重增加，是因為體內的能量不平衡，吃進去的熱量大於消耗熱量，而造成過剩的熱量囤積在身上。

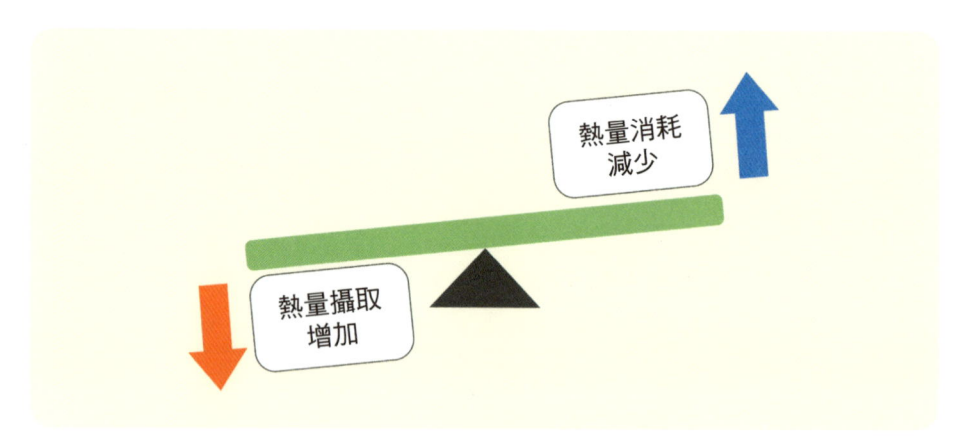

▲ 熱量攝取與活動消耗失衡，長期熱量攝取＞熱量消耗，容易導致復胖

遺忘當初辛勤維持健康生活型態的人，就可能會面臨體重與體脂回升所造成的復胖。減重的人最擔心遇到無止盡的溜溜球效應（**指體重反覆減輕與增加的過程**）；而體重再增加的幅度，取決於個人的飲食與生活習慣，有可能體重減輕後又將體重恢復（**甚至超過**）原本的體重數值。

在體重控制與維持的過程當中，若失去了自我調整與監測的能

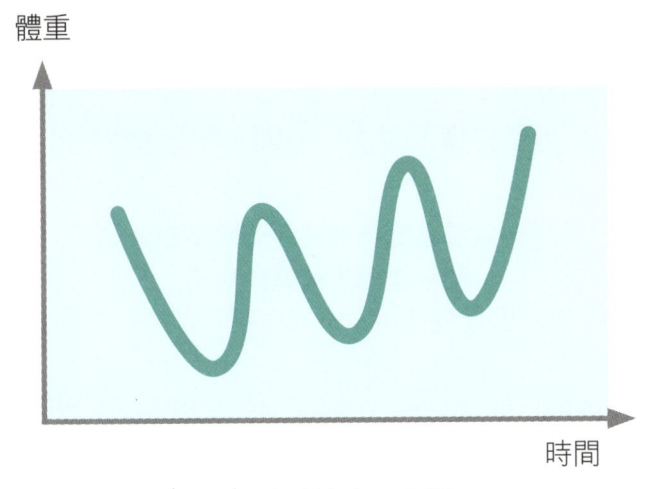

▲ 溜溜球效應示意圖

力,很容易陷入無限復胖的循環,也讓人在減重過程中感到氣餒。而多數人導致復胖的兩大因素包含:(1)長期飲食與生活習慣未調整;(2)熱量攝取與消耗失衡。也就是說,短期減肥後,未持續維持良好飲食與生活習慣,且熱量攝取大於消耗,會導致體重逐步增加。

三 長期個別化的飲食調整與自我管理

1. 察覺進食需求:是「想要」還是「需要」?

作息恆定情況下,正餐時間(此指三正餐,含早餐、午餐、晚餐)想吃東西是正常現象,並且鼓勵減重族群在三正餐時間要吃足夠食物,檢視六大類食物是否搭配合宜,補充適合的熱量、蛋白質與纖維量,以維持飲食均衡與打造減重好體質。

但每個人難免都會遇到嘴饞想吃點心的時候,有時並非是肚子餓有進食需求,而是因為嘴饞想吃點心。如果是在非用餐時間感受到肚子咕嚕咕嚕,就要回頭檢視原因了,例如下午三四點肚子就餓

了，是否因為前一餐的午餐沒有好好吃飯？正餐的熱量、蛋白質、膳食纖維若攝取較少，可能會提早在非用餐時間感到飢餓，且未控制進食慾望下，可能會攝取過多點心與高熱量食物。

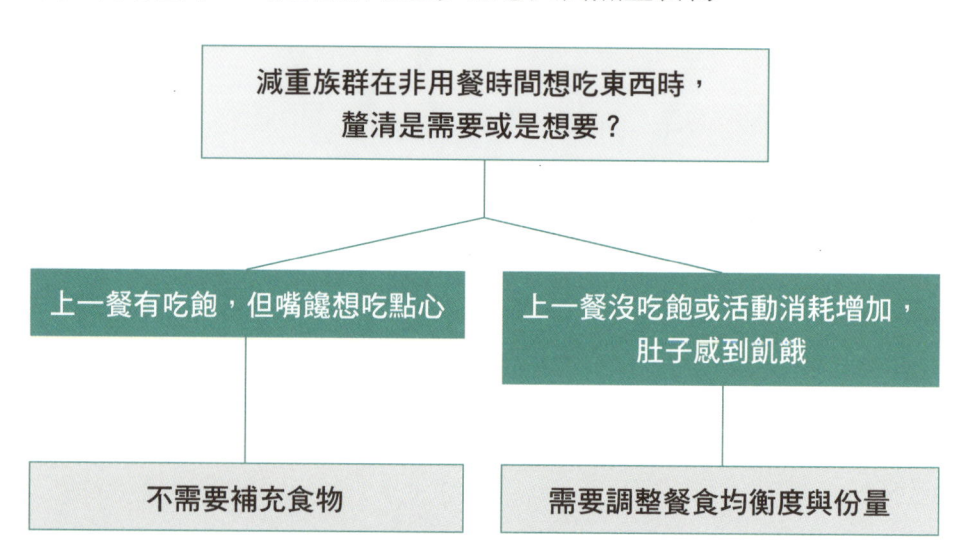

```
             減重族群在非用餐時間想吃東西時，
                 釐清是需要或是想要？
         ┌──────────────────┴──────────────────┐
  上一餐有吃飽，但嘴饞想吃點心          上一餐沒吃飽或活動消耗增加，
                                              肚子感到飢餓
         │                                      │
     不需要補充食物                    需要調整餐食均衡度與份量
```

▲ 察覺進食需求，是否真的需要？

2. 點心攝取原則，避免讓小點心變成大餐

　　進行體重控制的人大多會提醒自己，如果要攝取額外的點心，要盡量減少吃的份量，避免增加過多熱量。但在眾多看似小巧的點心中，可能隱藏近乎一碗飯（**全穀雜糧類4份，約280大卡**）或輕食健康餐盒（如圖）的熱量。例如：花生醬厚片吐司、紅豆餅、鹹奶油餐包、奶酥菠蘿麵包等，熱量約200～300大卡；含糖手搖飲再搭上椰果、粉條等配料熱量約400～500大卡，若點心與含糖手搖飲同時享用，整體熱量亦可能超過一個便當。

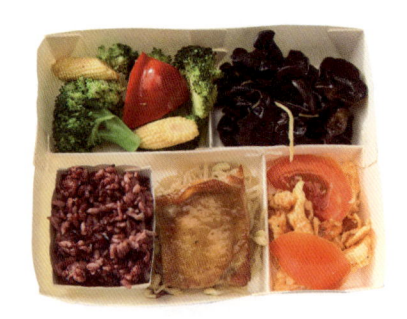

▲ 500卡健康餐盒

3. 餐食選擇「原型」食物取代加工精緻餐點

比起「原型」食物，越精緻的食物會有較高的油量與糖量，連帶也會提升食物的熱量，例如：1杯蘋果汁比1份新鮮蘋果含有較高熱量；每100大卡加工製品（炸薯條、洋芋片）較原型食物（蒸馬鈴薯）可食份量較少，但卻有較高的含油量。

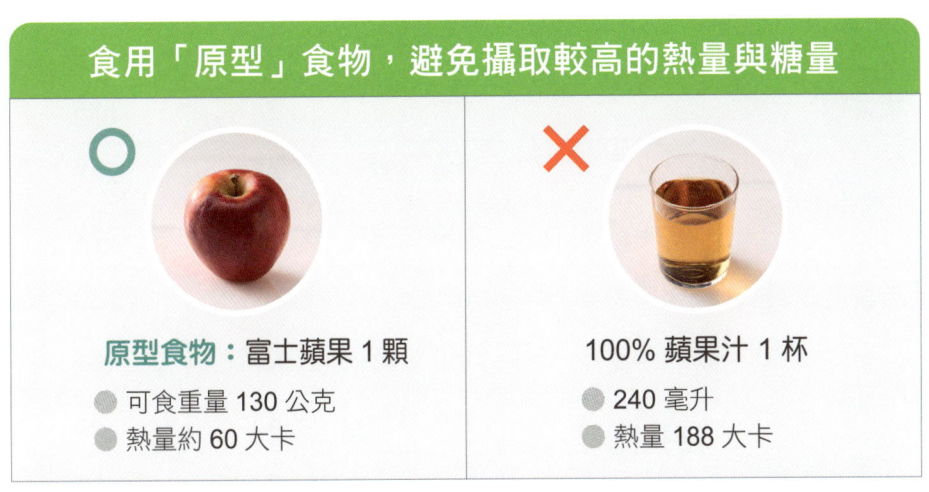

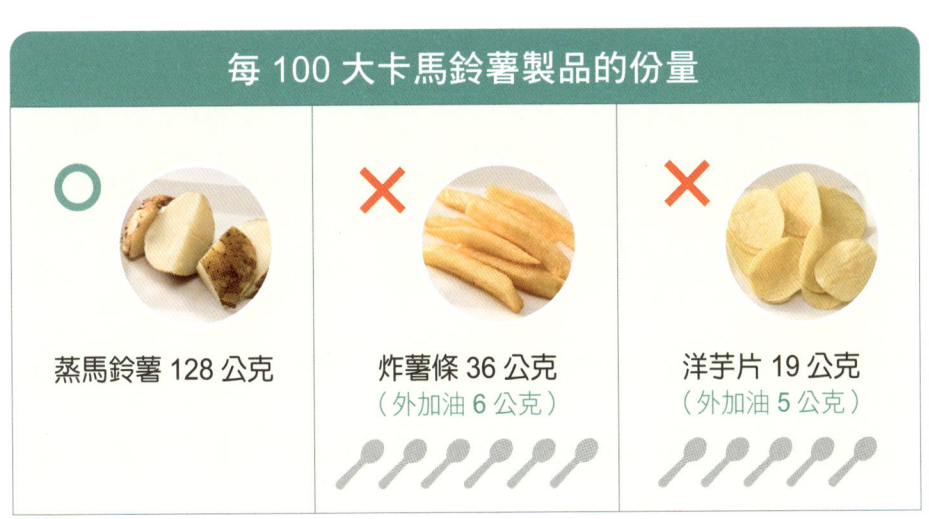

食用「原型」食物，避免攝取較高的熱量與糖量

○ 原型食物：富士蘋果 1 顆
- 可食重量 130 公克
- 熱量約 60 大卡

✗ 100% 蘋果汁 1 杯
- 240 毫升
- 熱量 188 大卡

每 100 大卡馬鈴薯製品的份量

○ 蒸馬鈴薯 128 公克

✗ 炸薯條 36 公克
（外加油 6 公克）

✗ 洋芋片 19 公克
（外加油 5 公克）

觀察這些精緻加工的食物，熱量密度往往會高出許多，且其營養價值相對較低，如下表。

食物熱量密度表

	品項	份量	[1]熱量（大卡）	[2]熱量密度
蔬菜類	蘿蔓生菜	100 公克	13	0.13
	燙青菜	100 公克	25	0.25
	炒青菜	100 公克	47	0.47
馬鈴薯與製品	蒸馬鈴薯	100 公克	77	0.77
	洋芋片	100 公克	553	5.53
	油炸薯條	100 公克	151	1.51
乳品或乳飲品	低脂鮮奶	100 毫升	43	0.43
	巧克力調味乳	100 毫升	63	0.63
	果汁調味乳	100 毫升	54	0.54
麵包類	饅頭	100 公克	248	2.48
	吐司	100 公克	292	2.92
	原味餐包	100 公克	365	3.65
	菠蘿麵包	100 公克	378	3.78
豬肉類	豬後腿肉	100 公克	123	1.23
	熱狗	100 公克	257	2.57
	香腸	100 公克	354	3.54
	培根	100 公克	372	3.72

※[1]資料來源：TFDA食品營養成分資料庫（新版）；[2]熱量密度：每單位(100公克或毫升)份量所含熱量（大卡）。

4. 攝取足夠高纖維食物

需要攝取足夠的纖維，是人人都知曉的事情，尤其對在減重與體態控制的人格外重要。依據衛生福利部於2020年公告的「國人膳食營養素參考攝取量（第八版）」，新增建議每日膳食纖維攝取量，其中19歲以上成人的膳食纖維攝取量需攝取20～38公克（依據性別、年齡、活動量而有所差異），然而2013～2016年國民營養調查發現，19歲以上成年人平均僅攝取14～19公克膳食纖維，可見國人普遍膳食纖維皆有攝取不足的情況。

對於需要飲食熱量控制與減重的族群而言，膳食纖維攝取是否足夠，會影響到長期的減重成效。若日常能夠攝取足夠的膳食纖維，可以維持較健康的腸胃與排便習慣，且富含膳食纖維的食物，像是蔬菜類（生菜、燙青菜、炒青菜等）、原型根莖類澱粉（如蒸馬鈴薯），普遍都屬於低熱量密度食物。而餐食富含膳食纖維，還能增加飽足感，減少想吃點心或睡前吃宵夜的飲食慾望。因此，攝取足夠的膳食纖維，絕對是減重與長期體重維持很重要的成功要素之一。

各類食物膳食纖維含量表

	定義	極低纖維 <1公克	低纖維 1～2公克	中纖維 2～3公克	高纖維 >3公克
全穀雜糧類	1份（含醣類15公克）	粳米（0.1） 糙米（0.9） 年糕（0.2） 蘿蔔糕（0.7）	小薏仁（1.6） 糯玉米（1.6） 燕麥（1.9） 紅藜麥（1.9） 山藥（1.1） 紅地瓜（1.4） 芋頭（1.3） 馬鈴薯（1.2）	玉米粒（2.1） 即食燕麥片2.3） 豆薯（2.8）	甜玉米4.0） 蓮藕（3.7）

	定義	極低纖維 <1公克	低纖維 1～2公克	中纖維 2～3公克	高纖維 >3公克
蔬菜類	1份（生重100公克）	大黃瓜（0.5） 小黃瓜（0.7） 櫛瓜（0.9） 舞菇（0.3）	白蘿蔔（1.1） 冬瓜（1.1） 蘆筍（1.2） 洋蔥（1.3） 甘藍（1.1） 蚵白菜（1.4） 青江菜（1.4） 芥菜（1.6） 菠菜（1.9） 秀珍菇（1.3）	胡蘿蔔（2.6） 茭白筍（2.1） 玉米筍（2.1） 紅鳳菜（2.3） 紅葉萵苣（2.0） 龍葵（2.5） 空心菜（2.5） 青花菜（2.8） 白皮苦瓜（2.8） 長茄子（2.7） 海帶（2.5） 草菇（2.1） 金針菇（2.3） 雪白菇（2.4） 鴻喜菇（2.2）	青蔥（3.1） 羽衣甘藍（3.8） 甘薯葉（3.3） 日本茼蒿（3.0） 紅莧菜（3.1） 青皮苦瓜（3.6） 秋葵（3.7） 黃豆芽（3.2） 木耳（7.4） 銀耳（6.4） 香菇（7.6） 杏鮑菇（3.1）
水果類	1份（含15公克醣）	巨峰葡萄（0.2） 西瓜（0.6） 椰子汁（0）	香蕉（1.1） 鳳梨（1.2） 蘋果（1.4）	木瓜（2.1） 火龍果（2.0） 草莓（2.8） 蓮霧（1.2） 芒果（1.4） 水蜜桃（2.6） 水梨（2.3） 棗子（2.3） 椪柑（2.2） 柳橙（2.8） 藍莓（2.0）	奇異果（3.0） 芭樂（5.1） 甜桃（3.4）
油脂與堅果種子類	1份（含油脂5公克）	奶油（0） 液態油（0） 腰果（0.6） 夏威夷豆（0.4）	杏仁（1.1） 開心果（1.3） 黑芝麻（1.3）	亞麻仁籽（2.9）	奇亞籽（4.7）

※註：此表使用食物代換表之定義每一份食物所含的纖維量

5. 攝取足夠水分，幫助打造易瘦飲食習慣

喝足夠水分，可以減少過多的熱量攝取。倘若水分攝取不足，感到口渴時，走在街上看到琳琅滿目的手搖飲店，您能夠克制冰涼飲料的誘惑嗎？即便忍住不光顧手搖飲店，走沒幾步路，又會走到連鎖便利超商，面對一整排牆面的飲料，讓人又陷入飲料選擇的難題。

$$體重（公斤）\times 30毫升／公斤$$

▲ 水分攝取量計算公式

長期水分攝取不足，可能會連帶影響排便狀況與體內代謝，是不利於體重控制的習慣。一般情況下，每公斤體重需要30毫升水分，也就是說，50公斤的成年人一日建議攝取水分1500毫升；若天氣酷熱或運動大量流汗，則建議需要再增加水分攝取量。

6. 減糖新生活

平常所需攝取的液體量，是否能夠由其他飲品（如紅茶、綠茶、果汁、運動飲料等）替換取代呢？對於體重控制族群，建議僅以無糖、無熱量的飲品做替換，避免額外攝取過多糖分，反而無形中增加許多熱量堆積在身上。注意！可別輕忽飲品類，可能也會帶來許多精製糖與熱量喔。

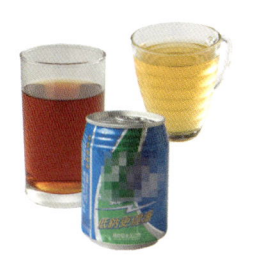

2-4 維持健康體重的長期策略

依據衛生福利部國民健康署2018年建議，增列「每日飲食中，添加糖攝取量不宜超過總熱量的『10%』」，也就是說，每日攝取熱量1500大卡，添加糖攝取量需少於37.5公克（如下圖）。

每日添加糖攝取上限

1500 x 10% ÷ 4 = 37.5 公克

- 每日攝取總熱量
- 添加糖不宜超過總熱量 10%
- 每公克糖 4 大卡熱量
- 37.5 公克糖約等於 7.5 顆方糖（1 顆方糖約為 5 公克糖）

然而根據世界衛生組織建議，若採取對健康更有益處的建議準則，則「每日飲食添加糖攝取量不宜超過總熱量的『5%』」。而縱覽市面上常見的飲品，其添加糖含量很容易就超過添加糖的上限攝取量了。

熱量（大卡）	1200	1300	1400	1500	1600	1700	1800	1900	2000
精製糖（公克）	30	32.5	35	37.5	40	42.5	45	47.5	50

▲ 每日攝取熱量控制添加糖＜10% 總熱量的精製糖含量

營養標示
每一份量250毫升
本包裝含2份

	每份	每100毫升
熱量	93.2大卡	37.2大卡
蛋白質	0.0公克	0.0公克
脂肪	0.0公克	0.0公克
飽和脂肪	0.0公克	0.0公克
反式脂肪	0.0公克	0.0公克
碳水化合物	23.3公克	9.3公克
糖	23.0公克	9.2公克
鈉	35毫克	14毫克

市售飲料含糖量計算
含糖量 = 每份 x 本包裝份量
46 公克 = 23 公克 x 2 份

7. 限制酒精攝取，不喝更好

在國民飲食指南當中，酒精為非必要攝取的食物，也就是說，若本身沒有喝酒習慣的人，不建議額外攝取酒精，不喝更好！而有飲酒習慣的族群，則建議依衛生福利部2023年公布的「每日飲酒酒精標準量」限制飲酒且「不喝更好」。

一個酒精單位是10公克純酒精，男性建議＜2單位，女性建議＜1單位。每公克純酒精會提供7大卡熱量，若為調酒，可能會再額外增加糖分含量。

此外黃湯下肚後，酒在體內的代謝途徑，非常容易走向三酸甘油酯生合成與脂肪堆積。因此，建議屬於代謝症候群患者或腹部肥胖的族群，應控制酒精攝取量，最好盡量避免飲酒。（※酒品的酒精含量〔公克〕＝酒品容量〔毫升〕×酒精濃度〔％〕×0.785〔酒精密度〕）

	竹葉青	威士忌	高粱酒	米酒	紹興酒	葡萄酒	維士比	台啤
濃度（％）	45	40	38	22	16	13	10	4.5
1單位酒品（毫升）	28	32	34	58	80	98	127	283

▲ 各類酒品之每1單位酒精分量（毫升）

8. 找回對食物的選擇權，有意識地調整六大類食物比例

每個人每日所需要的飲食熱量，會隨著年齡、性別、活動量而有所差異，依據國健署於2018年公告的「每日飲食指南」，透過圖像化的方式闡述食物六大類的均衡比例。

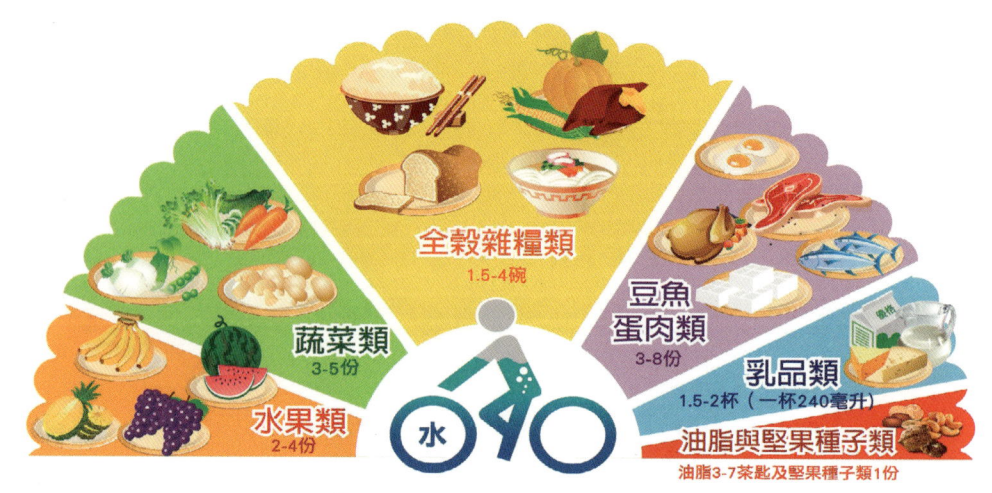

全穀雜糧類 1.5-4碗
豆魚蛋肉類 3-8份
乳品類 1.5-2杯（一杯240毫升）
油脂與堅果種子類 油脂3-7茶匙及堅果種子類1份
蔬菜類 3-5份
水果類 2-4份
水
每日飲食指南

由此可知，蔬菜與水果是不同的食物類別，無法相互替換；且蔬菜所需攝取量要比水果、豆魚蛋肉類的份量來得多；堅果種子雖屬於富含不飽和脂肪酸的好油脂類，但其所需攝取量仍然需要斟酌控制，因為再好、再天然的堅果種子攝取過多，仍然會變成熱量累積在身上，亦會影響減重時很重要的熱量赤字，而這些往往是現代人飲食習慣較容易忽略的部分。

然而對一般民眾來說，了解食物份量代換與熱量計算，可能是有難度的。若還在學習飲食控制與份量代換的初期，建議可以透過國健署所設計的臺灣版「我的餐盤」（*如右圖*），幫助自己在日常生活當中選擇適合的食物，有意識地調整六大類食物攝取的比例。

同時，還可以配合「我的餐盤」口訣：

每天早晚一杯奶
每餐水果拳頭大
菜比水果多一點
飯跟蔬菜一樣多
豆魚蛋肉一掌心
堅果種子一茶匙

先初步了解比例概念後，再學習本書2–2之「BOX：認識食物六大類與簡易份量代換」，熟悉各類別食物的選擇，例如豆魚蛋肉類，選擇低脂與高脂加工肉，熱量可能會差一倍，選錯食物吃下肚，可能會需要做更多的運動才能消耗掉喔！

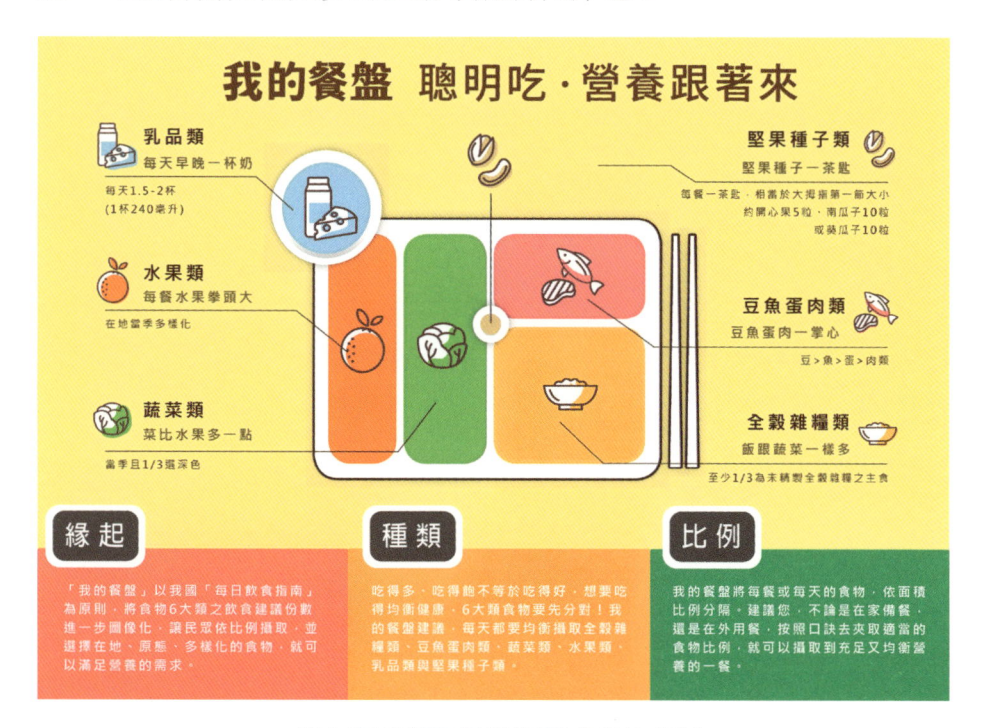

我的餐盤 聰明吃・營養跟著來

乳品類 每天早晚一杯奶
每天1.5-2杯（1杯240毫升）

水果類 每餐水果拳頭大
在地當季多樣化

蔬菜類 菜比水果多一點
當季且1/3選深色

堅果種子類 堅果種子一茶匙
每餐一茶匙，相當於大拇指第一節大小
約開心果5粒、南瓜子10粒或葵瓜子10粒

豆魚蛋肉類 豆魚蛋肉一掌心
豆>魚>蛋>肉類

全穀雜糧類 飯跟蔬菜一樣多
至少1/3為未精製全穀雜糧之主食

緣起
「我的餐盤」以我國「每日飲食指南」為原則，將食物6大類之飲食建議份數進一步圖像化，讓民眾依比例攝取，並選擇在地、原態、多樣化的食物，就可以滿足營養的需求。

種類
吃得多、吃得飽不等於吃得好。想要吃得均衡健康，6大類食物要先分對！我的餐盤建議，每天都要均衡攝取全穀雜糧類、豆魚蛋肉類、蔬菜類、水果類、乳品類與堅果種子類。

比例
我的餐盤將每餐或每天的食物，依面積比例分隔。建議您，不論是在家備餐，還是在外用餐，按照口訣去夾取適當的食物比例，就可以攝取到充足又均衡營養的一餐。

▲ 衛生福利部國民健康署「我的餐盤」

9. 強化信念，找到適合自己的健康飲食模式

飲食行為的改變，應源於個人內在動機，而非單純受外在因素驅動。因此，在進行體重管理時，需先明確**核心目標**與**次要目標**（如健康改善vs體態管理）。

尤其針對反覆減重失敗，或是自認為不必減重，卻被醫療人員建議需要控制體重的族群。常見於部分中壯年族群，通常已不再以追求纖瘦體態為優先，甚至將身形「圓潤」視為福氣的象徵。此時，若僅以體重數值下降為減重主要目標，可能難以驅動長期的行動力。

然而，當體重過重或肥胖已影響健康，例如出現代謝症候群指標異常（如三酸甘油酯和低密度脂蛋白升高、腰圍超標）、脂肪肝、胰島素阻抗、糖尿病等臨床現象時，則建議應積極調整飲食模式，透過體重控制來改善健康風險。適度降低腰圍、體脂肪與內臟脂肪，有助於降低慢性疾病的發生風險，因此，建立符合個人需求且可長期執行的健康飲食模式與體重控制目標，會是減重計畫的關鍵策略。

若肥胖伴隨有下列臨床症狀，強烈建議透過體重控制來改善健康狀況：

- **睡眠呼吸中止症候群**：肥胖者有較高比例會罹患睡眠呼吸中止症，透過減重改善腹部肥胖、頸部脂肪過多，進而可顯著改善睡眠呼吸中止症的相關指標。

- **退化性關節炎**：肥胖會增加退化性關節炎發生率，也會加速病程進展。建議患有退化性關節炎的肥胖族群，可執行減重計畫，肥胖者體重減輕5～10%可以顯著改善疼痛狀況。

- **脂肪肝或代謝性脂肪肝病**：肥胖者若有脂肪肝且伴隨下列其中一項：（1）體重過重；（2）第2型糖尿病；（3）具有兩項代謝異常（腰圍超標、高血壓、高三酸甘油酯、高密度脂蛋白膽固醇降低、糖尿病前期、胰島素阻抗或C反應蛋白上升等），即屬於代謝性脂肪肝。若肥胖族群配合生活型態調整，並減少5～10%體重，則能夠明顯改善代謝症候群與脂肪肝狀況。

- **血糖控制不良**：體重過重或肥胖的第2型糖尿病人可透過生活型態調整與減重，來改善血糖狀況。當體重下降5%時，可以使糖化血色素（HbA1c）降低，進而改善血糖控制。

10. 增加活動量，將運動習慣融入生活

若已經執行體重控制一段時間，可以發現單靠飲食控制或運動，都很難讓體重或身體組成（體脂率、腰圍、瘦體組織等）達到理想值。

有可能已經執行飲食控制幾個月，體重數值有逐步下降，但是大肚腩仍囤積在身上。這其實顯示腰圍或甚至內臟脂肪仍很頑固卡在身上，此時若能夠及早加入運動計畫，並搭配良好的飲食選擇，就能改變體內脂肪代謝喔！

也有部分族群辛勤於運動，但因為運動消耗了體力後，未能好好選擇食物，或補充過量食物與熱量，反而有礙減重時適度的熱量赤字。對於忙碌的上班族或年長者而言，其實最簡單增加活動量的方式，就是多走動、多散步，絕對會比整日坐著不動，對健康與體重控制更有幫助。但若僅只是10分鐘散步的活動消耗量，那絕對是不用再額外補充食物的，否則會是額外的熱量攝取。

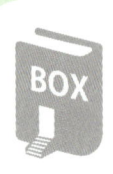

生活與健康飲食之間的平衡

辛郁晴（臺大醫院營養室營養師）

不同生活情境下，該如何保持良好飲食習慣？

#情境一：減重期間如何面對外食與親友聚餐邀約？

1. 預先規劃，掌握飲食熱量平衡

減重期間還在猶豫思考參加親友聚餐的利與弊嗎？通常聚餐多為飲食大餐日，因此會建議確認聚餐日期後，在前一週提早進行飲食控制，例如避免日常飲食熱量與油脂攝取過量；並在聚餐後一週進行飲食平衡與回歸，適度控制熱量的攝取，如此就不用擔心因而造成復胖，體重絕不會因一次的聚餐就明顯增加。

2. 依照餐廳類型，聰明搭配餐點：足夠蔬菜＋少油蛋白質類食物

為了避免聚餐時攝取過多熱量而造成負擔，建議在餐廳攝取足夠的蔬菜類，例如：中式合菜一定有各式季節時蔬，西式或美式餐廳可選擇生菜沙拉，藉由攝取足夠蔬菜提供飽足感，並且避免吃過多高熱量密度食物（可參閱第122頁2-4之「食物熱量密度表」）。

無論是中式或西式餐廳，都免不了大魚大肉，只要選擇中低脂蛋白質類食物，例如鱸魚排、清蒸鯛魚、鹽烤明蝦、汆燙小卷、紅燒滷牛

腱、清燉牛板腱、舒肥雞胸肉、鹽焗雞腿；避免高脂肉類，例如豬腳、牛腩、香腸、培根、炕肉、裹粉油炸豬排與炸蝦等，即可避免過多動物性脂肪與油脂的攝取。

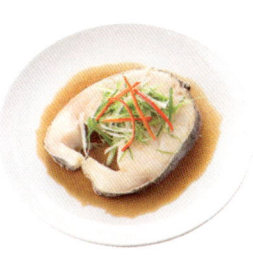

#情境二：工作很忙，沒時間自己煮飯，該怎麼辦？

1. 拆解生活周遭餐點，掌握六大類食物攝取原則

建議外食族選購餐點時，可優先挑選富含蔬菜與烹調較為清淡的餐飲類型。因為攝取足夠的蔬菜，有助於體重控制期間維持飽足感，亦能減少攝取高熱量密度食物的機會；而蛋白質則建議優先選擇低脂或中脂肉類。在飲食分量搭配上，可依照個人所需熱量，參考「我的餐盤」與六大類食物比例（詳見第104頁2–2之「BOX：認識食物六大類與簡易份量代換」）進行選擇，幫助自己在外食選購餐點時，搭配更理想的餐點組合。

2. 減少高油脂與含糖食物的攝取

為避免過多油脂與熱量攝取，應盡量避免油炸與油煎食物等高油脂烹調食物，優先以蒸、清燉、汆燙為主，即可降低額外的油脂與熱量攝取。同時，建議飯後不搭配含糖點心或含糖飲料，減少精緻糖與額外熱量的攝取，有助於維持良好的飲食控制與健康狀態。

#情境三：節慶佳節送禮，如何選擇伴手禮？

節慶佳節、生日聚會及拜訪親友時，大多會準備豐富的年節點心與精緻伴手禮，而在琳瑯滿目的點心或伴手禮選擇中，如何兼顧心意與健康是個大學問。

市售多數精緻點心常有高糖分、高鹽分或高油脂的問題，衍生的是糖、油脂攝取超量，容易因熱量攝取增加而體重上升，也可能導致體脂肪囤積。加上節慶聚餐的餐點多為重口味與高鹽分料理，若點心與伴手禮未慎選，可能會造成健康負擔。

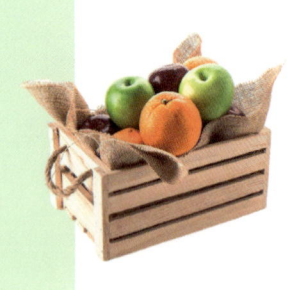

因此，選購佳節點心或伴手禮時，推薦選原味堅果或新鮮水果禮盒，因其富含天然營養素與膳食纖維，在控制份量情況下攝取，可為健康加分。

Part 2-5

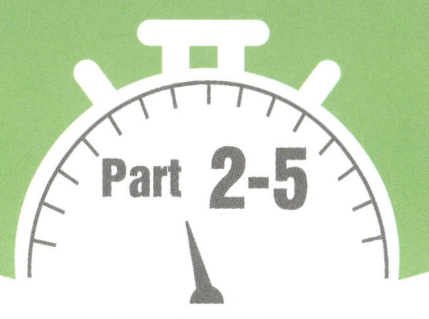

臺大醫院營養室設計

一週早午晚餐
減重飲食示範 & 輕食點心

第一天
早餐：金黃燕麥煎餅＋低脂鮮奶 137
午餐：滑蛋瘦肉丼飯 139
晚餐：蔥燒雞湯蕎麥麵 141

第二天
早餐：開罐即食—熱情鮮蝦輕饗罐 143
午餐：香烤鱸魚時蔬佐南瓜泥 145
晚餐：日式湯咖哩定食 147

第三天
早餐：優格燕麥碗＋水煮蛋 149
午餐：地中海香烤雞胸肉佐夏日沙拉 151
晚餐：西班牙海鮮燉飯 153

第四天
早餐：鮪魚蛋餅＋低脂鮮奶 155
午餐：豆皮海苔捲輕食餐 157
晚餐：彩虹豬肉蕎麥麵 159

第五天
早餐：番茄蛋貝果＋無糖豆漿 161
午餐：低卡紅藜雞鬆佐蘿蔓生菜 163
晚餐：悠然鮪魚貝殼麵溫沙拉 165

第六天
早餐：雞肉蔬菜總匯三明治 167
午餐：低卡鄉村鮭魚鹹派 169
晚餐：豬肉豆腐排便當 171

第七天
早餐：低 GI 地瓜活力餐＋抹茶豆乳拿鐵 173
午餐：起司蔬菜豬肉巧巴達 175
晚餐：懶人電鍋料理—番茄蒜香雞燉飯 177

蔬食日
早午餐：懶人早餐—莓好一天纖食罐 179
晚餐：稻荷蔬食餐—高蛋白稻荷壽司 181

輕食點心
療癒「瘦」寵—金針干貝燒 183
不菇單香烤薯條 185
鮮味千層浪烘蛋 187
好好搭鮮味抹醬 189

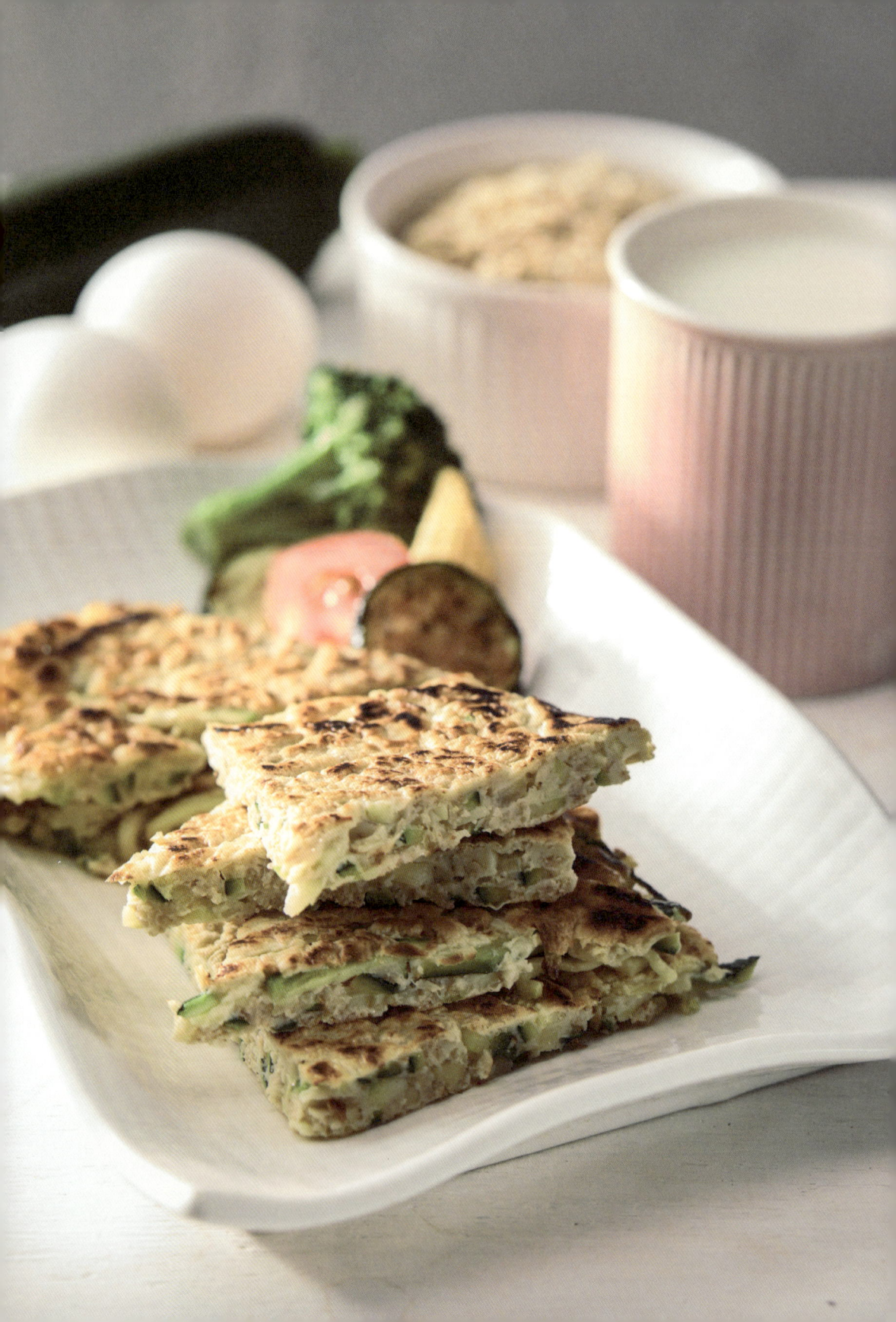

· 早餐 ·
金黃燕麥煎餅＋低脂鮮奶（1人份）

材料
燕麥片……………… 40 公克
雞蛋………………… 1 顆
櫛瓜………………… 100 公克
低脂鮮奶 1 杯 …（240 毫升）
植物油……………… 1 茶匙

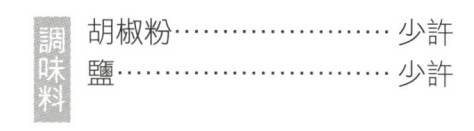

調味料
胡椒粉……………… 少許
鹽…………………… 少許

做法
1. 燕麥片放入碗中，加入冷水80毫升拌勻（1：2），靜置5分鐘。
2. 雞蛋用水沖淨，取紙巾擦乾水分，打散成蛋液，備用。
3. 櫛瓜洗淨，去除頭尾端，切成絲狀，放入做法1的燕麥片，加入蛋液、胡椒粉、鹽，攪拌均勻。
4. 取平底鍋加入植物油燒熱，轉中小火，將做法3拌勻的食材倒入鋪平，煎至兩面金黃即可起鍋，搭配低脂鮮奶（可以增加鈣質的攝取）一起食用。

※ 營養成分分析（每1人份）

蛋白質（公克）	碳水化合物（公克）	脂肪（公克）	熱量（大卡）	膳食纖維（公克）
22	42	16	402	5.1

※ 營養師小叮嚀
1. 燕麥是屬於全穀雜糧類，且富含水溶性膳食纖維，可以增加飽足感。
2. 低脂鮮奶可換成低脂奶粉 3 大匙，或是低脂乳品 1 份。

2-5 一週早午晚餐減重飲食示範＆輕食點心

第一天 早餐

137

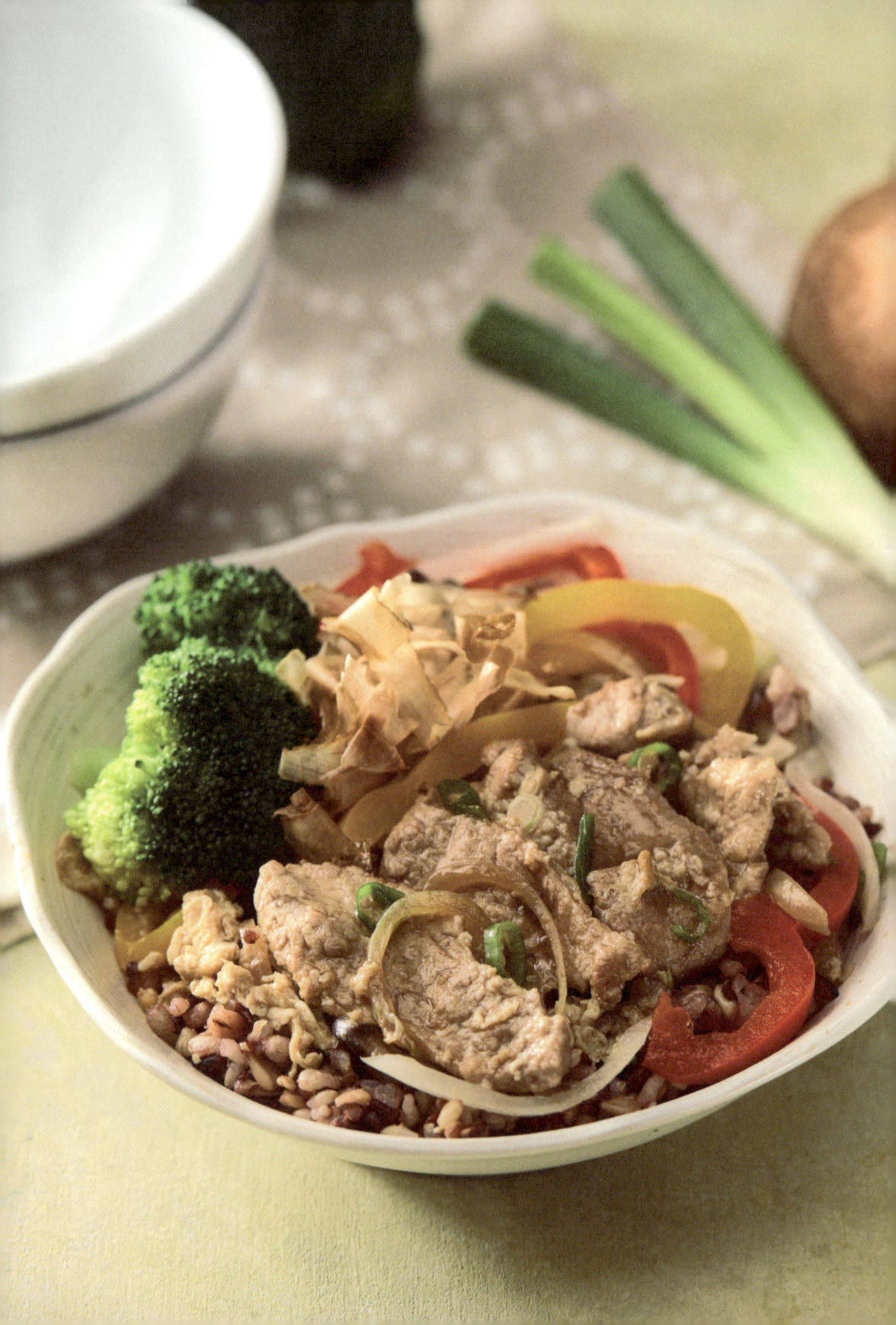

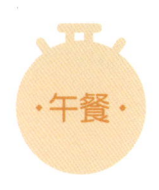

·午餐· 滑蛋瘦肉丼飯（1 人份）

材料
- 豬後腿瘦肉薄片……70 公克
- 洋蔥絲……50 公克
- 紅甜椒……40 公克
- 黃甜椒……40 公克
- 新鮮香菇……15 公克
- 綠花椰菜……50 公克
- 雞蛋……1 顆
- 五穀飯……110 公克

調味料
- 蔥花……5 公克
- 橄欖油……1 茶匙
- 日式醬油……1 茶匙
- 糖……1/2 茶匙
- 柴魚片……1 公克
- 鹽……1/4 茶匙

做法

1. 紅甜椒、黃甜椒洗淨去籽，切細條；新鮮香菇洗淨，去蒂後，切片；綠花椰菜洗淨，切小朵；雞蛋打入碗中，攪拌均勻成蛋液，備用。
2. 綠花椰菜放入滾水中汆燙約1分鐘，撈出，瀝乾，備用。
3. 取炒鍋，倒入橄欖油，轉中火加熱，放入豬後腿瘦肉片炒到變色，加入全部的調味料翻拌均勻（讓肉吸收醬汁風味）
4. 再加入洋蔥絲、紅甜椒、黃甜椒和香菇片拌炒至微軟。
5. 轉小火，倒入蛋液稍微攪拌（讓蛋呈現滑嫩狀態），熄火。
6. 盛一碗五穀飯，淋上炒好的滑蛋瘦肉，再擺入汆燙過的綠花椰菜，上面撒些蔥花點綴，即可享用。

※ 營養成分分析（每1人份）

蛋白質（公克）	碳水化合物（公克）	脂肪（公克）	熱量（大卡）	膳食纖維（公克）
28.5	53.7	16	473	7

※ 營養師小叮嚀

1. 蛋液倒入鍋中煮時，要注意火力不宜大，且不要用鍋鏟過度攪拌，讓部分蛋液稍微凝固，口感更滑嫩。
2. 若沒有新鮮香菇也可用乾香菇替代，但乾香菇要記得先泡水軟化喔！

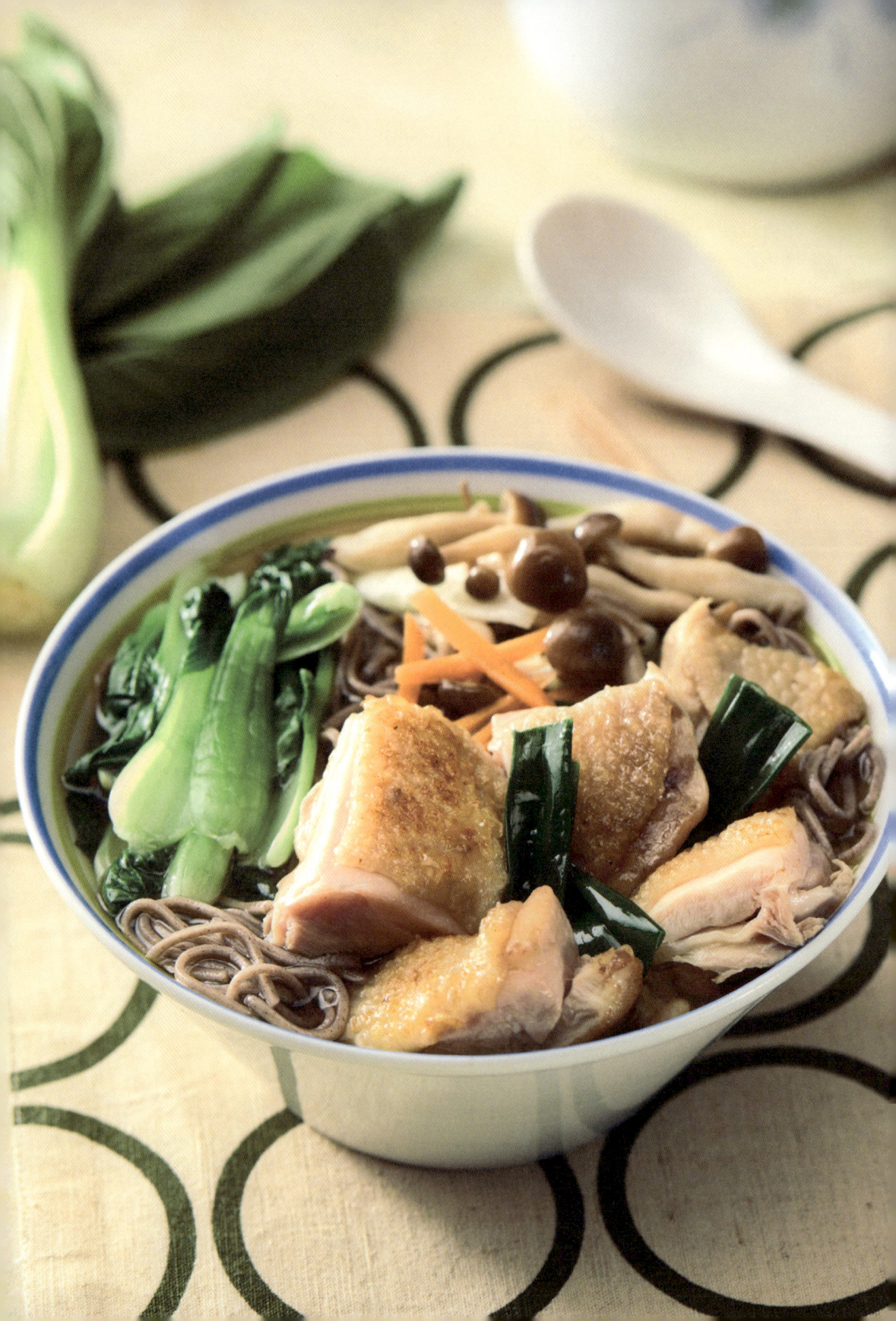

·晚餐· 蔥燒雞湯蕎麥麵（1人份）

材料
- 雞腿肉……………………1 片
- 蕎麥麵（乾）………… 60 公克
- 鴻喜菇………………… 50 公克
- 青江菜………………… 50 公克
- 紅蘿蔔絲……………… 10 公克
- 蔥段…………………… 20 公克
- 油………………………… 1 茶匙

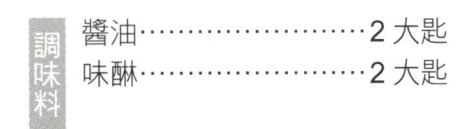

調味料
- 醬油………………………2 大匙
- 味醂………………………2 大匙

做法

1. 雞腿肉洗淨，用紙巾擦乾水分；蕎麥麵放入滾水中煮約5分鐘至熟，撈起。
2. 取平底鍋加入油燒熱，放入雞腿肉，以中火煎至兩面金黃，起鍋，切塊，備用。
3. 接著放入蔥段，以中小火炒至有香味，起鍋，備用。
4. 再放入煎好的雞腿肉、鴻喜菇，倒入滾水200毫升，以中火燜煮約15分鐘，放入醬油、味醂調味。
5. 加入青江菜、紅蘿蔔絲、炒好的蔥段，再加入蕎麥麵燜煮入味，即可食用。

※ 營養成分分析（每1人份）

蛋白質（公克）	碳水化合物（公克）	脂肪（公克）	熱量（大卡）	膳食纖維（公克）
25	51	13	421	4.8

※ 營養師小叮嚀

麵類可以選擇蕎麥麵、烏龍麵、冬粉等熱量較低的種類，但是食用的份量還是要控制喔！

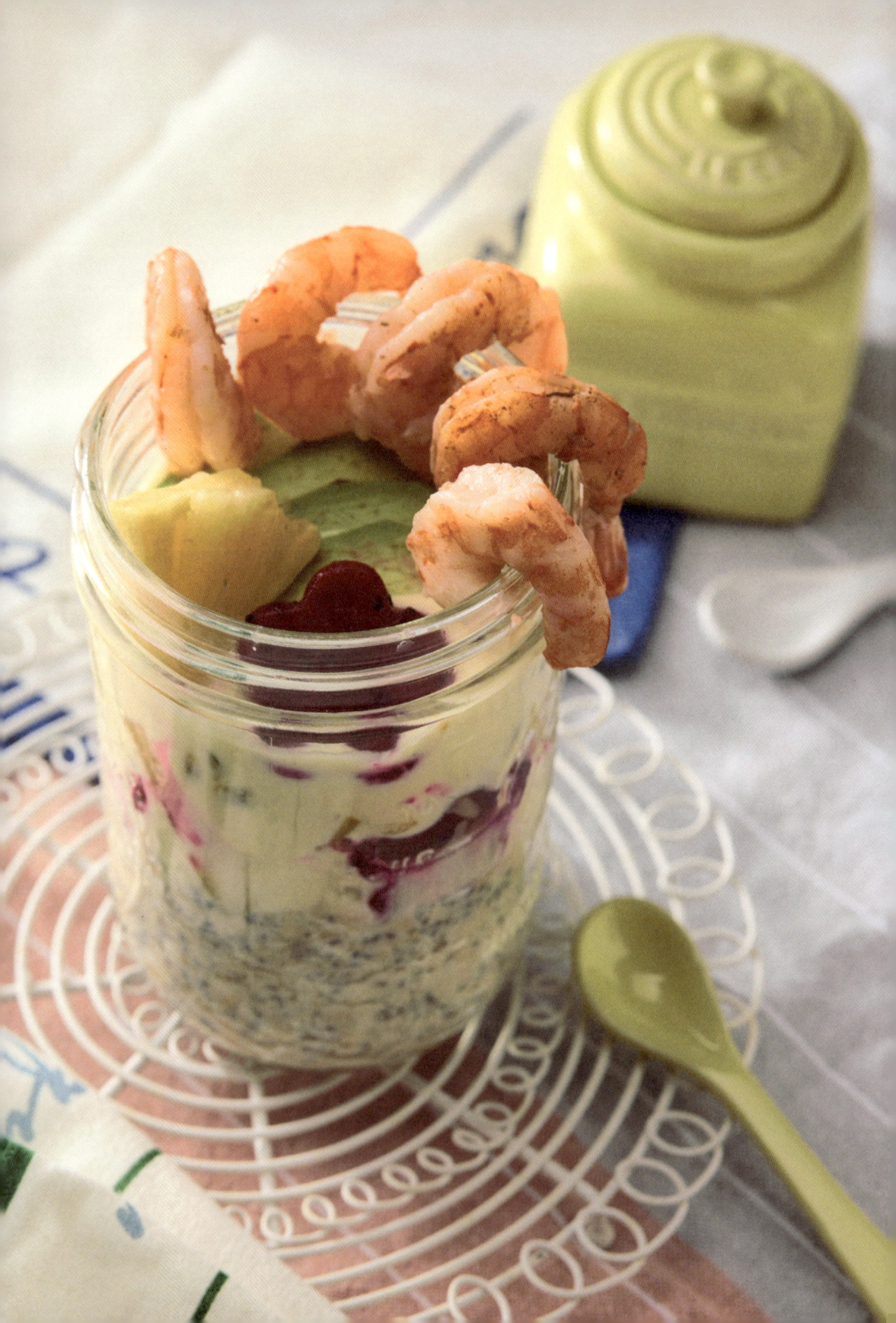

懶人早餐 開罐即食 **熱情鮮蝦輕饗罐**（1 人份）

材料
- 煮食型的燕麥片……… 40 克
- 奇亞籽……………… 2 大匙
- 百香果……………… 35 公克
- 火龍果……………… 50 公克
- 鳳梨………………… 50 公克
- 酪梨………………… 20 公克
- 熟蝦仁……………… 80 公克
- 鮮奶………………… 120 毫升
- 希臘優格…………… 120 公克
- 腰果………………… 10 公克

做法
1. 取容器，先放入燕麥片、奇亞籽平鋪於罐底，加入鮮奶（淹過燕麥片），備用。
2. 百香果加入優格中攪拌均勻，備用。
3. 依序加入火龍果、**做法 2** 的百香果優格、鳳梨、酪梨、熟蝦仁，食用前加入腰果，即可享用。

※ 營養成分分析（每 1 人份）

蛋白質（公克）	碳水化合物（公克）	脂肪（公克）	熱量（大卡）	膳食纖維（公克）
24	70	17	530	7.5

※ 營養師小叮嚀

1. 纖食罐的步驟非常簡單，只要依照以下三個步驟就可以完成：
- 步驟一：先將燕麥片平鋪於罐底，加入鮮奶，約略淹過燕麥片即可。
- 步驟二：依序加入優格與喜愛的水果泥。
- 步驟三：置於冰箱，冷藏 6～8 小時，就可以享用囉！
2. 燕麥片、奇亞籽富含水溶性膳食纖維，不但是腸道的清道夫，可以促進腸道蠕動，也能延緩血糖的上升、降低血膽固醇。

2-5 一週早午晚餐減重飲食示範＆輕食點心

第二天 懶人早餐

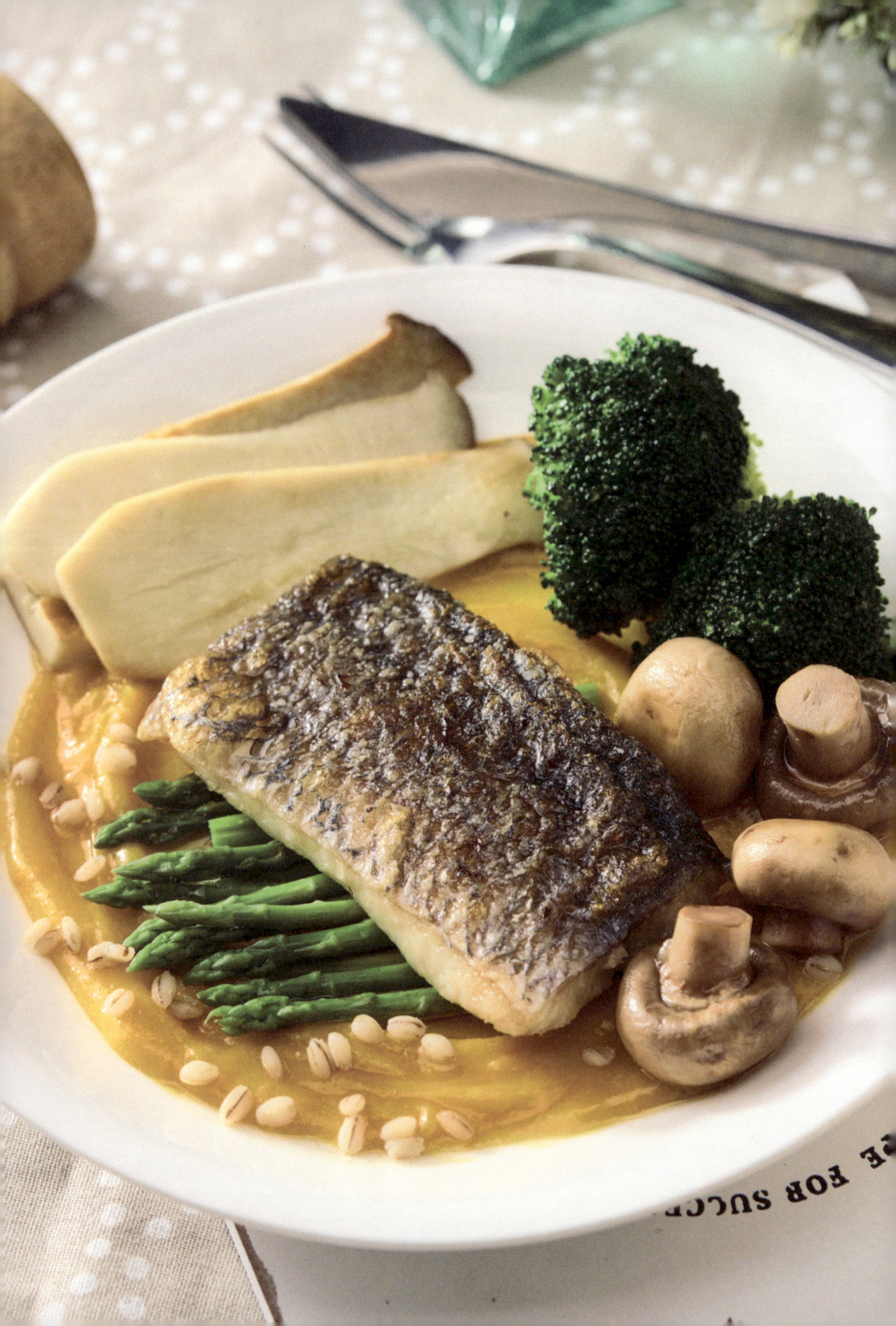

・午餐・ 香烤鱸魚時蔬佐南瓜泥（1人份）

材料
- 鱸魚……………………100公克
- 薏仁米…………………20公克
- 南瓜……………………150公克
- 綠花椰菜………………30公克
- 蘆筍……………………80公克
- 蘑菇……………………50公克
- 杏鮑菇片………………40公克

醬汁
- 蒜頭（切末）…………1瓣
- 油………………………1茶匙
- 燕麥奶…………………30毫升
- 鹽………………………適量
- 黑胡椒…………………適量

做法

1. 薏仁米洗淨，加水（1:1.2）蒸熟；南瓜蒸熟，用食物調理機攪打成泥；綠花椰菜、蘆筍洗淨，分別切適口大小，燙熟，備用。
2. 鱸魚、蘑菇、杏鮑菇片以鹽、黑胡椒適量調味，放入烤箱以180℃烤12～15分鐘。
3. 蒜香燕麥南瓜泥製作：熱鍋加油炒香蒜末，將南瓜泥與燕麥奶倒入鍋中攪拌，以適量鹽調味即成。
4. 將蒜香燕麥南瓜泥鋪於餐盤，擺上烤鱸魚、薏仁米和全部蔬菜，即可享用。

※ 營養成分分析（每1人份）

蛋白質（公克）	碳水化合物（公克）	脂肪（公克）	熱量（大卡）	膳食纖維（公克）
30	55	8	412	9.5

※ 營養師小叮嚀

鱸魚為低油的優質蛋白質，是熱量控制時推薦食材之一。以雜糧類（薏仁米）與根莖類澱粉（南瓜）作為碳水化合物來源，再搭配足量的蔬菜，可增加膳食纖維攝取量，有助飲食控制維持飽足感。

晚餐 日式湯咖哩定食（1人份）

※營養成分分析（每1人份）

蛋白質（公克）	碳水化合物（公克）	脂肪（公克）	熱量（大卡）	膳食纖維（公克）
30	56	20	524	9.5

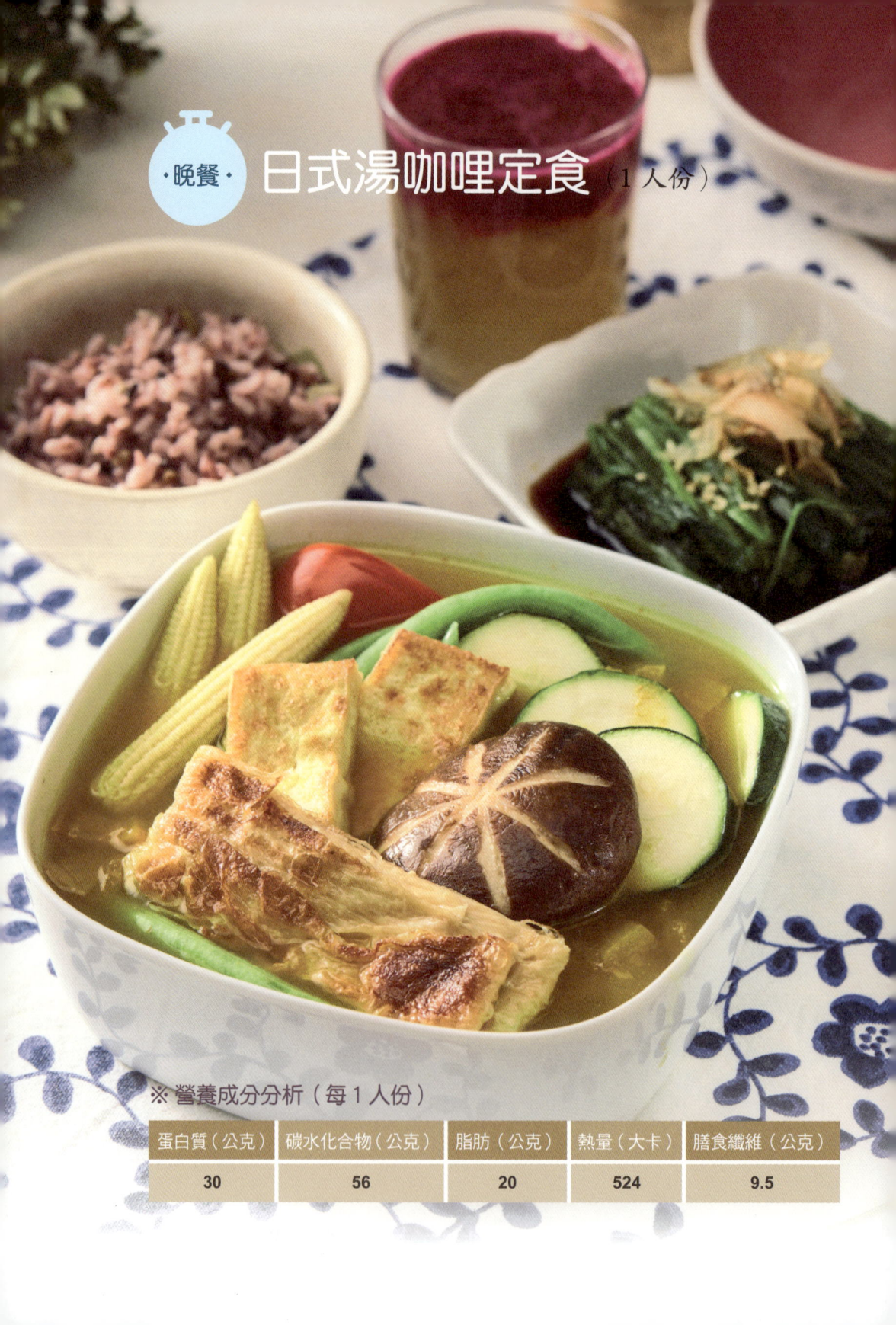

● 日式湯咖哩

材料
季節蔬菜（四季豆、玉米筍、紅甜椒、鮮香菇、櫛瓜）⋯⋯⋯⋯250 公克
洋蔥丁⋯⋯⋯⋯⋯⋯⋯⋯⋯⋯ 30 公克
生豆包 (切片)⋯⋯⋯⋯⋯⋯ 50 公克
板豆腐 (切片)⋯⋯⋯⋯⋯⋯100 公克
沙拉油⋯⋯⋯⋯⋯⋯⋯⋯⋯⋯⋯ 2 茶匙
※ 附煮熟雜糧飯 80 公克

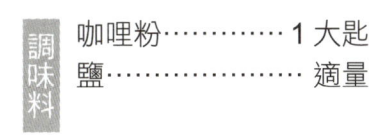

調味料
咖哩粉⋯⋯⋯⋯⋯⋯ 1 大匙
鹽⋯⋯⋯⋯⋯⋯⋯⋯ 適量

做法
1. 將季節蔬菜洗淨，切成適口大小，備用。取平底鍋，加油1茶匙放入生豆包、板豆腐，煎至表面金黃，取出備用。
2. 另起鍋，加入油1茶匙，將洋蔥丁炒軟後，放入咖哩粉拌炒，再勻倒入500毫升煮滾，以適量鹽調味，再將做法1食材燉煮，盛出擺盤，可搭配煮熟雜糧飯組成定食。

● 涼拌柴魚菠菜

材料
菠菜⋯⋯⋯⋯⋯⋯⋯⋯⋯⋯ 80 公克
柴魚片⋯⋯⋯⋯⋯⋯⋯⋯⋯⋯ 1 公克
白芝麻⋯⋯⋯⋯⋯⋯⋯ 1 公克
柴魚醬油⋯⋯⋯⋯⋯⋯ 適量

做法
1. 將菠菜洗淨，以滾水氽燙60秒後，再放入冰水冷卻。
2. 取出菠菜瀝乾水分，切段（約4～5公分），裝盤，淋上柴魚醬油、加入柴魚片、白芝麻，即完成。

● 紅龍果銀耳飲

材料
新鮮銀耳⋯⋯⋯⋯⋯⋯ 20 公克
紅龍果⋯⋯⋯⋯⋯⋯⋯ 10 公克

做法
新鮮銀耳洗淨、切小片，加水500毫升，放入電鍋蒸煮至軟，放涼，再加入紅龍果（亦可攪打成泥後混入），即可食用。

※ **營養師小叮嚀**
建議日常飲食攝取足夠蔬菜以補充膳食纖維，可增加飽足感、延緩飢餓。銀耳富含水溶性膳食纖維，也是體重控制期間推薦的點心選擇之一。

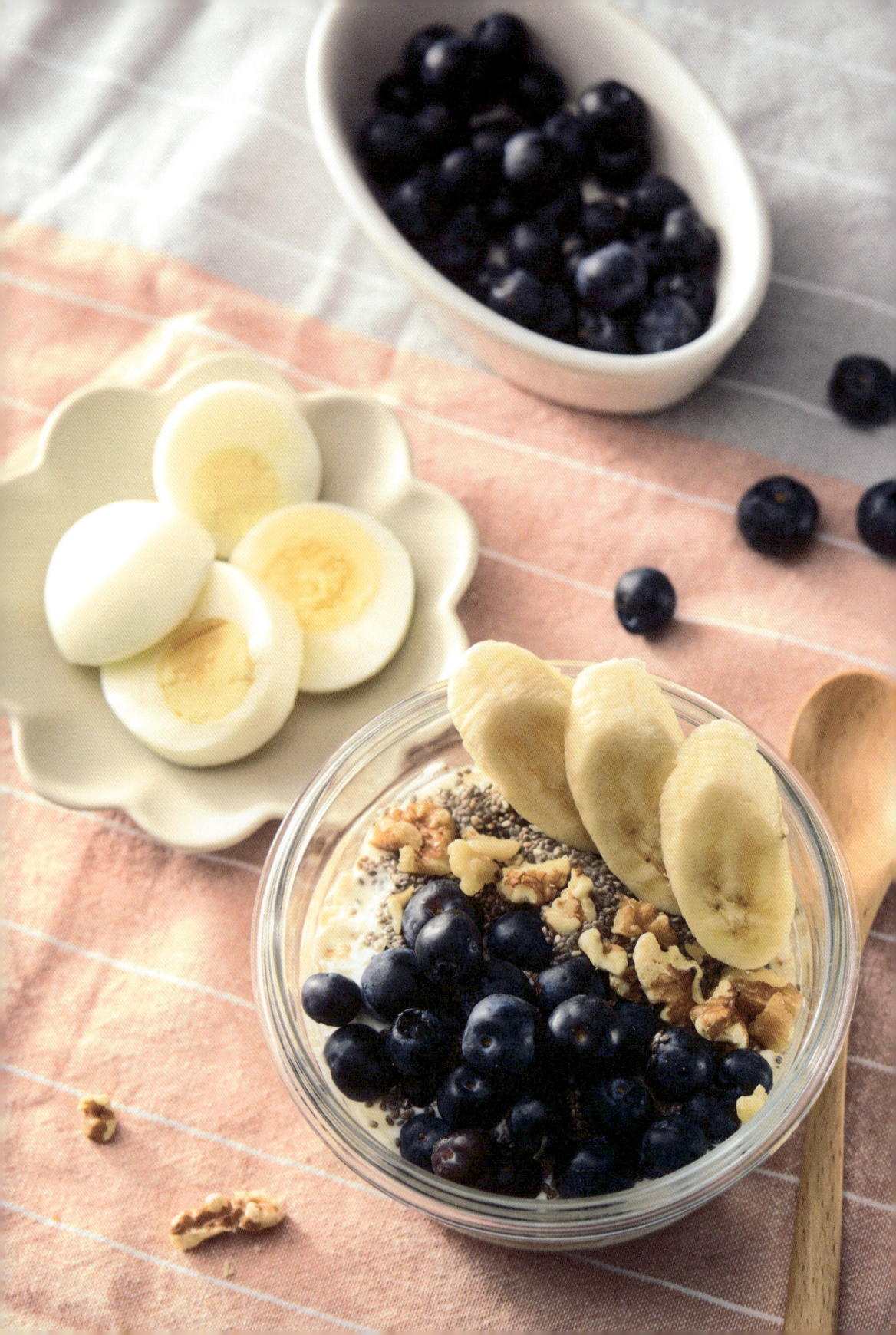

·早餐· 優格燕麥碗＋水煮蛋（2人份）

● 優格燕麥碗

材料
無糖希臘優格⋯⋯⋯450公克	切片香蕉⋯⋯⋯⋯⋯60公克
即食燕麥⋯⋯⋯⋯⋯40公克	奇亞籽⋯⋯⋯⋯⋯⋯10公克
藍莓⋯⋯⋯⋯⋯⋯⋯100公克	核桃碎⋯⋯⋯⋯⋯⋯20公克

做法
1. 將無糖希臘優格放入碗中（鋪底），加入即食燕麥（可拌入優格中口感較軟，或是鋪在優格上口感脆）。
2. 再將藍莓和切片香蕉鋪在優格上面，撒上奇亞籽及核桃碎。

　※輕輕攪拌或分層食用都有不同風味唷！

● 水煮蛋

材料
水煮蛋⋯⋯⋯⋯⋯⋯⋯2顆
鹽⋯⋯⋯⋯⋯⋯⋯⋯⋯少許
黑胡椒⋯⋯⋯⋯⋯⋯⋯少許

做法
將煮熟的水煮蛋剝殼，可直接吃，或是灑點鹽、黑胡椒調味。

※ 營養成分分析（每1人份）

蛋白質（公克）	碳水化合物（公克）	脂肪（公克）	熱量（大卡）	膳食纖維（公克）
21	48	16.5	425	5.6

※ 營養師小叮嚀

奇亞籽富含Omega-3與膳食纖維，但吸水後易膨脹，如果不習慣可減量，避免腸胃不適！

・午餐・ ## 地中海香烤雞胸肉佐夏日彩蔬沙拉
（1人份）

※ 營養成分分析（每1人份）

蛋白質（公克）	碳水化合物（公克）	脂肪（公克）	熱量（大卡）	膳食纖維（公克）
29	56.5	14	468	7.7

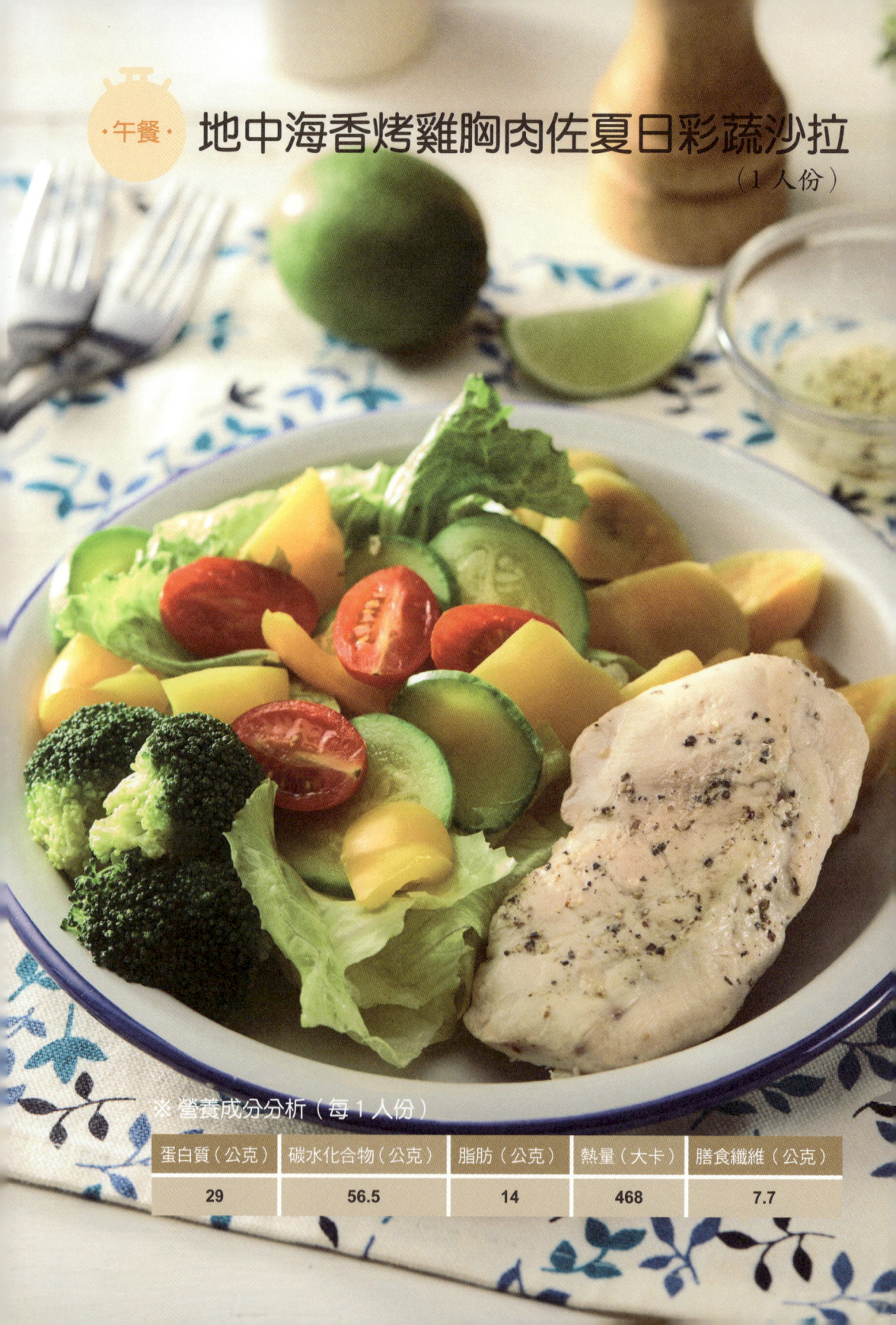

2-5 一週早午晚餐減重飲食示範＆輕食點心

第三天 午餐

材料
- 去皮雞胸肉⋯⋯⋯⋯90 公克
- 地瓜⋯⋯⋯⋯⋯⋯⋯165 公克
- 蘿蔓生菜⋯⋯⋯⋯⋯80 公克
- 櫛瓜⋯⋯⋯⋯⋯⋯⋯60 公克
- 黃甜椒⋯⋯⋯⋯⋯⋯30 公克
- 綠花椰菜⋯⋯⋯⋯⋯30 公克
- 小番茄⋯⋯⋯⋯⋯⋯20 公克

醃料
- 鹽⋯⋯⋯⋯⋯⋯⋯1/2 茶匙
- 黑胡椒⋯⋯⋯⋯⋯⋯少許
- 香草調味料⋯⋯⋯⋯少許
  （如迷迭香或百里香）

調味料
- 橄欖油⋯⋯⋯⋯⋯⋯1 茶匙
- 檸檬汁⋯⋯⋯⋯⋯⋯1 茶匙
- 鹽⋯⋯⋯⋯⋯⋯⋯1/4 茶匙
- 黑胡椒⋯⋯⋯⋯⋯⋯少許

做法

1. 去皮雞胸肉洗淨，加入醃料抹勻，靜置約30分鐘（若時間允許，可以放入冰箱醃製1小時或更久）。
2. 地瓜洗，水煮後放涼（去皮口感會更滑順），切成塊狀。
3. 烤箱預熱至180℃，將醃製好的雞胸肉放入烤箱，烤約15～20分鐘，根據雞肉厚度調整時間，烤到雞肉熟透，內部溫度達到75℃（可使用溫度計測量）或雞肉表面金黃。
4. 在烤雞肉時可以準備蔬菜沙拉。蔬菜分別洗淨，蘿蔓生菜用手撕成小片，櫛瓜切片，黃甜椒切塊，綠花椰菜切小朵，小番茄對半切。
5. 準備一鍋滾水，放入櫛瓜片、黃甜椒塊和綠花椰菜汆燙約1分鐘，撈出，瀝乾，備用。
6. 取一個大沙拉碗容器，放入雞胸肉、蘿蔓生菜、櫛瓜、黃甜椒、綠花椰菜、小番茄、地瓜塊，淋上橄欖油、檸檬汁，再依口味撒上適量的鹽、黑胡椒，輕輕攪拌均勻，即可享用。

※ **營養師小叮嚀**

若不喜歡太嗆的口感，可以在沙拉中減少黑胡椒的使用量，或改為細磨黑胡椒，讓整體味道更平衡。

- **櫛瓜的妙用**：櫛瓜可以生吃、煎、煮或放入氣炸鍋烤熟，美味又健康。
- **地瓜的煮法**：地瓜可以選擇蒸煮或烤，蒸煮地瓜質地較濕潤軟爛，但口味比較輕淡；若是用烤的，表皮會略乾，但因焦糖化作用更明顯，風味較強烈，可放入已預熱的烤箱（200℃），烤約 25～30 分鐘，直到地瓜變軟且微焦。

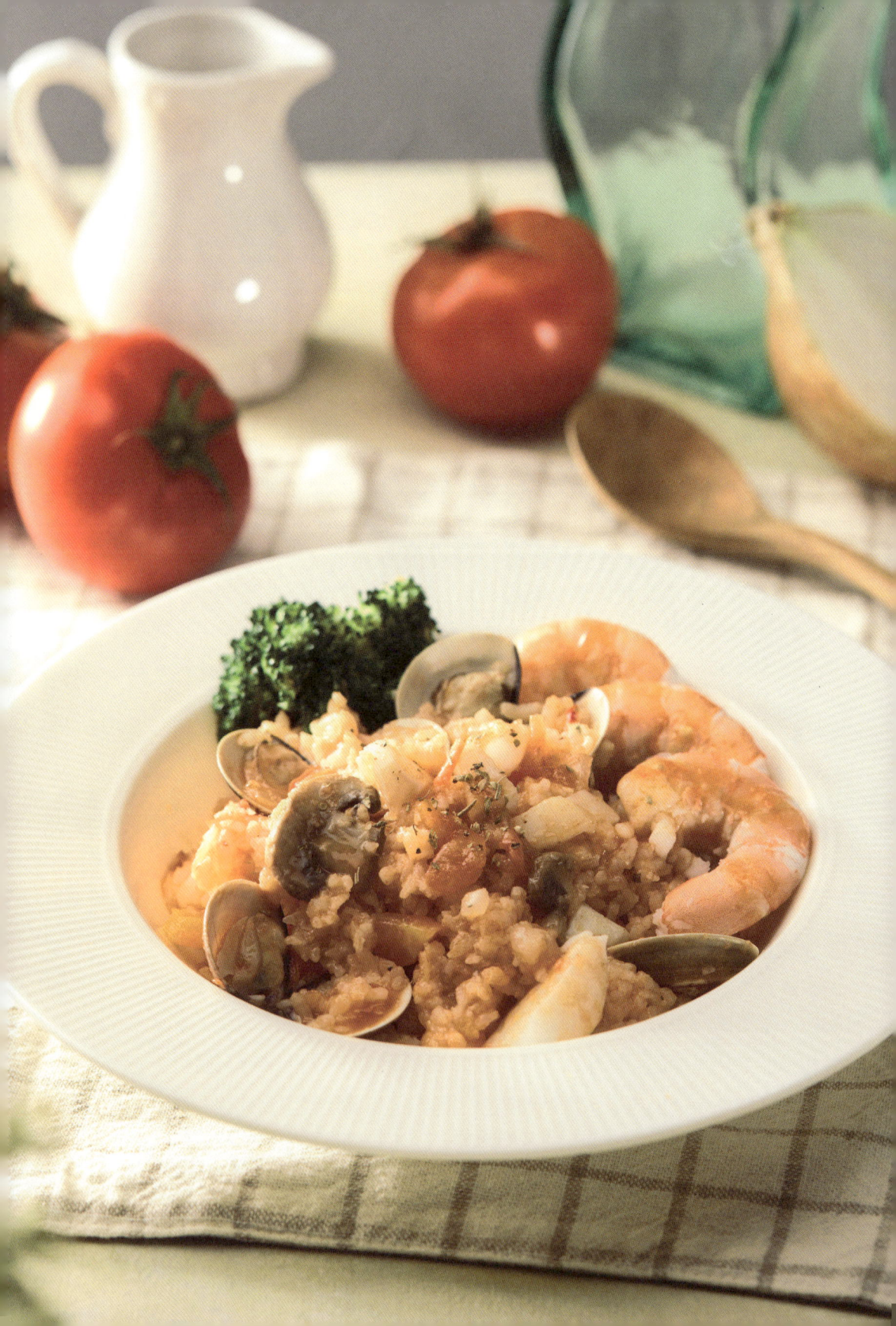

·晚餐· 西班牙海鮮燉飯（2人份）

材料
白米……………………160公克	紅甜椒丁……………40公克
白蝦……………………6隻	黃甜椒丁……………40公克
蛤蜊（帶殼）…………20顆	蘑菇片………………50公克
花枝……………………120公克	綠花椰菜……………20公克
洋蔥丁…………………50公克	蒜末…………………適量
番茄丁…………………50公克	植物油………………2茶匙

調味料
- 月桂葉……………………少許
- 紅椒粉……………………2茶匙
- 番茄醬……………………2茶匙
- 鹽…………………………2茶匙

做法
1. 白米洗淨；蝦子洗淨，挑除腸泥；花枝洗淨，去外膜，切塊狀。
2. 熬製高湯：鍋中放入植物油、洋蔥丁、蝦頭、蝦殼炒香，再加入月桂葉、水200毫升，轉小火熬煮高湯，倒出備用。
3. 炒鍋中放入適量油、蒜末、番茄丁、紅甜椒丁、黃甜椒丁、蘑菇片一起拌炒
4. 隨後放入白米、紅椒粉和番茄醬，加入鹽，分三次少量倒入做法2的高湯煮沸。
5. 轉小火燜煮約10分鐘後，放入白蝦仁、蛤蜊、花枝塊及綠花椰菜煮至熟，即可盛盤食用。

※ 營養成分分析（每1人份）

蛋白質（公克）	碳水化合物（公克）	脂肪（公克）	熱量（大卡）	膳食纖維（公克）
27	66	15	507	4

※ 營養師小叮嚀

燉飯醬料的選擇很重要，紅醬比白醬熱量低，是不錯的選擇！

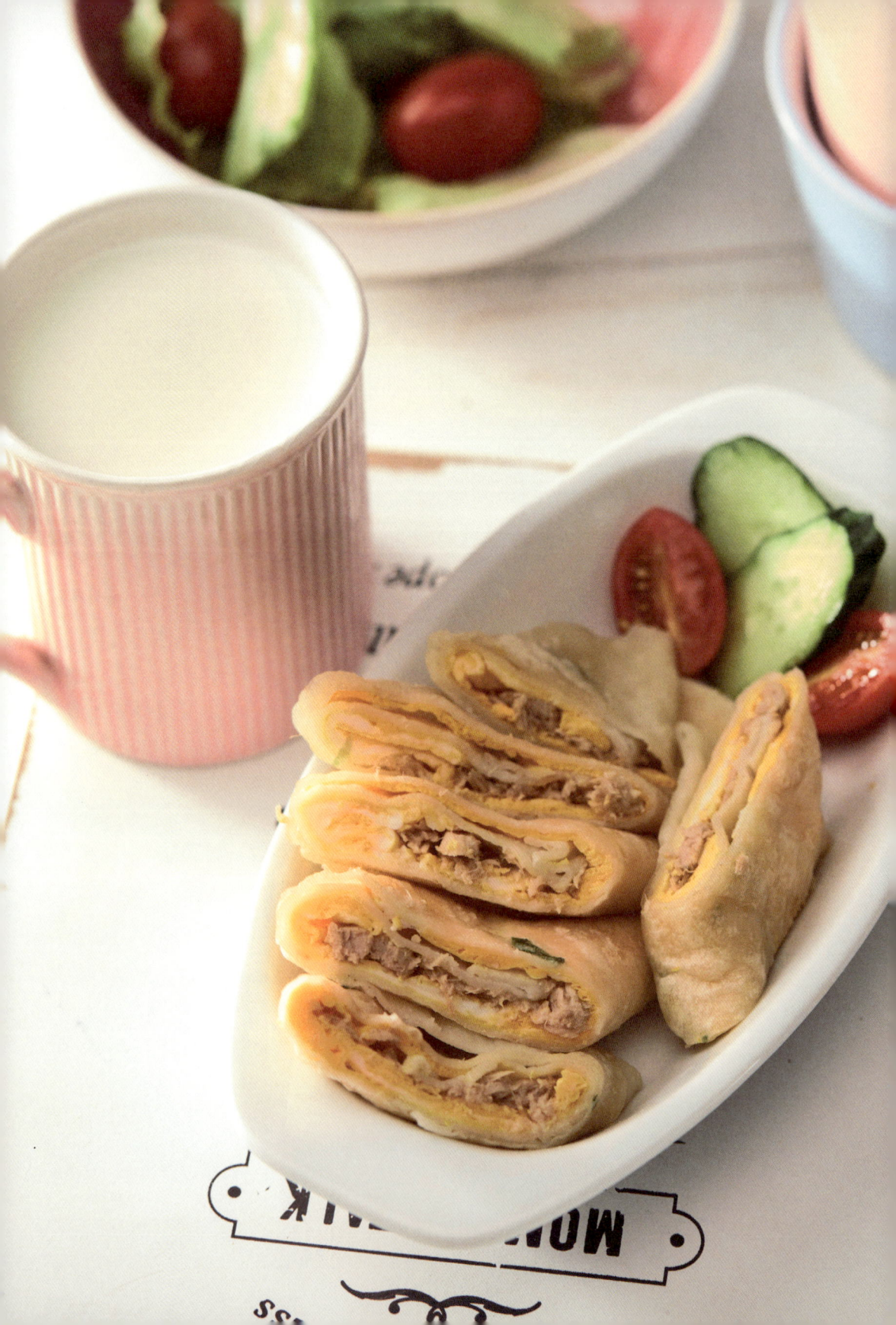

· 早餐 · **鮪魚蛋餅＋低脂鮮奶**（1 人份）

材料

蛋餅皮⋯⋯⋯⋯⋯⋯⋯⋯ 1 片	低脂鮮奶（240 毫升）⋯⋯ 1 杯
雞蛋⋯⋯⋯⋯⋯⋯⋯⋯⋯ 1 顆	植物油⋯⋯⋯⋯⋯⋯⋯⋯ 1 茶匙
水煮鮪魚罐頭⋯⋯⋯⋯⋯ 1 大匙	

做法

1. 雞蛋用水沖淨，取紙巾擦乾水分，打散成蛋液，備用。
2. 準備平底鍋，加入植物油以中火燒熱，倒入蛋液煎至半熟。
3. 再放入蛋餅皮壓平，待蛋液定型後，即可翻面。
4. 中間擺入水煮鮪魚，再將蛋餅皮捲起，煎到稍微金黃，即可起鍋，搭配低脂鮮奶食用。

※ 營養成分分析（每 1 人份）

蛋白質（公克）	碳水化合物（公克）	脂肪（公克）	熱量（大卡）	膳食纖維（公克）
24	40	16	400	1

※ 營養師小叮嚀

水煮鮪魚罐頭的成分已有添加鹹味，所以不需要再加鹽調味喔！

·午餐· 豆皮海苔捲輕食餐（1人份）

※營養成分分析（每1人份）

蛋白質（公克）	碳水化合物（公克）	脂肪（公克）	熱量（大卡）	膳食纖維（公克）
26	41	17	420	6.3

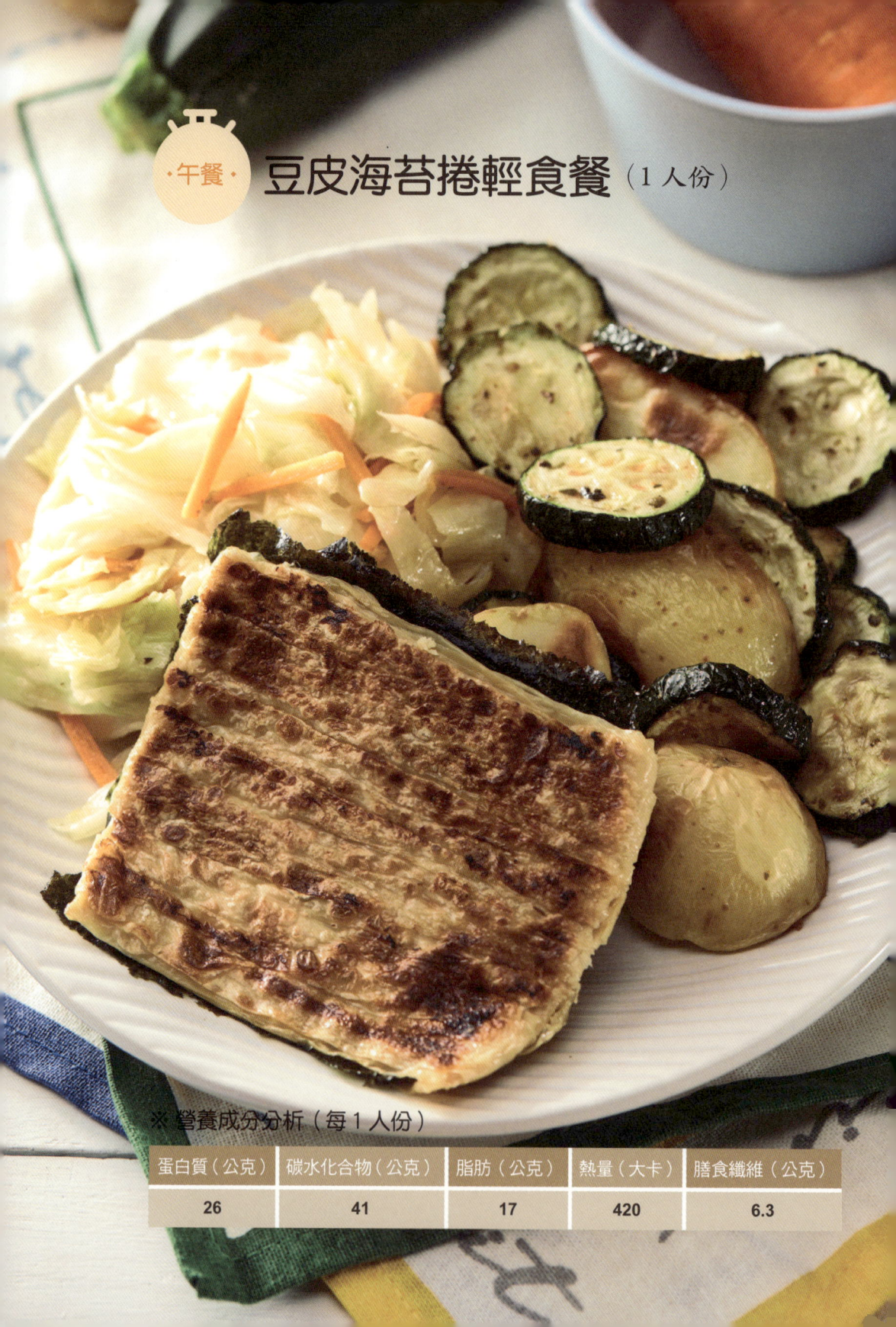

材料		調味料	
馬鈴薯	180 公克	植物油	2 茶匙
生豆包	60 公克	義式香料	少許
無調味海苔片	2 片	鹽	少許
高麗菜	150 公克		
紅蘿蔔	10 公克		
櫛瓜	140 公克		

做法

● 香烤馬鈴薯

1. 將馬鈴薯洗淨（可依個人喜好去皮或切塊），放入電鍋蒸熟。
2. 烤箱預熱200℃，放入蒸熟的馬鈴薯，以180℃烤約8分鐘，至表面金黃即可。

● 豆皮海苔捲

1. 將生豆包洗淨，用餐巾紙擦乾，將豆皮攤開攤平；接著把海苔片，放在豆皮上（亦可用切成對半形狀）。
2. 取平底鍋預熱，加入植物油1/2茶匙，轉中小火，放入做法1，煎至兩面金黃後盛起。

● 紅蘿蔔高麗菜

1. 將高麗菜洗淨，切絲；紅蘿蔔洗淨，切絲，備用。
2. 取鍋預熱，加入植物油1茶匙，放入紅蘿蔔絲拌炒，轉中火，加入高麗菜絲拌炒，以少許鹽調味，即完成。

● 義式香烤櫛瓜

1. 烤箱預熱200℃。同時將櫛瓜洗淨，去除頭尾端，切片（約0.5～1公分左右），加入油1/2茶匙拌勻。
2. 將櫛瓜片鋪在烤盤上，撒上義式香料，放入烤箱以180℃烤約20分鐘，即可取出食用。

※ 營養師小叮嚀

黃豆製品是素食者重要的蛋白質來源，建議素食者每餐都要搭配適當的黃豆製品。

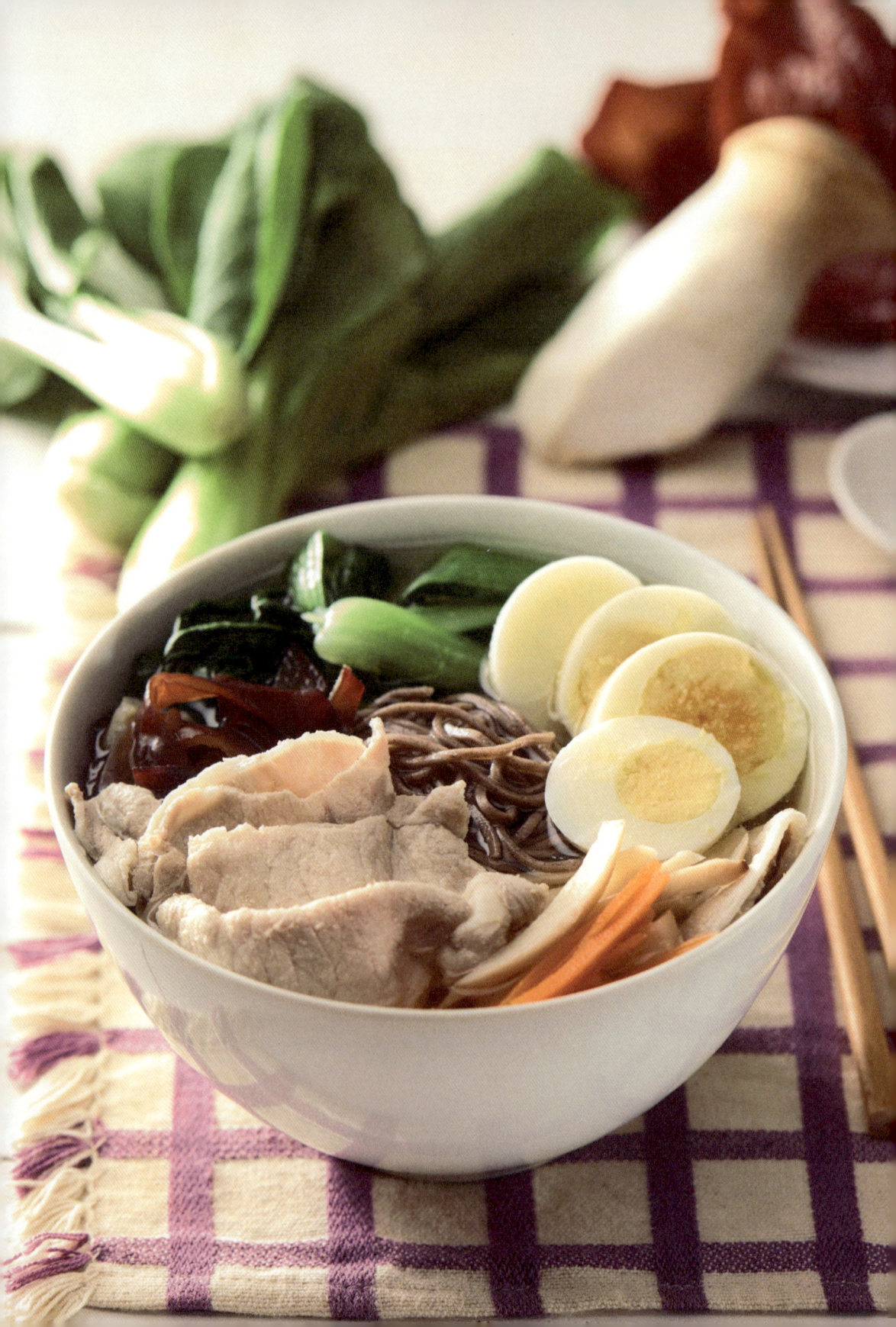

·晚餐· 彩虹豬肉蕎麥麵（1人份）

材料
- 蕎麥細麵（乾）……60公克
- 豬後腿肉片……………70公克
- 新鮮黑木耳……………20公克
- 紅蘿蔔…………………10公克
- 杏鮑菇…………………50公克
- 青江菜………………120公克
- 雞蛋……………………1顆
- 植物油…………………1茶匙

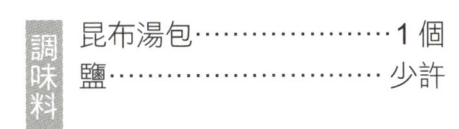

調味料
- 昆布湯包………………1個
- 鹽………………………少許

做法
1. 將新鮮黑木耳、紅蘿蔔、杏鮑菇、青江菜洗淨後，切絲，放進已加入少許鹽和植物油的滾水中汆燙，撈出，備用。
2. 豬後腿肉片、蕎麥細麵分別放入滾水中汆燙至熟，撈起，將蕎麥細麵放入冷水中浸泡。
3. 準備一鍋滾水，放入雞蛋煮約8～10分鐘，取出，沖冷水，剝殼切片，備用。
4. 另燒一鍋滾水，將昆布湯包放入滾水煮約2～3分鐘，撈起湯包，將泡過冷水蕎麥細麵放入昆布湯中，以中火煮沸。
5. 再加入做法1的食材和汆燙過豬肉片煮滾，加入適量鹽調味，盛入湯碗中，放上雞蛋片，即可食用。

※ 營養成分分析（每1人份）

蛋白質（公克）	碳水化合物（公克）	脂肪（公克）	熱量（大卡）	膳食纖維（公克）
32	53	14	466	7.6

※ 營養師小叮嚀

餐點中的黑木耳、紅蘿蔔、杏鮑菇、青江菜都是屬於蔬菜類，可依照季節變化自己喜好的蔬菜；雞蛋料理也可按照自己的喜好調整為蛋花、水波蛋。

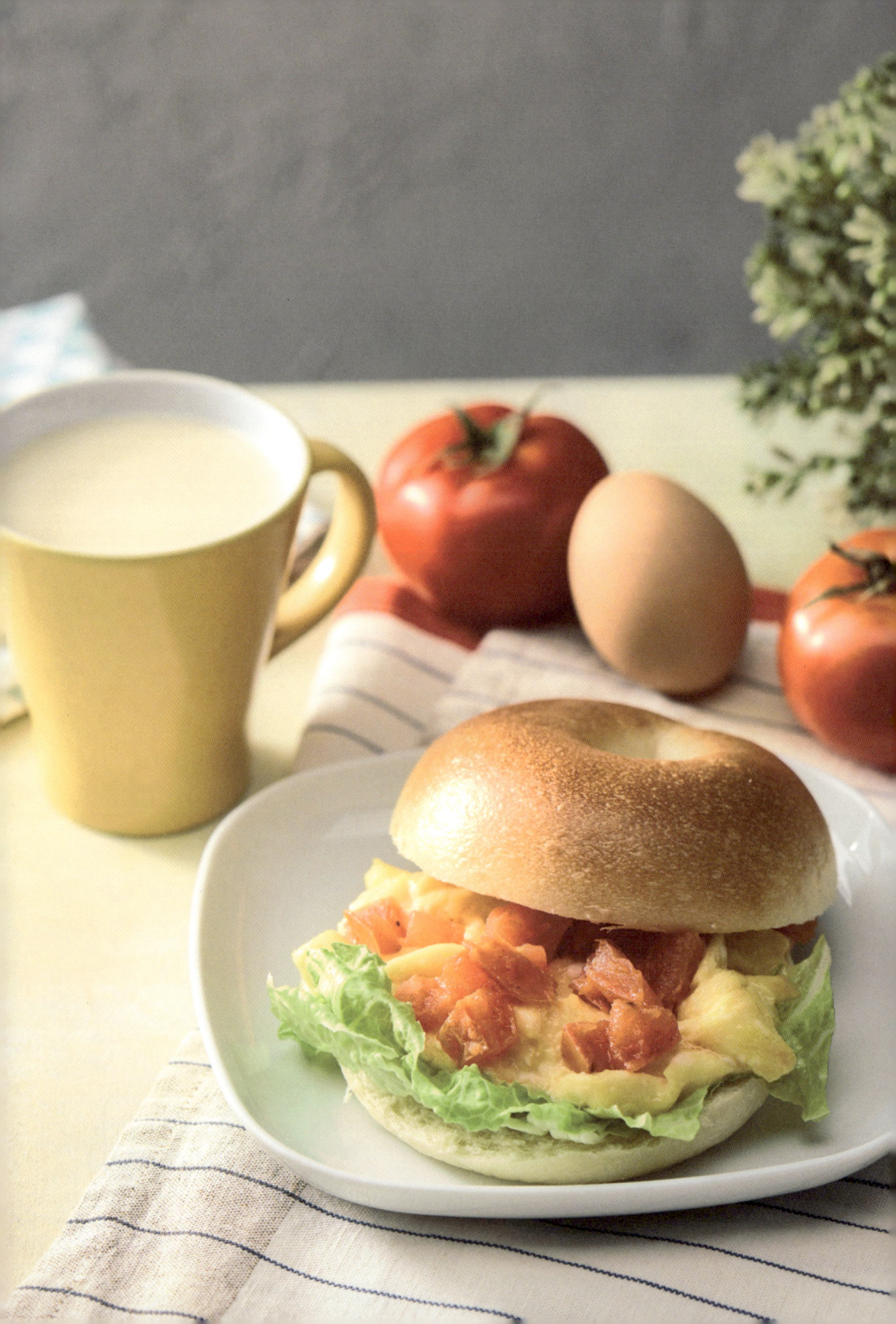

·早餐· 番茄蛋貝果＋無糖豆漿（1人份）

材料
- 貝果（約80克）……………1個
- 牛番茄…………………………半顆
- 雞蛋……………………………1顆
- 美生菜…………………………20克
- 無糖豆漿（240毫升）………1杯
- 植物油…………………………1茶匙

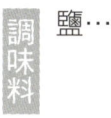

調味料
- 鹽………………………………1茶匙

做法

1. 貝果橫切對半，放入烤箱中，烤至表面酥脆；牛番茄洗淨，切小丁。
2. 雞蛋打入碗中，打散成蛋液；美生菜洗淨，撕成適口大小，備用。
3. 取炒鍋加入植物油燒熱，放入牛番茄丁拌炒，再加入打散的蛋液、鹽拌炒至熟。
4. 取出烤好的貝果，中間擺入美生菜、炒好的番茄蛋，搭配無糖豆漿，即可食用。

※ 營養成分分析（每1人份）

蛋白質（公克）	碳水化合物（公克）	脂肪（公克）	熱量（大卡）	膳食纖維（公克）
21	48	13	393	2.3

※ 營養師小叮嚀

貝果盡量挑選小的（約50～80克），避免澱粉攝取過量喔！

2-5 一週早午晚餐減重飲食示範＆輕食點心　第五天　早餐

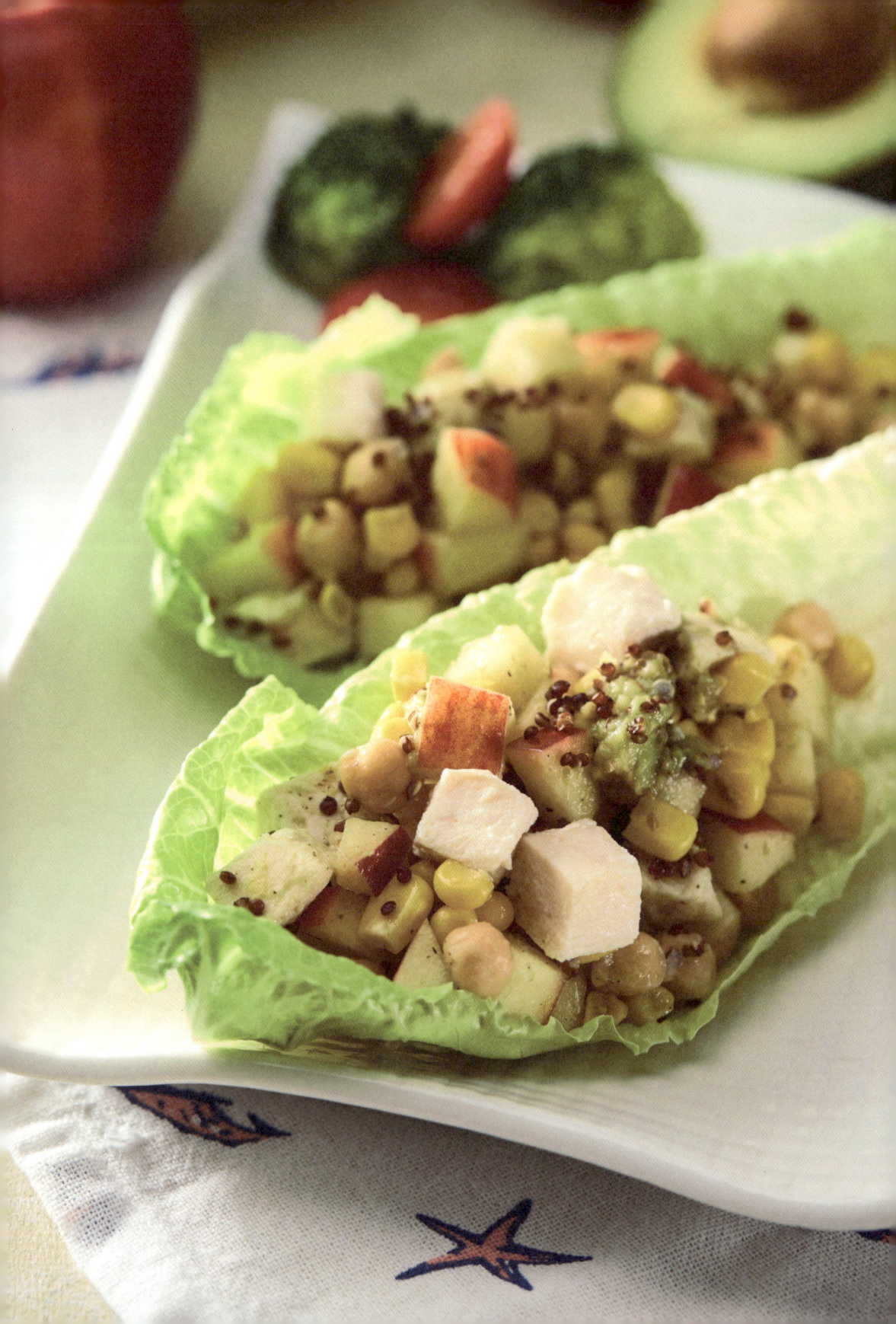

·午餐· 低卡紅藜雞鬆佐蘿蔓生菜（2 人份）

材料
- 鷹嘴豆⋯⋯⋯⋯⋯50 公克
- 紅藜麥⋯⋯⋯⋯⋯10 公克
- 雞胸肉⋯⋯⋯⋯⋯200 公克
- 萵苣⋯⋯⋯⋯⋯⋯300 公克
- 蘋果丁⋯⋯⋯⋯⋯100 公克
- 罐頭玉米粒⋯⋯⋯190 公克
- 去皮酪梨丁⋯⋯⋯80 公克

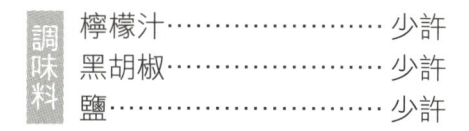

調味料
- 檸檬汁⋯⋯⋯⋯⋯少許
- 黑胡椒⋯⋯⋯⋯⋯少許
- 鹽⋯⋯⋯⋯⋯⋯⋯少許

做法

1. 鷹嘴豆、紅藜麥分別洗淨，移入電鍋中，加入適量清水沒蓋食材，蒸煮至熟。
2. 雞胸肉沖淨，切成小丁，放入滾水中燙熟。
3. 萵苣洗淨，剝成一葉一葉；蘋果丁放入淡鹽水中浸泡（維持果肉不會變褐色）。
4. 將玉米粒、蒸熟的鷹嘴豆和紅藜麥、雞胸肉丁、蘋果丁、酪梨丁放入大碗中，攪拌均勻，再淋上檸檬汁，撒上黑胡椒及鹽拌勻。
5. 取適量做法 4 的食材，放在萵苣葉上，即可食用。

※ 營養成分分析（每 1 人份）

蛋白質（公克）	碳水化合物（公克）	脂肪（公克）	熱量（大卡）	膳食纖維（公克）
30	56	10	434	12

※ 營養師小叮嚀

鷹嘴豆和藜麥同屬全穀雜糧類，但當中含有較高的膳食纖維及蛋白質，同時兩者皆是低升糖指數的食材，設計這樣一份含有高蛋白、高纖維、低 GI 的餐點，有飽足感又可穩定血糖，減脂不掉肌！

・晚餐・ **悠然鮪魚貝殼麵溫沙拉**（1人份）

※ 營養成分分析（每1人份）

蛋白質（公克）	碳水化合物（公克）	脂肪（公克）	熱量（大卡）	膳食纖維（公克）
25	55	10	410	4.8

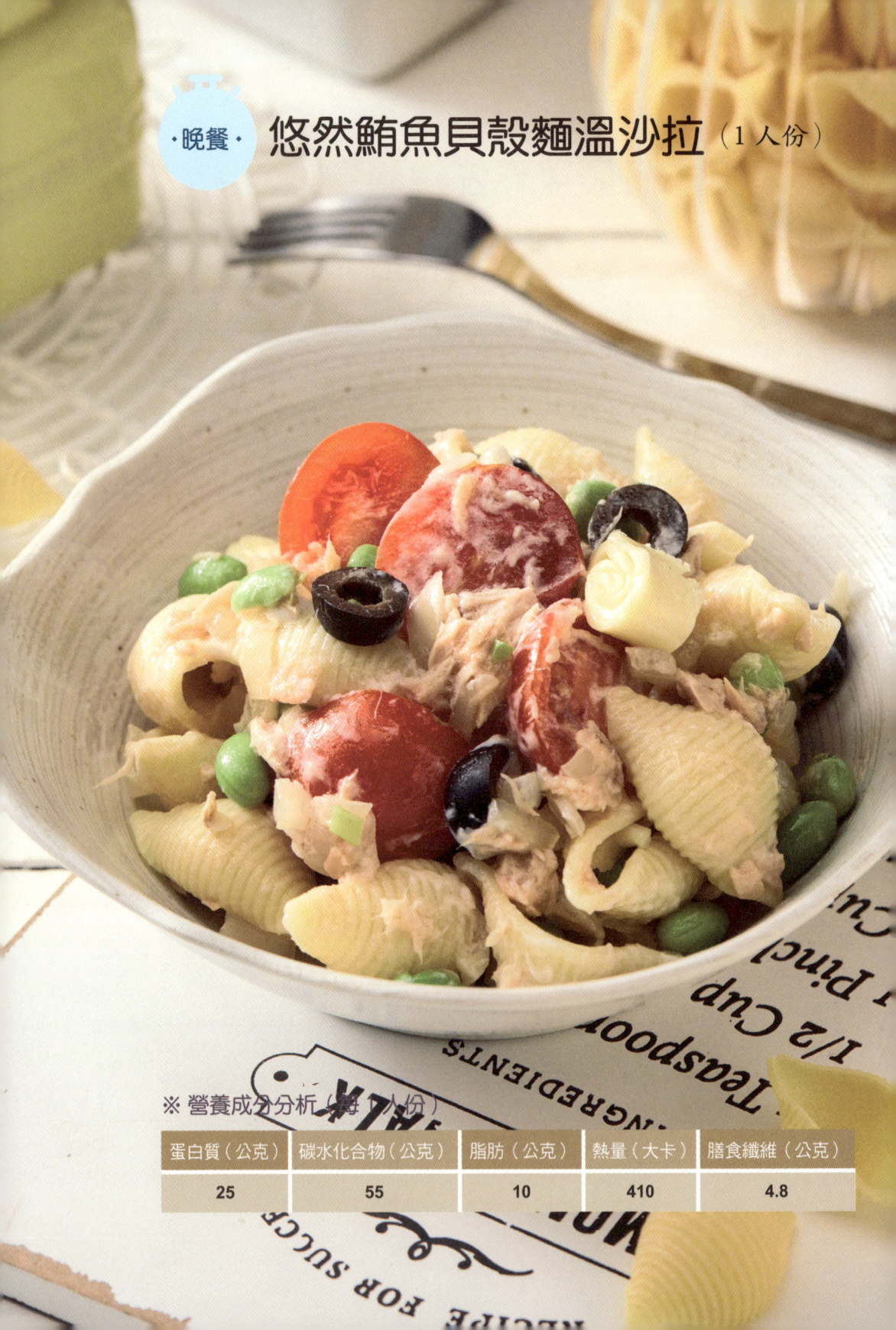

材料			
義大利貝殼麵	50 公克	毛豆	50 公克
水漬鮪魚罐頭	50 公克	蒜頭	3 瓣
黑橄欖	10 顆	乾酪	20 公克
小番茄	6 顆	橄欖油	1 茶匙
洋蔥	80 公克		

調味料			
希臘優格	1 大匙	胡椒粉	1/2 茶匙
鹽	1 茶匙	檸檬汁	2 茶匙

做法

1. 食材洗淨，黑橄欖切片，小番茄對切，洋蔥切小丁，蒜頭切成蒜末，水煮鮪魚肉以叉子攪拌壓碎，備用。
2. 煮一鍋沸水，加入少許鹽，放入義大利貝殼麵、毛豆，煮約5～8分鐘，撈出，瀝乾水分（麵不用煮到完全熟透），備用。
3. 起油鍋，放入洋蔥丁、蒜末，炒至呈金黃色，加入鮪魚肉碎，拌炒數下，取出備用。
4. 炒鍋不洗，放入預先煮好的義大利貝殼麵、毛豆、黑橄欖片、小番茄，拌炒數下，續放入做法3的鮪魚肉碎，拌炒均勻，起鍋。
5. 盛盤後，拌入全部的調味料，乾酪掰成小塊加入料理中，即可食用。

※ 營養師小叮嚀

1. 此料理也可以採涼拌方式呈現。將食材汆燙煮熟後撈出，再將食材與調味料拌勻即可食用，簡單又方便。
2. 義大利麵因為質地富有彈性與嚼勁，間接放慢進食速度，進而容易產生飽足感，減少總攝取量，達到降低總熱量攝取的目的，烹調時只要注意避免加入太多高熱量的醬汁，如紅醬、白醬等，採用清炒或像這道示範料理，以希臘優格代替醬汁，便可兼顧美味與低熱量的需求。
3. 義大利麵是採用質地硬的杜蘭小麥，使其中的抗性澱粉比例較高，因此升糖指數（GI 值）比白米飯、白麵條低，只要做好份量控制，飯後血糖不易波動太大，搭配青菜，可維持血糖穩定，延緩飢餓感產生。

※ 營養成分分析（每1人份）

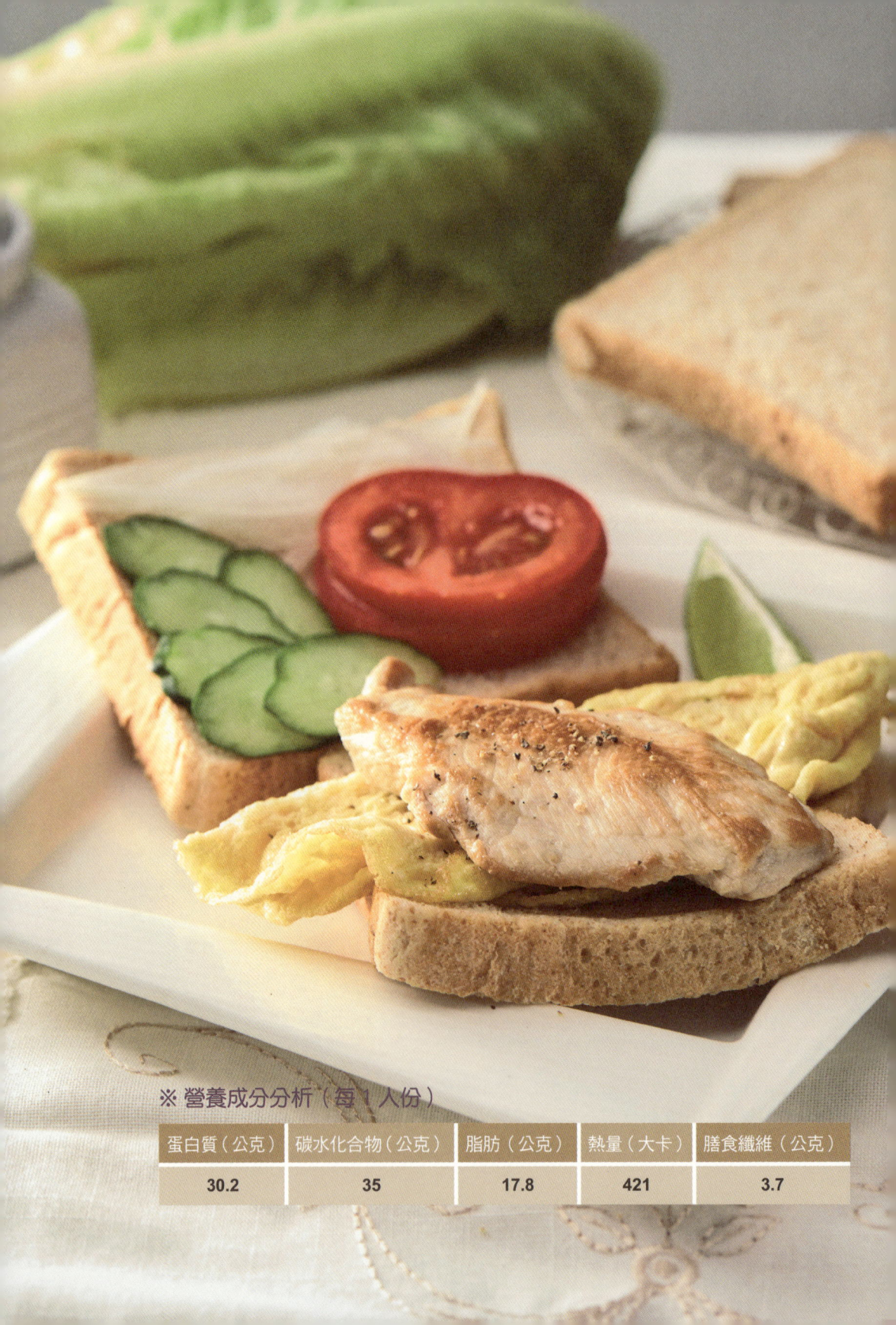

蛋白質（公克）	碳水化合物（公克）	脂肪（公克）	熱量（大卡）	膳食纖維（公克）
30.2	35	17.8	421	3.7

早餐：雞肉蔬菜總匯三明治（1人份）

材料
- 全麥吐司（1片30公克）2片
- 去骨雞胸肉 ………… 80公克
- 雞蛋 ……………………… 1顆
- 生菜 ……………………… 20公克
- 番茄片 …………………… 40公克
- 洋蔥絲 …………………… 20公克
- 小黃瓜片 ………………… 20公克
- 橄欖油 …………………… 1茶匙

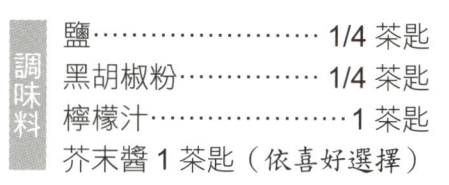

調味料
- 鹽 ………………………… 1/4茶匙
- 黑胡椒粉 ………………… 1/4茶匙
- 檸檬汁 …………………… 1茶匙
- 芥末醬1茶匙（依喜好選擇）

做法

1. 雞胸肉加入鹽、黑胡椒粉、檸檬汁拌勻，稍微醃製約10分鐘。
2. 雞蛋打入碗中，攪拌均勻；生菜洗淨，用手撕成適口的大小，備用。
3. 取平底鍋，倒入橄欖油，轉中火，放入雞胸肉煎至熟（兩面微金黃），取出備用。
4. 接著將打散的蛋液倒入平底鍋中，煎成一張薄蛋皮，取出，切成適合三明治的大小。
5. 全麥吐司片放入烤盤，烤至微微金黃酥脆，取出備用。
6. 組裝三明治：取一片全麥吐司鋪上生菜，放入煎好的雞肉、番茄片、洋蔥絲和小黃瓜片後，再放上煎好的蛋皮（可依個人喜好塗芥末醬），取一片全麥吐司蓋住，輕輕壓實即成。

※ **營養師小叮嚀**

1. 雞胸肉是低脂高蛋白的選擇，適合用來製作健康的早餐。如果時間緊湊，可以提前煮熟雞胸肉備用。
2. 製作三明治選用的蔬菜可依個人喜好搭配，以季節盛產的食材調整蔬菜配料，例如彩椒、菠菜、芽菜、高麗菜絲或其他生菜等，增加不同的口感和營養。
3. 市售吐司（10片裝）一片重量約40克，若用來做三明治則熱量會到460大卡喔！

·午餐· 低卡鄉村鮭魚鹹派（4人份）

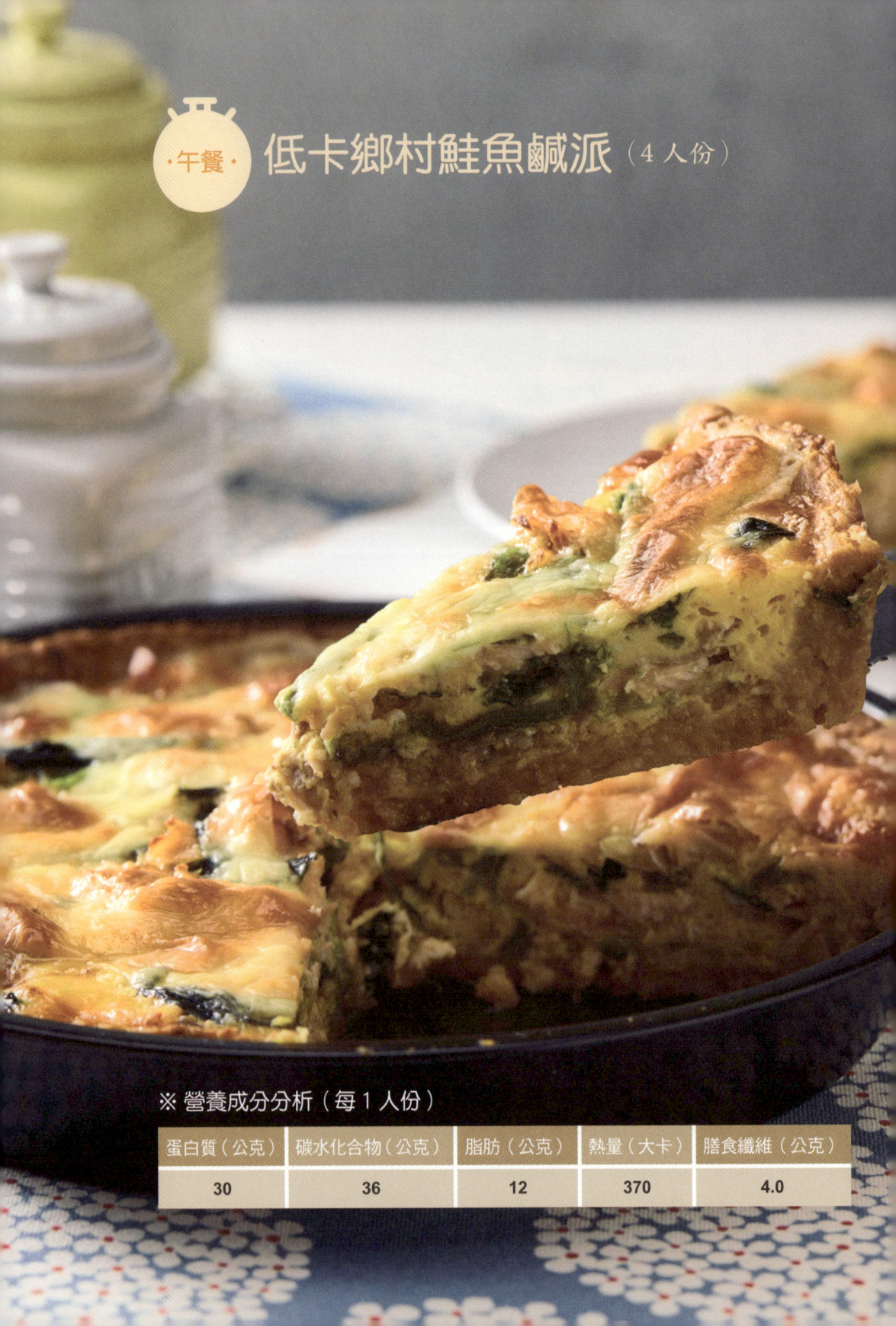

※ 營養成分分析（每1人份）

蛋白質（公克）	碳水化合物（公克）	脂肪（公克）	熱量（大卡）	膳食纖維（公克）
30	36	12	370	4.0

2-5 一週早午晚餐減重飲食示範＆輕食點心 第六天 午餐

材料
- 燕麥片………60 公克
- 地瓜…………300 公克
- 鮭魚…………300 公克
- 洋蔥丁………150 公克
- 菠菜…………120 公克
- 莫札瑞拉起司絲50 公克

醃料
- 鹽……1 茶匙
- 酒……2 茶匙
- 黑胡椒…1 茶匙

蛋奶內餡
- 雞蛋……4 顆
- 牛奶…100 毫升
- 鹽……1 茶匙
- 黑胡椒…2 茶匙

做法

● 派皮
地瓜去皮蒸熟。與燕麥片抓捏均勻後，放入烤模平鋪開來，然後放入烤箱以180℃盲烤20分鐘，製作派皮，備用。

● 內餡
1. 鮭魚以醃料略醃，小火將兩面煎上色，取出放涼，挑出魚刺並捏小塊，備用；以煎鮭魚逼出的油脂，將洋蔥丁炒軟，取出備用。
2. 沸水中加入少許鹽，將菠菜燙熟，取出、擰乾，切小段，備用。

● 組合／烘烤
取烤好的派皮，依序平鋪上內餡洋蔥丁、鮭魚丁、菠菜段，倒入預先混合均勻蛋奶內餡，放入烤箱，以180℃烘烤約15分鐘，取出，加入起司絲，續烤10分鐘，放涼後脫模，即完成。

※ 營養師小叮嚀

1. 盲烤：派皮上鋪烘焙紙，壓上重物（如：米、碎石），烤10分鐘，移除重物與烘焙紙再回烤10分鐘，放涼。可讓派皮堅硬、定形，不變形。
2. 以地瓜、燕麥片取代傳統派皮中的麵粉、奶油等食材，大幅減少熱量與飽和脂肪酸的攝取（一個派減少1400大卡），並增加料理中維生素A、E、膳食纖維含量，打造燃脂、不易形成體脂肪、利於減重的健康身體。
3. 鮭魚不但是優質蛋白質來源，其中更是富含Omega-3多元不飽和脂肪酸，可減少身體發炎反應、促進心臟與大腦的健康；其因飽和脂肪酸含量少，不易形成體脂肪，是減重時的推薦食材。
4. 洋蔥不但是平時料理中增加甜味、增加口感的好幫手，也有著蔬菜皇后的美名，其中富含維生素C、硫化合物及硒可調節人體免疫力；多酚類-單寧酸與類黃酮-槲皮素等，更可以抗氧化、抗發炎（抑制引起過敏反應的組織胺，減緩異位性皮膚炎症狀、呼吸道過敏等）、調整血壓。

晚餐 豬肉豆腐排便當（1人份）

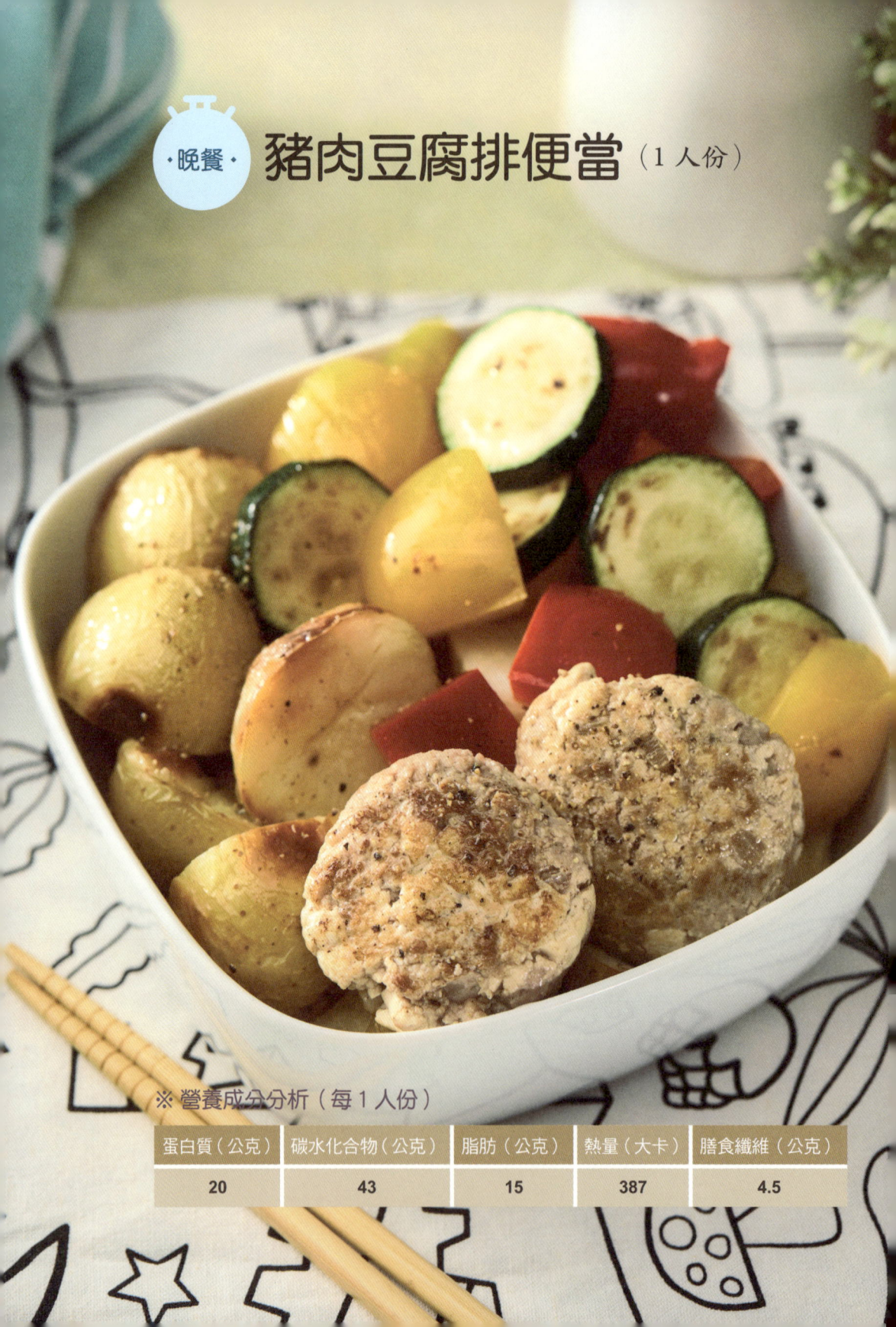

※ 營養成分分析（每1人份）

蛋白質（公克）	碳水化合物（公克）	脂肪（公克）	熱量（大卡）	膳食纖維（公克）
20	43	15	387	4.5

● 豬肉豆腐排

材料
- 豬絞肉……………… 50 公克
- 板豆腐……………… 40 公克
- 洋蔥………………… 10 公克
- 薑末………………… 1 公克
- 油…………………… 1 茶匙

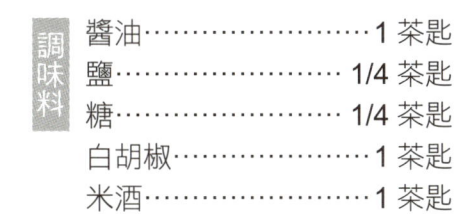

調味料
- 醬油………………… 1 茶匙
- 鹽…………………… 1/4 茶匙
- 糖…………………… 1/4 茶匙
- 白胡椒……………… 1 茶匙
- 米酒………………… 1 茶匙

做法
1. 板豆腐用廚房紙巾包著,將其水分盡量壓出來,再用手捏碎,放入容器中。
2. 洋蔥切丁,放入加少許油的鍋中炒香,起鍋備用。
3. 將豬絞肉、炒香的洋蔥丁、薑末和全部的調味料放入做法1的容器拌勻。
4. 接著用雙手來回拍打,將餡料內的空氣甩出,至表面光滑,捏成豆腐漢堡排的形狀。
5. 將豆腐漢堡排放入平底鍋,以中火煎至兩面上色定型,加水20毫升,蓋上鍋蓋,轉小火燜煮3～5分鐘至熟後,即可盛盤食用。

● 氣炸時蔬馬鈴薯

材料
- 櫛瓜………………… 50 公克
- 紅甜椒……………… 20 公克
- 黃甜椒……………… 20 公克
- 馬鈴薯……………… 225 公克
- 油…………………… 1/2 茶匙

調味料
- 黑胡椒粒…………… 1 茶匙
- 鹽…………………… 1/2 茶匙

做法
1. 櫛瓜洗淨,切片;紅甜椒、黃甜椒洗淨去籽,切大丁;馬鈴薯洗淨,去皮,切塊。
2. 全部的食材放入塑膠袋,加入黑胡椒粒、鹽、油搖一搖,拌勻。
3. 倒入氣炸鍋,以180°C烘烤約10分鐘即成。

※ **營養師小叮嚀**

製作豆腐漢堡排時,請用雙手努力把材料混合均勻至出現黏性,或是加入蛋液增加黏稠度,較好定型喔!

2-5 一週早午晚餐減重飲食示範&輕食點心　第六天　晚餐

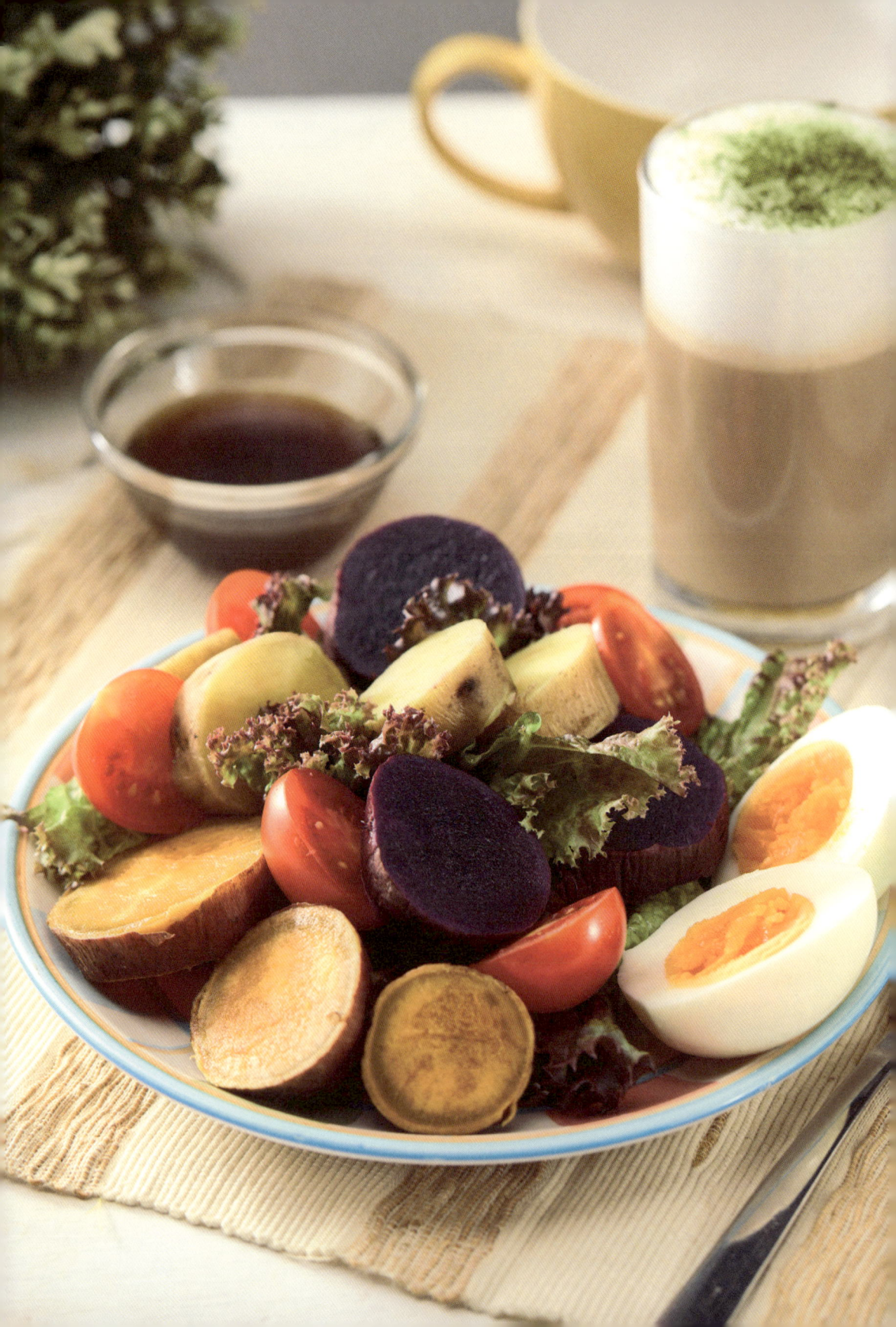

·早餐· 低 GI 地瓜活力餐＋抹茶豆乳拿鐵
（1 人份）

● 低 GI 地瓜活力餐

材料
- 地瓜・・・・・・・・・・・・・・・・・・・・・・・・・・・・・・・・110 公克
- 水煮蛋・・・・・・・・・・・・・・・・・・・・・・・・・・・・・・・・1 顆
- 萵苣（或蘿蔓生菜、芝麻葉生菜）・・・・・・・50 公克
- 小番茄・・・・・・・・・・・・・・・・・・・・・・・・・・・・・・・・3 個
- 油醋醬（或和風醬 2 大匙、黑胡椒少許）・・適量

做法
1. 地瓜洗淨，放入電鍋中蒸煮至熟，切片。
2. 將萵苣洗淨，瀝乾水分裝入盤中，加入煮熟地瓜片、水煮蛋、切對半的小番茄，最後淋上油醋醬調味即可食用。

● 抹茶豆乳拿鐵

材料
- 鮮奶・・・・・・・・・・・・・・・・・・・・・・・・・・・・・・・・120 毫升
- 無糖豆漿・・・・・・・・・・・・・・・・・・・・・・・・・・・・100 毫升
- 抹茶粉・・・・・・・・・・・・・・・・・・・・・・・・・・・・・・1 公克
- 黑咖啡・・・・・・・・・・・・・・・・・・・・・・・・・・・・・・150 毫升

做法
將鮮奶、豆漿和黑咖啡倒入杯中，加入抹茶粉拌勻，即可飲用。

※ 營養成分分析（每 1 人份）

蛋白質（公克）	碳水化合物（公克）	脂肪（公克）	熱量（大卡）	膳食纖維（公克）
19	47	11	363	5

※ 營養師小叮嚀

地瓜富含膳食纖維，屬於低升糖指數的根莖類澱粉，搭配生菜沙拉與水煮蛋，可迅速準備營養均衡的早餐，再加上一杯拿鐵，更能完美開啟一天的活力。若是早晨時間緊湊，也可到超商快速選購，方便又健康。

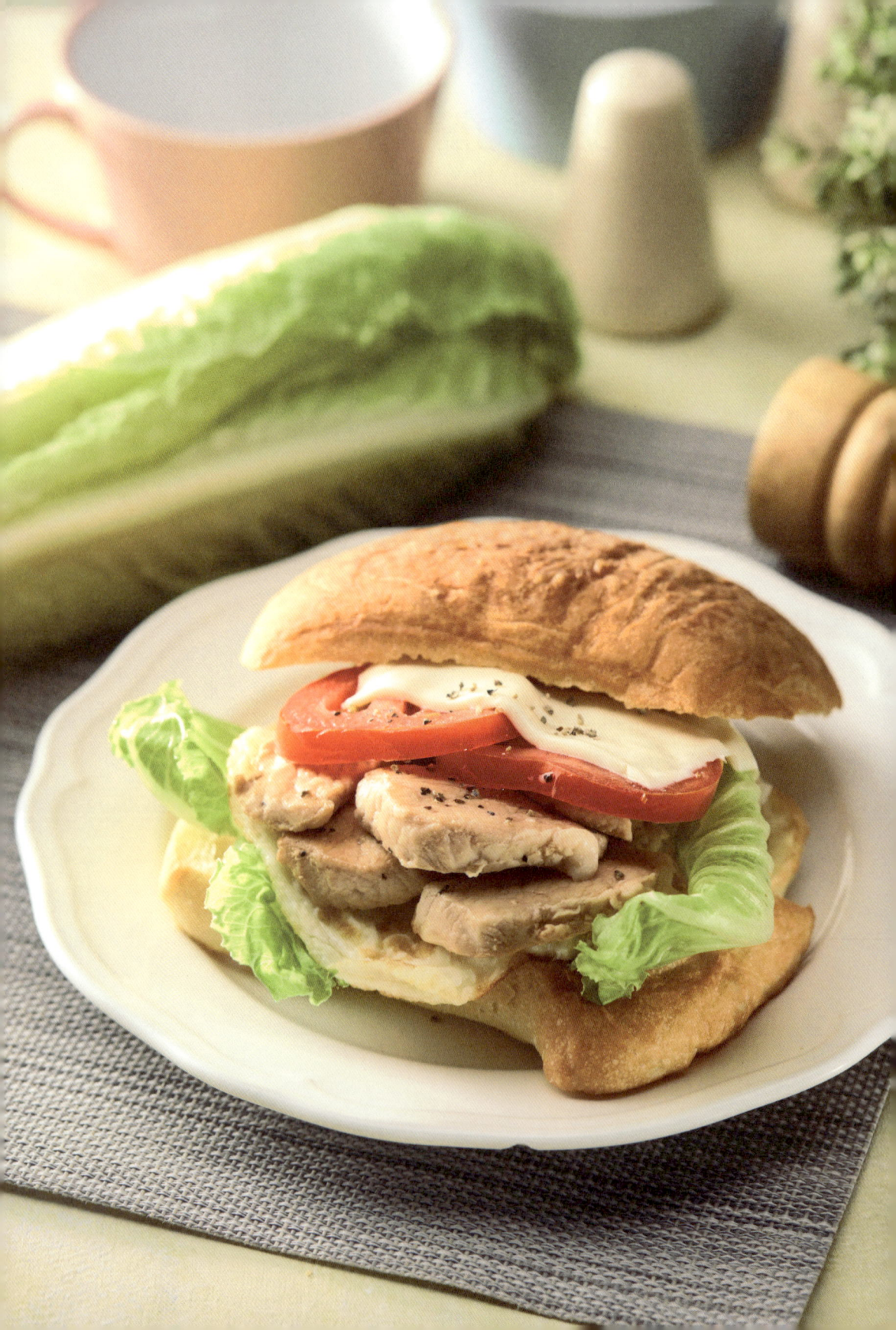

午餐 起司蔬菜豬肉巧巴達（1人份）

材料
- 巧巴達麵包（約100克）⋯⋯1個
- 豬後腿肉片⋯⋯⋯⋯⋯⋯70公克
- 雞蛋⋯⋯⋯⋯⋯⋯⋯⋯⋯1顆
- 番茄⋯⋯⋯⋯⋯⋯⋯⋯50公克
- 蘿蔓生菜⋯⋯⋯⋯⋯⋯50公克
- 起司⋯⋯⋯⋯⋯⋯⋯⋯⋯1片
- 油⋯⋯⋯⋯⋯⋯⋯⋯⋯1茶匙

醃料
- 蒜頭⋯⋯⋯⋯⋯⋯⋯⋯少許
- 白胡椒粉⋯⋯⋯⋯⋯⋯1茶匙
- 醬油⋯⋯⋯⋯⋯⋯⋯⋯1茶匙

調味料
- 鹽⋯⋯⋯⋯⋯⋯⋯⋯1/2茶匙
- 黑胡椒⋯⋯⋯⋯⋯⋯⋯1茶匙

做法
1. 豬後腿肉片加入醃料拌勻，醃製10分鐘，備用。
2. 雞蛋洗淨，用紙巾擦乾水分，打成蛋液；蘿蔓生菜洗淨，用手撕成小片。
3. 取平底鍋倒入少許油加熱，放入蛋液煎成荷包蛋，取出；將豬後腿肉片入鍋煎熟，加入鹽調味。
4. 巧巴達麵包放入烤箱中，以180°C烤約5分鐘，取出。
5. 依序將起司片、番茄片、豬肉片、荷包蛋、蘿蔓生菜鋪在巧巴達麵包內，撒上黑胡椒，即可食用。

※ 營養成分分析（每1人份）

蛋白質（公克）	碳水化合物（公克）	脂肪（公克）	熱量（大卡）	膳食纖維（公克）
26	64	15	495	4.8

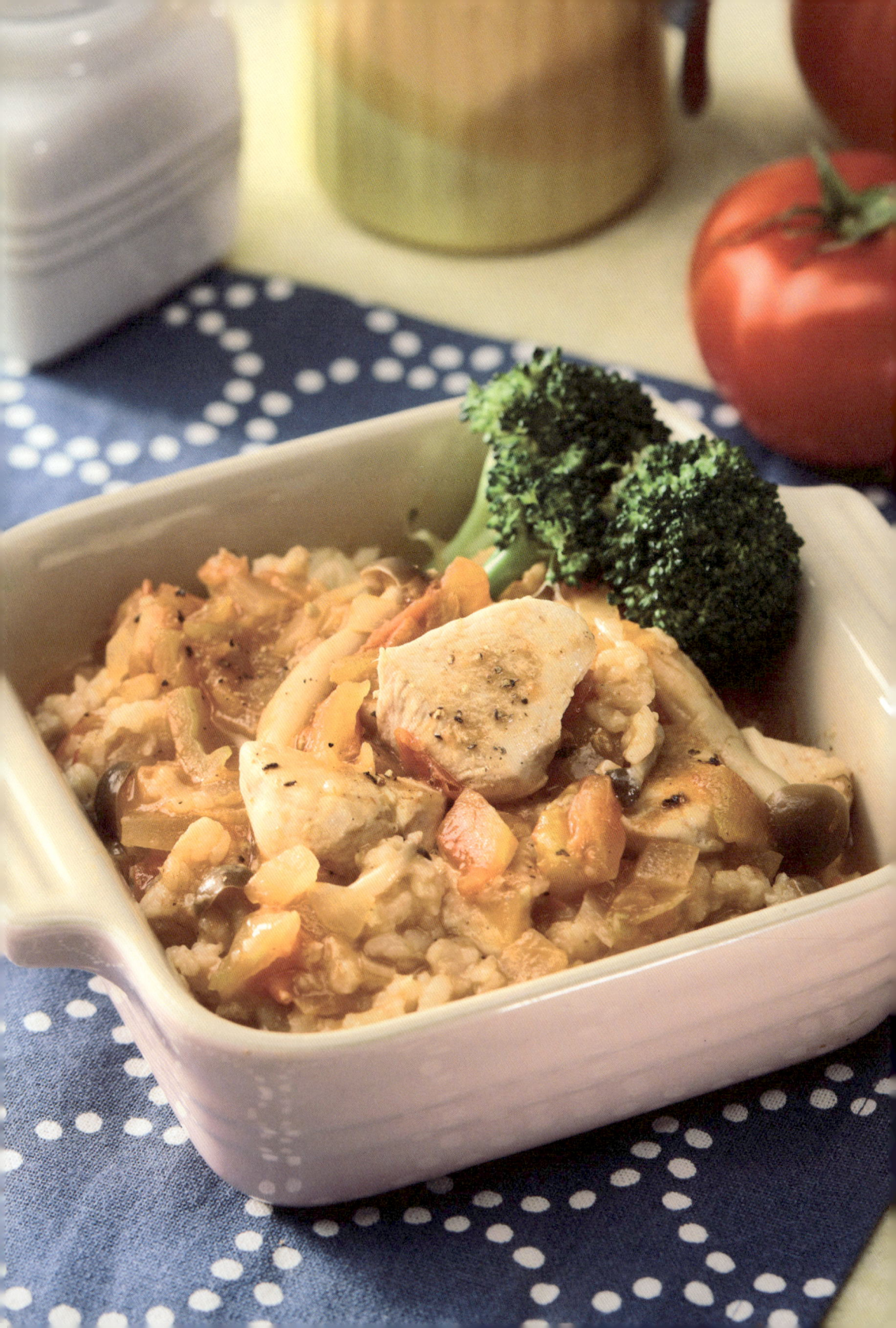

・晚餐・ 懶人電鍋料理 番茄蒜香雞燉飯（2人份）

材料
- 雞胸肉塊（2x2公分）……200公克
- 白米……………………60公克
- 胚芽……………………60公克
- 蒜末……………………少許
- 洋蔥片…………………40公克
- 牛番茄塊………………150公克
- 鴻喜菇…………………50公克
- 綠花椰（小朵）………160公克
- 橄欖油…………………20公克

調味料
- 鹽………………………少許
- 胡椒……………………少許

做法
1. 雞胸肉塊先以胡椒、鹽抓醃，靜置10～15分鐘。
2. 白米、胚芽洗淨，放入電鍋待後續食材加入。
3. 熱鍋加入橄欖油，放入蒜末及洋蔥片爆香，再擺入雞胸肉煎至表面微金黃，加入牛番茄塊、鴻喜菇拌炒，倒適量清水沒過食材。
4. 將做法3的食材放入做法2電鍋內鍋中，加少許鹽和胡椒調味，外鍋放入水1杯，按下開關煮至熟。
5. 準備一鍋熱水汆燙綠花椰菜，待做法4的燉飯蒸煮好後，放上燙熟的綠花椰菜，即可食用。

※ 營養成分分析（每1人份）

蛋白質（公克）	碳水化合物（公克）	脂肪（公克）	熱量（大卡）	膳食纖維（公克）
29	55	19	507	4.7

※ 營養師小叮嚀

蔬菜可以替換為其他高纖維的食材（如秋葵、櫛瓜），高纖維食材除了增加飽足感，又可以幫助腸道健康，同時降低熱量密度，讓減脂更輕鬆唷！

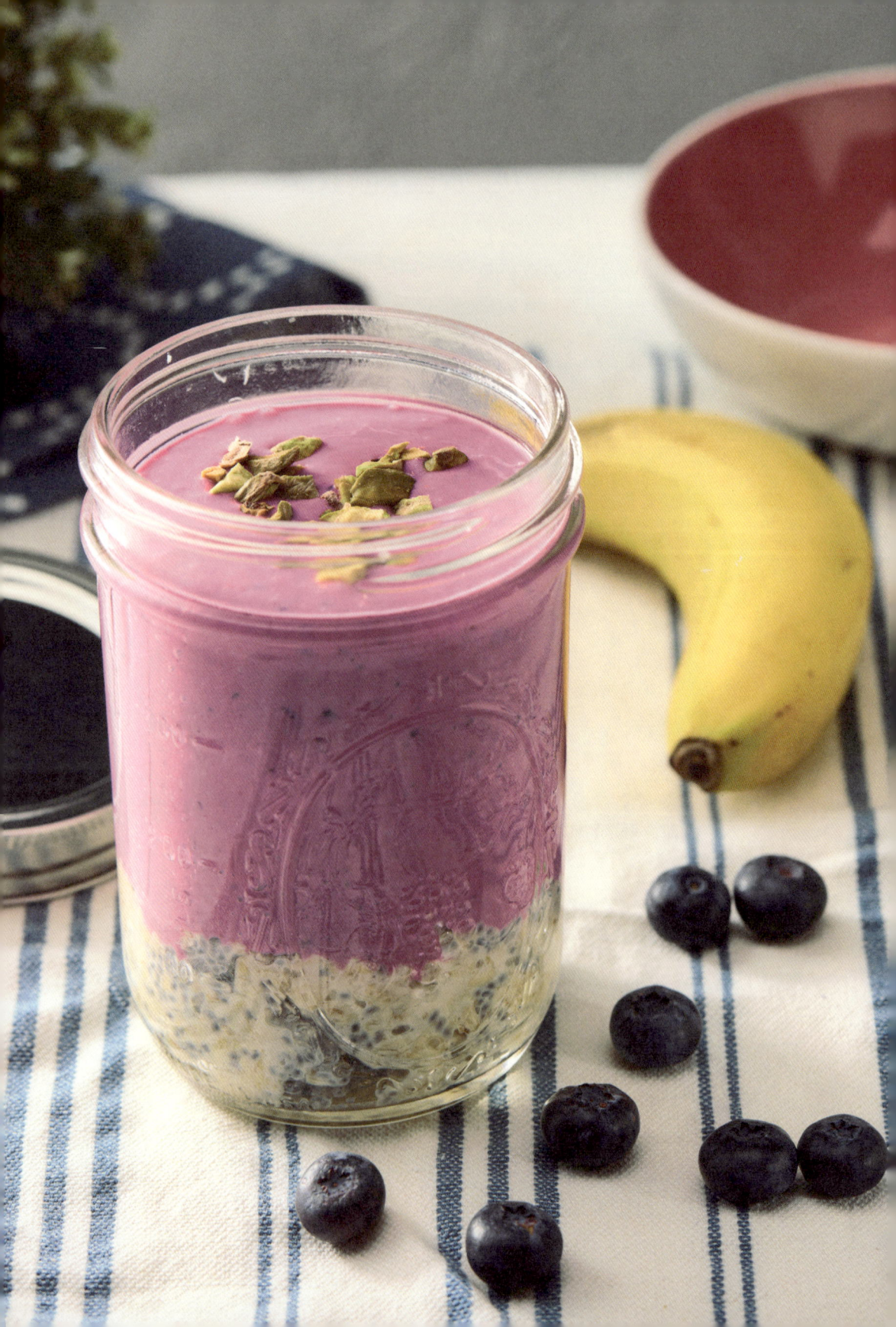

・早午餐・ 懶人早餐 莓好一天纖食罐（1 人份）

材料
- 煮食型的燕麥片……40 公克
- 奇亞籽……2 大匙
- 鮮奶……120 毫升
- 藍莓……80 公克
- 香蕉……50 公克
- 希臘優格……120 公克
- 開心果……10 公克

做法

1. 取容器，先放入燕麥片、奇亞籽平鋪於罐底，加入鮮奶（淹過燕麥片），備用。
2. 藍莓、香蕉及希臘優格放入另一容器中，取手持式攪打機均勻攪打成果泥狀。
3. 將做法2的果泥加入做法1的燕麥片上，食用前加入開心果，即可享用。

※ 營養成分分析（每 1 人份）

蛋白質（公克）	碳水化合物（公克）	脂肪（公克）	熱量（大卡）	膳食纖維（公克）
18	70	17	505	7.5

※ 營養師小叮嚀

1. 纖食罐搭配了富含維生素 C 和抗氧化植化素的水果、優質蛋白質的來源→乳品類，以及健康油脂→堅果。不論是忙碌的上班族、運動後食物取得不易者，來一餐營養又豐盛的纖食罐 DIY 補充能量吧！
2. 燕麥片依照加工的程度可分為「即食型」及「煮食型」。有感於平日上班，製作早餐時間短，因此若是您要提前一天做好纖食罐，就要選擇「煮食型」的燕麥片喔！

- 「即食型」的燕麥片：因為要符合即泡即飲的功能，在加工過程中會經過壓延與切割。
- 「煮食型」的燕麥片：壓延力較小，可耐受短時間的烹煮以及長時間的浸泡。

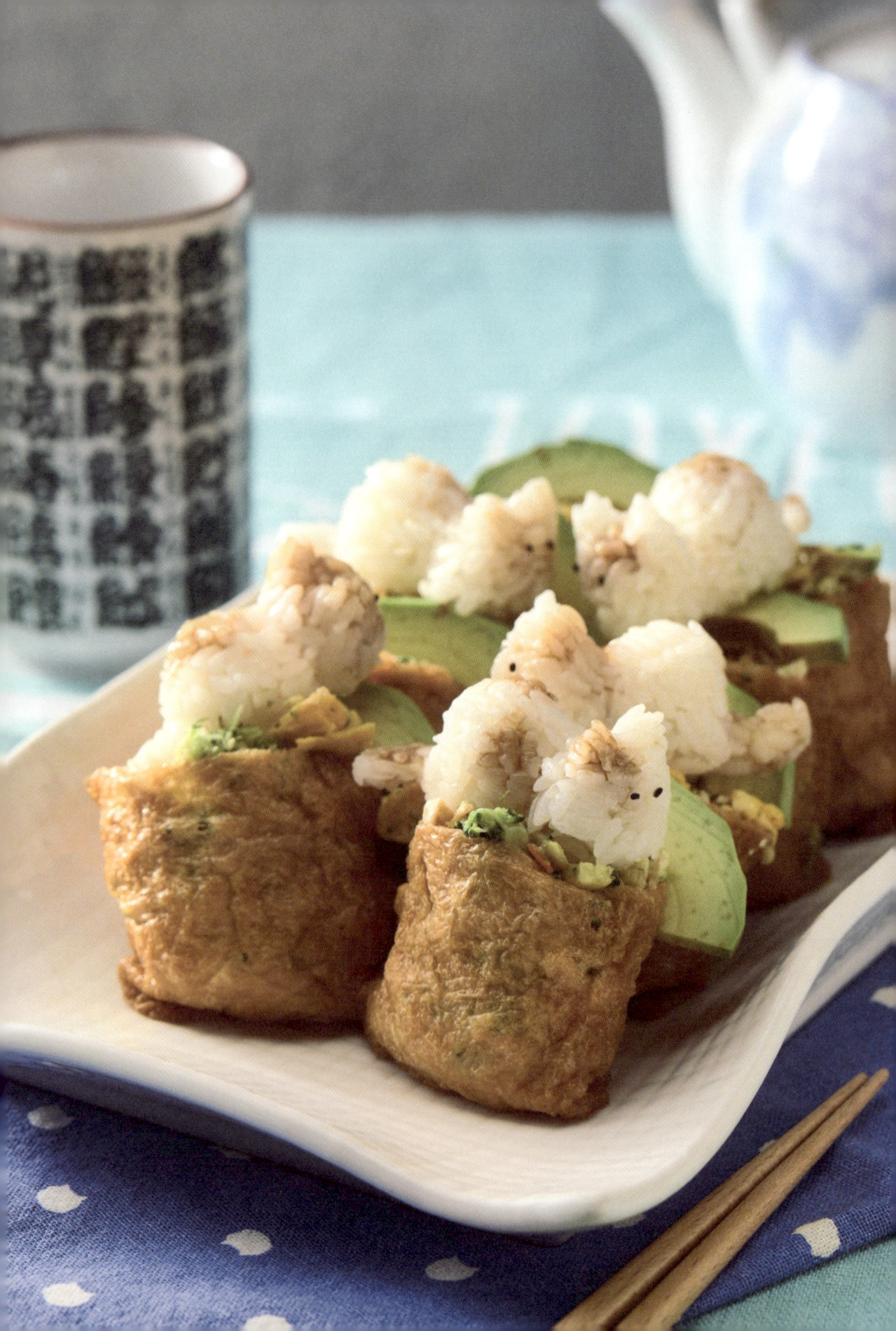

· 晚餐 · 稻荷蔬食餐 **高蛋白稻荷壽司**（2人份）

材料
- 稻荷壽司皮……8片
- 板豆腐……160公克
- 雞蛋……2顆
- 綠花椰菜……80公克
- 玉米筍……50公克
- 紅蘿蔔……20公克
- 酪梨……30公克
- 白飯……160公克

調味料
- 壽司醋……20毫升
- 油……1茶匙
- 醬油……少許

做法

1. 全部的蔬菜分別洗淨、切碎；酪梨切片。取容器，加入豆腐用手捏碎，打入雞蛋拌勻，備用。

2. 取平底鍋倒入油和豆腐碎，以小火拌炒數下，加入蔬菜碎炒至蓬鬆後，起鍋製成豆腐蔬菜餡。再將餡料平均填入壽司皮中，上面蓋一片酪梨片。

3. 白飯加入壽司醋調味，然後放入食物模型中塑形，將塑形後的壽司飯與做法2組合，以醬油畫出喜愛的紋路、表情，即完成。

※ 營養師小叮嚀

1 高蛋白稻荷壽司料理主要特色：
- 以豆腐取代部分的米飯，不但增加料理中蛋白質比例，同時也減少澱粉攝取。
- 主食材豆腐不但是優質蛋白質來源，且不含飽和脂肪酸，烹調採用低油方式，降低整道料理的熱量。
- 料理以溫涼的方式供應，非常適合炎炎夏日胃口不佳時食用。

2 可依照個人喜好，搭配其他不易出水的蔬菜。

※ 營養成分分析（每1人份）

蛋白質（公克）	碳水化合物（公克）	脂肪（公克）	熱量（大卡）	膳食纖維（公克）
21	56	11	407	3.8

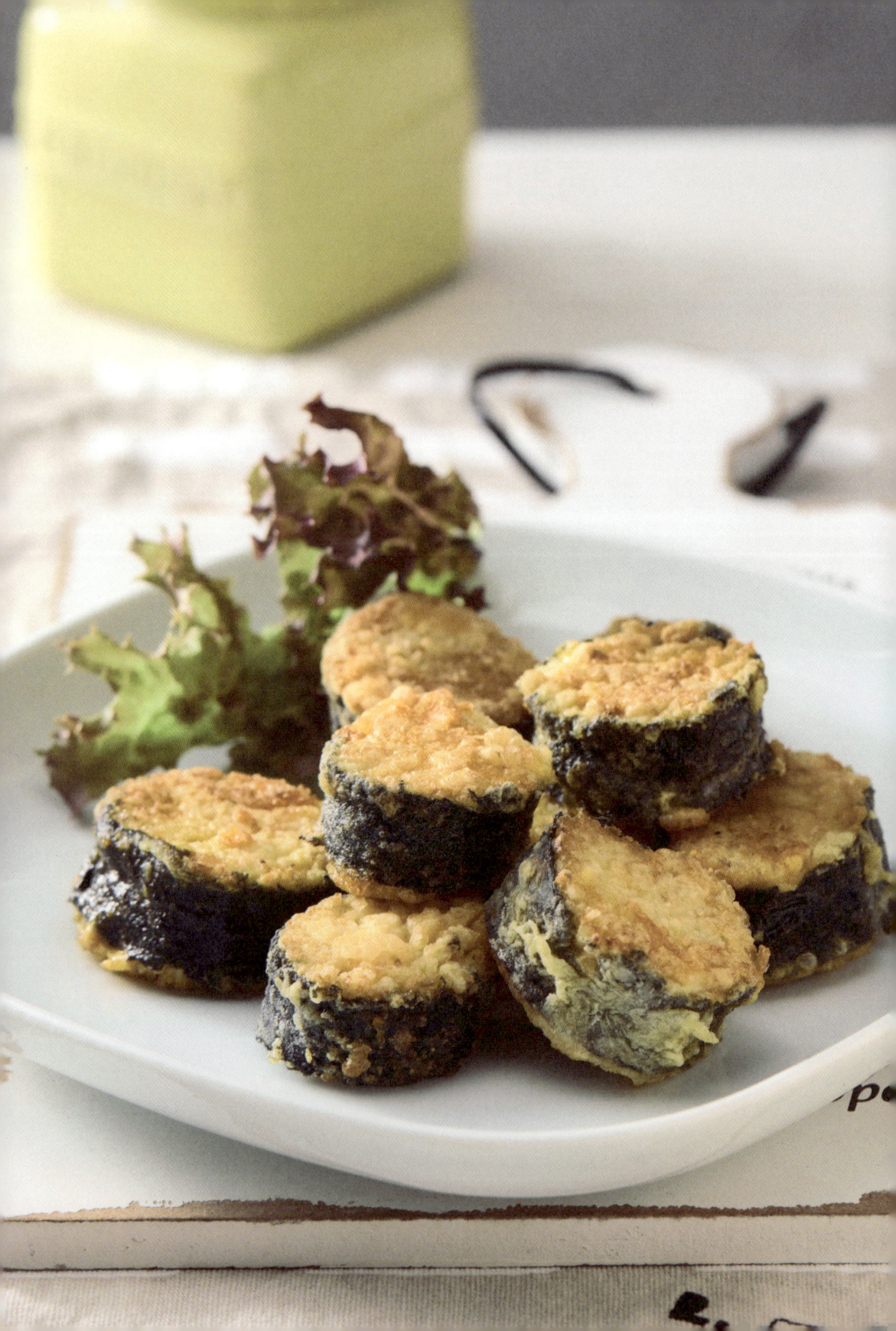

療癒「瘦」寵 金針干貝燒（2人份）

輕食點心

材料
金針菇…………… 100公克
壽司海苔………… 1片
雞蛋……………… 1顆
麵粉……………… 少許
油………………… 1茶匙

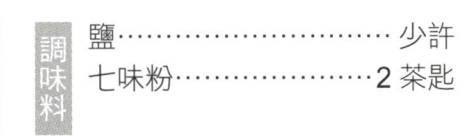

調味料
鹽………………… 少許
七味粉…………… 2茶匙

做法

1. 將金針菇表面小心清洗乾淨（保留整束，勿鬆散），以紙巾將表面水分吸乾，再把金針菇分成2～3小把。
2. 取海苔一片，中間放入金針菇捲成壽司狀，接口處沾少許的水黏合（分別完成一束束），再切成2公分厚的小段，撒上鹽、七味粉調味，備用。
3. 取做法2的金針菇小段，表面分別沾上麵粉，再裹上蛋液。
4. 取炒鍋加入油燒熱，放入金針菇小段，以小火煎至兩面金黃，即可享用（可搭配芝麻葉或其他生菜一起食用）。

※ 營養成分分析（每1人份）

蛋白質（公克）	碳水化合物（公克）	脂肪（公克）	熱量（大卡）	膳食纖維（公克）
4	4	4	68	2

※ 營養師小叮嚀

1. 利用金針菇整束纖細的菇柄特色，橫切製作出類似干貝的纖維紋理。
2. 金針菇的水溶性膳食纖維十分豐富，可吸水膨脹，增加糞便體積，柔軟並促進糞便排出，也能稀釋糞便中有害物質的濃度，結合膽酸和固醇類物質，進而降低血膽固醇濃度。
3. 金針菇含有菸鹼酸，可穩定神經，舒緩心情，非常適合正在進行體重控制的您，減緩因限制熱量而容易暴躁的情緒。

2-5 一週早午晚餐減重飲食示範＆輕食點心

183

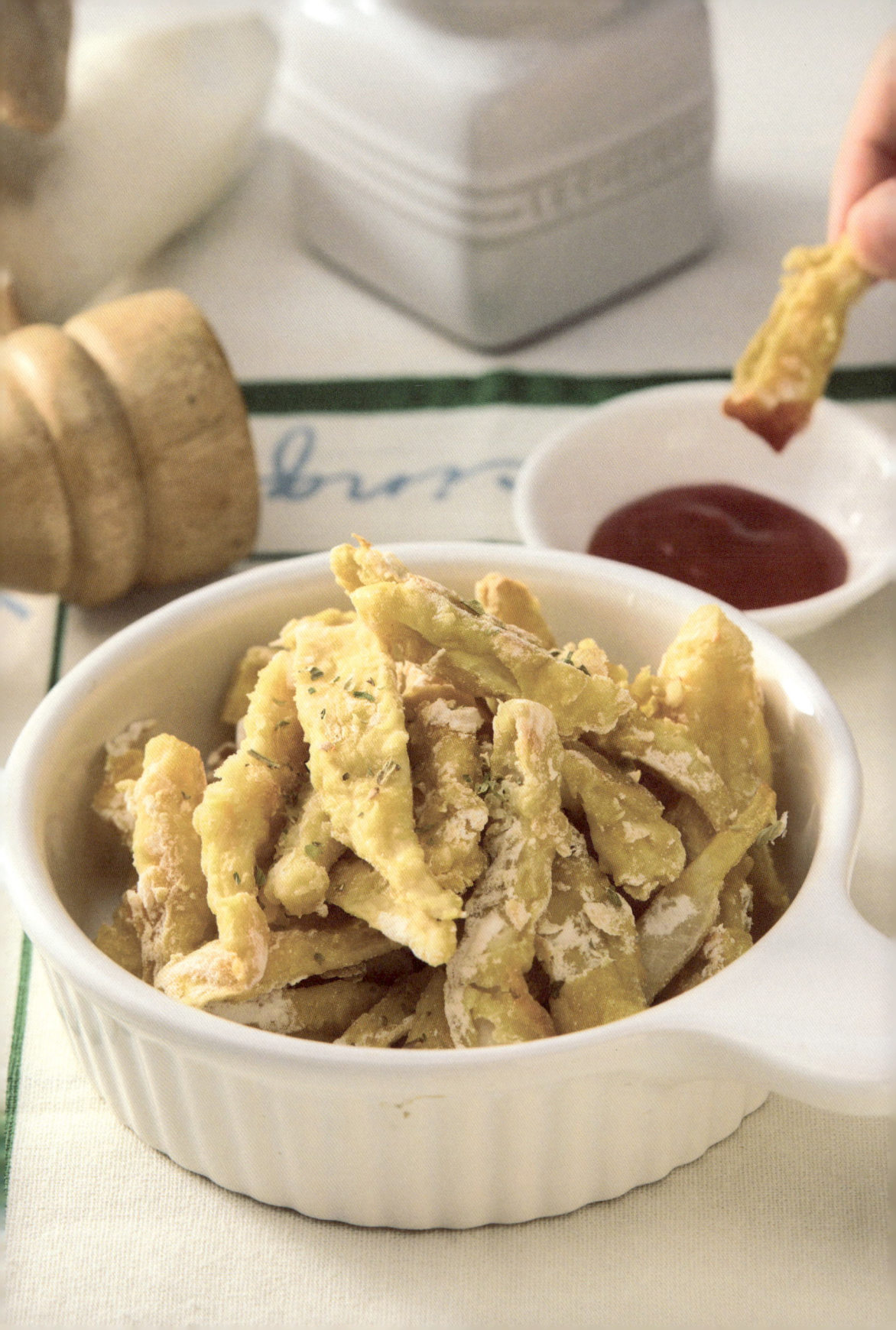

不菇單香烤薯條（2 人份）

輕食點心

材料
杏鮑菇……200 公克
九層塔……10 公克
雞蛋………1 顆
太白粉……2 大匙

調味料A
鹽…………1 茶匙
黑胡椒粉……1 茶匙
太白粉………2 茶匙

調味料B
紅椒粉………2 茶匙
孜然粉………2 茶匙

做法

1. 杏鮑菇截切成5〜6公分長段，沿菇柄的纖維方向撕成條狀，加入調味料A，抓醃靜置10分鐘；九層塔洗淨，切細碎，備用。
2. 雞蛋打成蛋液，加入太白粉攪拌均勻後，放入做法1的杏鮑菇條拌勻。
3. 取烤盤，鋪上烘焙紙，倒入做法2拌好的杏鮑菇條、九層塔碎分開鋪平。
4. 放入烤箱，以180℃烤20分鐘，取出翻面，撒入調味料B續烤3分鐘，即完成。

※ 營養成分分析（每1人份）

蛋白質（公克）	碳水化合物（公克）	脂肪（公克）	熱量（大卡）	膳食纖維（公克）
7	10	2	56	3.3

※ 營養師小叮嚀

1. 杏鮑菇特殊的纖維口感，常常讓人誤以為肉塊，但因豐富的膳食纖維、低熱量，非常適合正在限制熱量又嘴饞的您，做為低卡零嘴點心。
2. 100 公克杏鮑菇中含有 3 公克膳食纖維，是一般蔬菜的 2〜3 倍，同時其中的 β-葡聚醣多醣體，可活化人體免疫系統，好處多多。

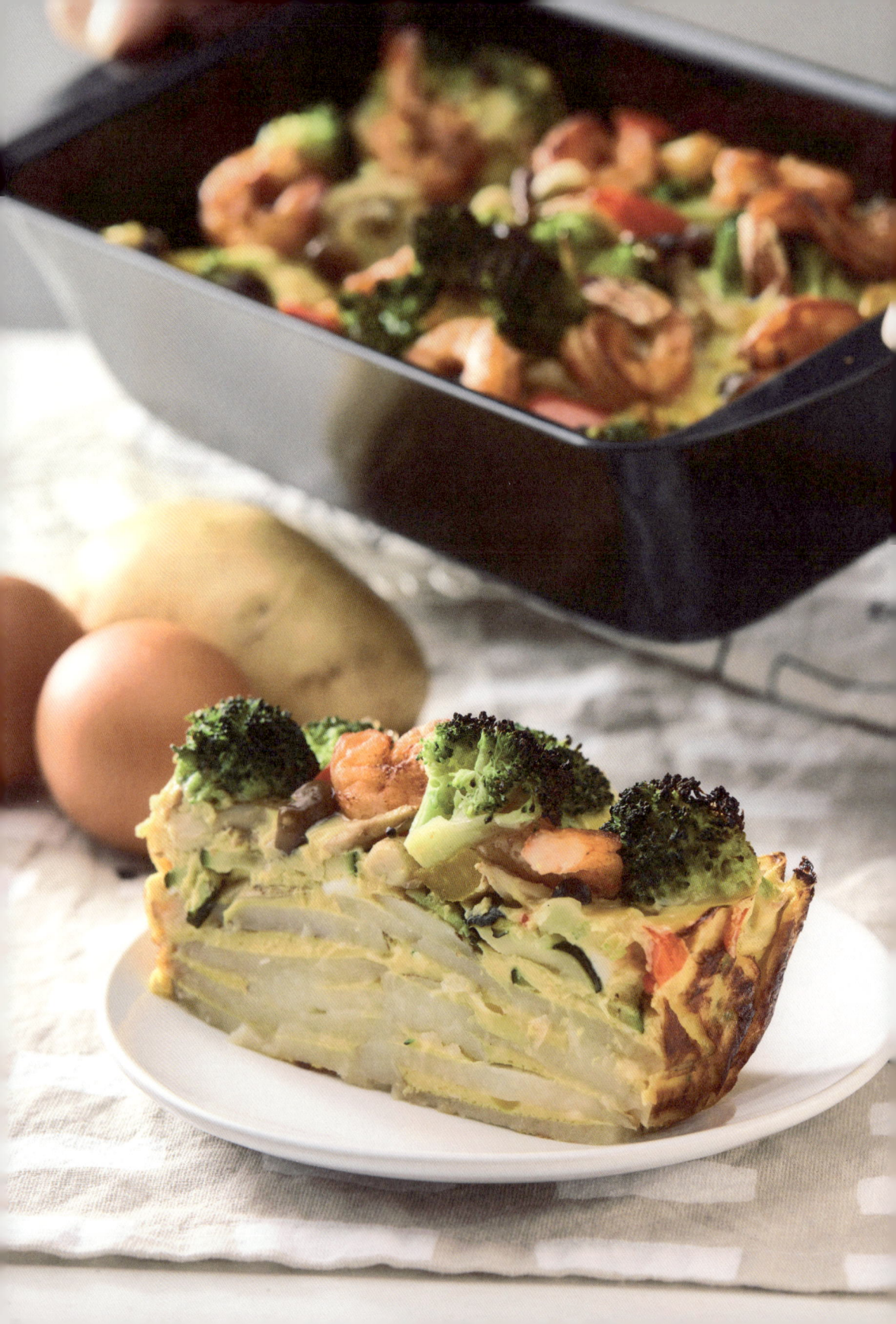

輕食點心 鮮味千層浪烘蛋（4人份）

材料
- 蝦仁⋯⋯⋯⋯⋯⋯⋯150公克
- 馬鈴薯⋯⋯⋯⋯⋯⋯500公克
- 櫛瓜⋯⋯⋯⋯⋯⋯⋯100公克
- 綠花椰菜⋯⋯⋯⋯⋯120公克
- 鴻喜菇⋯⋯⋯⋯⋯⋯120公克
- 紅、黃甜椒丁⋯⋯⋯各20克
- 雞蛋⋯⋯⋯⋯⋯⋯⋯3顆
- 牛奶⋯⋯⋯⋯⋯⋯⋯150毫升

調味料A
- 酒⋯⋯⋯⋯⋯⋯⋯⋯1大匙
- 黑胡椒粉⋯⋯⋯⋯⋯1茶匙
- 太白粉⋯⋯⋯⋯⋯⋯2茶匙

調味料B
- 鹽⋯⋯⋯⋯⋯⋯⋯⋯2茶匙
- 黑胡椒⋯⋯⋯⋯⋯⋯2茶匙

做法

1. 食材洗淨，馬鈴薯、櫛瓜帶皮刨成薄片狀；綠花椰菜切小朵；鴻喜菇去尾剝散；雞蛋打成蛋液；蝦仁加入調味料A抓醃，備用。
2. 綠花椰菜、鴻喜菇、紅甜椒丁、黃甜椒丁放入滾水中汆燙，撈起，瀝乾水分，放入蛋液中，加入牛奶、調味料B，攪拌均勻，備用。
3. 取深烤盤，鋪上烘焙紙，將馬鈴薯片、櫛瓜片層層交錯排列，再倒入做法2的蔬菜蛋液。
4. 烤箱預熱180℃，將烤盤放入烤箱烘烤約15分鐘，取出，鋪上蝦仁續烤15分鐘至熟，即可取出享用。

※ 營養成分分析（每1人份）

蛋白質（公克）	碳水化合物（公克）	脂肪（公克）	熱量（大卡）	膳食纖維（公克）
13	21	3	163	3.0

※ 營養師小叮嚀

1. 馬鈴薯是優質的碳水化合物來源，但熱量卻比同重量的白米飯少一半，是減重時期很好的主食來源。
2. 馬鈴薯帶皮一起烹調，不但可增加膳食纖維攝取，還可保留更多的鉀、鎂、鈣、鐵質、維生素C等多種營養素。

好好搭鮮味抹醬（1人份）

輕食點心

※ 營養成分分析（分成 10 等份，每 1 人份）

蛋白質（公克）	碳水化合物（公克）	脂肪（公克）	熱量（大卡）	膳食纖維（公克）
9	4	3	80	0.6

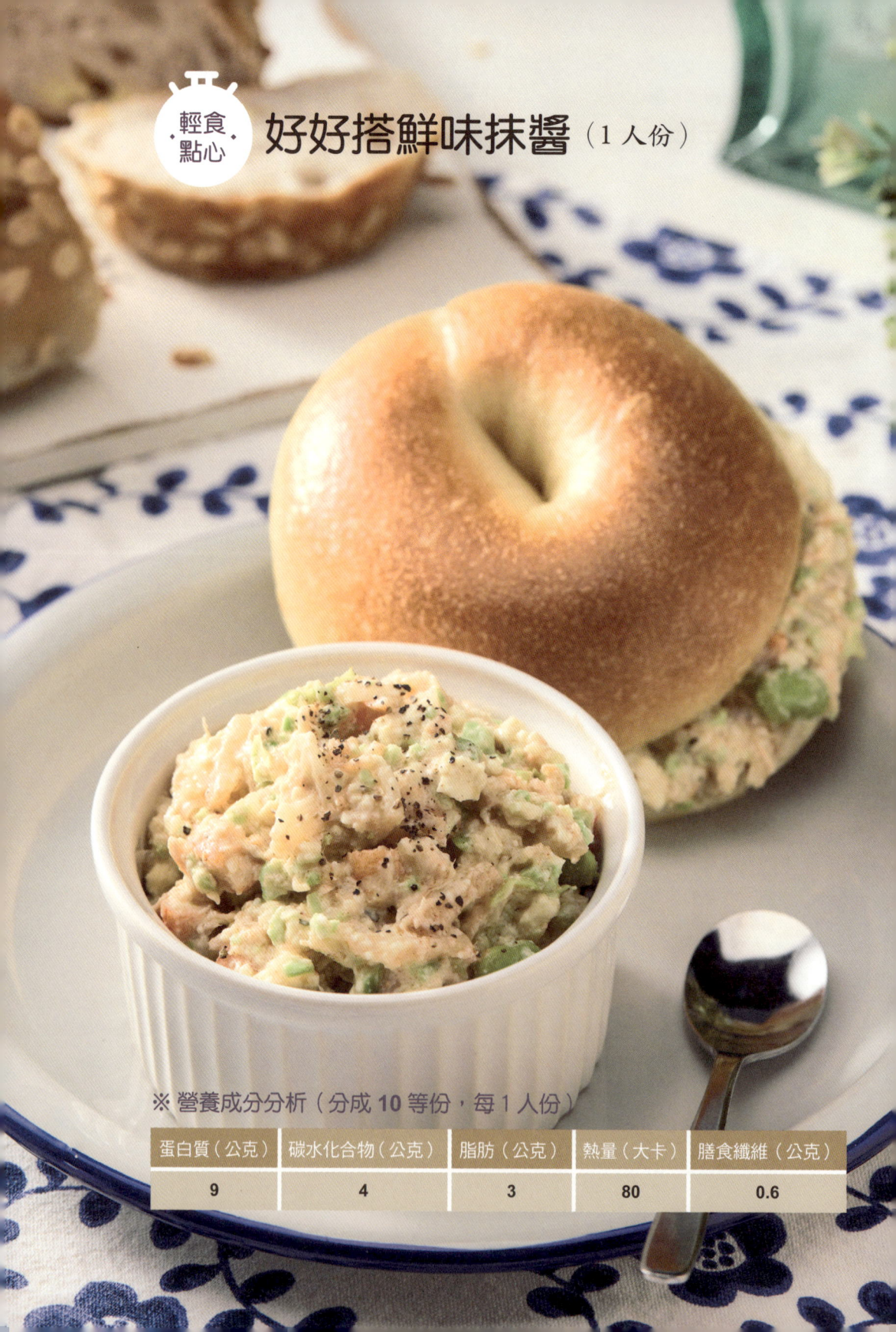

材料	
蝦仁	100 公克
鮭魚	150 公克
干貝	170 公克
板豆腐	150 公克
毛豆仁	50 公克
洋蔥	100 公克
蒜頭	5 瓣
檸檬	1 顆
橄欖油	2 茶匙
希臘優格	120 公克

調味料A	
鹽	1 茶匙
黑胡椒	1 茶匙
煙燻紅椒粉	2 茶匙

調味料B	
鹽	2 茶匙
黑胡椒	2 茶匙
巴西利粉	2 茶匙
義式香料	2 茶匙

做法

1. 蝦仁、鮭魚、干貝分別洗淨，撒上調味料A，抓醃5分鐘，放入烤箱以180℃烤15分鐘，取出放涼。蝦仁切小丁，鮭魚挑出魚刺捏碎，干貝剝成絲，備用。

2. 板豆腐捏碎，洋蔥切小丁，蒜頭磨成泥，檸檬擠出檸檬汁，檸檬皮刨細碎，備用。

3. 熱鍋，加入橄欖油、洋蔥丁、蒜泥、毛豆仁拌炒（至洋蔥呈半透明狀），續加入豆腐碎、做法1的蝦仁小丁、鮭魚碎、干貝絲拌炒數下，起鍋。

4. 取乾淨容器，放入做法3的食材、希臘優格、調味料B、檸檬汁和檸檬皮碎，充分拌勻後以密封罐冷藏保存，隨時可取出食用。

※ 營養師小叮嚀

1. 市售的海鮮醬、干貝醬等，大多以奶油為基底，因為熱量高，總是令人不敢下手。這道料理將基底換成板豆腐與希臘優格，不但減少了熱量與飽和脂肪酸攝取，同時優質蛋白質、鈣質含量也隨之增加。

2. 抹醬利用海鮮與洋蔥的鮮甜、優格與檸檬的酸味、多種香辛料的調味，減少鹽的使用，是美味無負擔的好選擇。

3. 做好的抹醬可搭配全麥土司、貝果或生菜沙拉，搭配性十足，非常適合減重時怕踩雷、沒時間準備餐點或想無腦選擇的您，但因為新鮮現做，記得放冰箱冷藏3天內要吃完喔！

讓飲食成為你支持自己的方式

每一次用餐的選擇，都是你對身體的一句：「我在乎你。」

葉宜玲（臺大醫院營養室營養師）

恭喜您！您走到這裡，這代表您不只是翻完了一本書，更是準備好要用新的方式照顧自己。減重時搭配的飲食方式從來不只是「吃少一點」，而是「更理解自己真正需要什麼」！我們在前面提供的示範食譜，不是讓您死板板照抄，而是幫您建立起一個可以彈性運用的飲食邏輯與架構：

● **根據時間排程選擇**：早上趕時間？就從我們的「懶人早餐、開罐即食」開始吧；有空閒好好準備，就試著做份豐盛的平衡料理，如：西班牙海鮮燉飯、豬排豆腐便當。

● **根據當天運動量調整**：運動日選擇蛋白質高、碳水比例適中的搭配；休息日可改以高纖、清爽、少油的組合。本書每道食譜已清楚標示料理中所含的三大營養素份量、膳食纖維克數，大家可以多加運用。

● **根據情緒與需求變化**：三正餐外，總想吃點什麼但又怕熱量爆表？那就參考輕食點心的部分。

不一定每一道都要做，但每一道都可以根據您的生活去改變，這就是我們想給您的能力：活用，而不是依賴。所以，請不要給自己壓力，也不要追求「完美執行」，每一道示範食譜都有營養師小叮嚀，說明菜單設計重點與食材特性，我們可以依照自己的生活型態、食物取得方便性加以調整，那就是最貼近自己節奏的飲食方式。

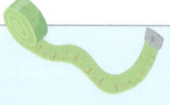

食譜活用小建議

- 選擇您喜歡的三道食譜抄下來，貼在冰箱門上，變成專屬您的「營養安心清單」。
- 試著挑一天，用書裡的食材清單做「一週備料日」。
- 根據運動計畫，選擇餐點，幫自己提前規劃每週三天的高蛋白日。

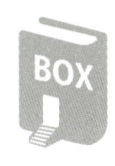

BOX 面對體重波動，該如何突破

辜郁晴（臺大醫院營養室營養師）

在體重控制期間，難免會遇到體重上下波動，這時可以善用工具，並透過系統化分析協助自己突破。（如下圖）

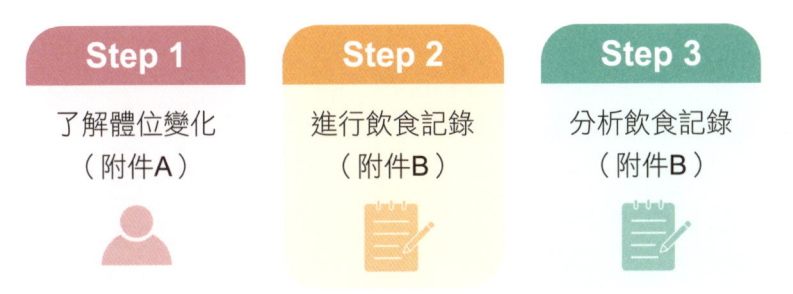

Step 1 了解體位變化（附件A）

Step 2 進行飲食記錄（附件B）

Step 3 分析飲食記錄（附件B）

首先，必須要能夠察覺體重陷入起伏變化，因此建議定期監測體位狀況，最簡單的指標就是量體重與腰圍，並可進一步量體組成百分比，從中了解數值波動的意義。舉例來說，若體重變化不明顯，但腰圍與體脂率仍有明顯減少，則可不必過度擔憂體重未下降，因為此時可能為增肌減脂所產生的體重持平現象。

第二步，飲食記錄。若自我感受已經很用心在飲食控制與執行運動計畫，但體重仍然沒有變化，有可能有些飲食陷阱或盲點未能立即察覺，可藉由本書的附件A，進行飲食記錄與從中找尋可以改善的飲食策略。

第三步，尋找突破點。透過分析飲食記錄，更客觀地察覺飲食選擇的劣勢項目，並從該項目中做調整，即可幫助自己做好飲食控制。

附件A、體重記錄表

身高：_____ 體重：_____ BMI：_____（理想體位BMI＝18.5～24）

目標體重：_____

日期	體重	腰圍	體脂率

附件B、飲食記錄與自我評值表

日期：_____年_____月_____日

		內容	自我評值	
			優勢	劣勢
食物與進食內容	早餐		□蔬菜攝取足夠 □飲食少油烹調 □以原型食物為主 □份量適中 □蛋白質以低脂為主	□蔬菜攝取不足 □飲食多油炸／油煎 □加工食物居多 □份量過多 □蛋白質以高脂或加工肉品為主
	午餐			
	晚餐			
	點心		□未攝取 □小份量點心 □低熱量密度點心	□大份量點心 □高熱量密度點心
	水果		□新鮮水果 □份量恰當（2份／日）	□果汁或加工水果 □份量過多
液體	水／無糖茶		□攝取足夠	□攝取不足
	含糖飲料		□未攝取	□攝取含糖飲料
	酒精		□未攝取	□攝取酒精

※說明：請依據各項目填寫飲食內容，並依照右方自我評值來初步了解體重控制飲食的優缺點。若缺點項目較多，建議做些調整，以協助突破體重控制的瓶頸。此外，建議須長時間維持較好的飲食習慣喔！

Part 03

健康減重必修 10 堂運動課

3-1　將營養均衡與運動有效結合

3-2　運動前後的營養補充與飲食建議

3-3　運動與能量代謝的平衡

3-4　減重中的代謝提升策略——
　　　打造持久燃脂體質的關鍵

3-5　生活化的減肥運動大解析

3-6　有效的有氧運動

3-7　增肌減脂的運動計畫

3-8　增肌減脂的運動與飲食搭配

3-9　紓壓的生活化伸展運動

3-10　運動熱病預防與治療

3-1 將營養均衡與運動有效結合

葉宜玲（臺大醫院營養室營養師）

減重不是只有「少吃」或「狂運動」！不要再有碳水化合物（澱粉）恐懼症了！！不同的運動型態搭配飲食調整才能健康瘦永持久！！！

在門診中，遇到形形色色的減重諮詢者，有初次意識到需要好好審視自己，來諮詢減重建議的；也有已經在減重這條路上磕磕碰碰一陣子，甚至好幾年的。為什麼體重總是減不下來呢？減重好難！在這類諮詢者中，我發現有許多人在減重時會選擇極端的方法，可以簡單分成兩類：

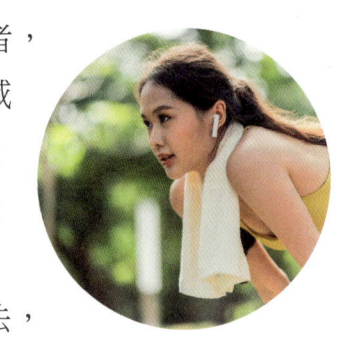

● **節食派**：對總熱量有著迷思，透過各種節食的方式，拼命減少食物攝取，最後因營養不均衡，導致肌肉流失、基礎代謝下降，最後反覆復胖。

● **運動狂**：靠高強度運動燃燒熱量，但缺乏良好的飲食計畫，運動後節食或暴飲暴食（營養不足或熱量攝取過高），結果體重不降反升。

其實，成功的減重策略一直以來就是：均衡營養＋運動，這樣才能減脂不減肌，提高代謝率，打造更健康的體態！

減重時的碳水化合物黃金比例：如何吃對才有效？

> **關鍵重點**
>
> 碳水化合物（澱粉）——不是敵人，而是減重的好夥伴
> ＃為什麼碳水化合物被誤解了？「破除澱粉恐懼」

「碳水化合物＝發胖」、「想瘦就要戒碳水！」這幾句話是不是很熟悉？這種迷思太根深柢固了，很多人為了減重，完全不碰米飯、麵條、麵包，甚至連水果都不敢吃！但這樣真的對嗎？我們先來破解幾個常見迷思：

＃迷思 1：碳水化合物就是導致肥胖的元兇？

錯！真正讓您胖的不是碳水化合物，而是攝取過多熱量。就算完全不吃碳水化合物（*如吃肉減肥法、生酮飲食等*），只要攝取熱量＞消耗熱量，體重還是會增加。反過來說，即使您吃碳水，只要攝取熱量＜消耗熱量，體重一樣會下降（*這邊我們先不討論健不健康*）。

＃迷思 2：低碳飲食是減重唯一的方法？

錯！低碳飲食（*如生酮飲食*）雖然能短期內讓體重下降，但不是每個人都合適，而且長遠來說，可能會影響健康。例如，沒有攝取足夠的碳水化合物，容易感覺疲累、頭暈、注意力不集中，最後導致體力下降。另外，我們的肌肉需要肝醣（*碳水的儲存形式*）來提供能量，飲食中缺乏碳水化合物，可能導致訓練無力，使運動表現變差。我們更不希望看到的是，女性長期使用低碳飲食，可能會影響月經週期，甚至導致荷爾蒙失調。

3-1 將營養均衡與運動有效結合

195

#迷思3：碳水化合物會造成血糖飆升，讓脂肪囤積？

我們必須知道，攝取碳水化合物本來就會使血糖上升，但不是讓血糖暴衝，選擇好的碳水化合物來源，血糖也能平穩控制。精緻的碳水化合物（**壞碳水**）會讓血糖快速升高，導致胰島素分泌增加，讓身體容易傾向脂肪囤積；而未精緻的碳水化合物（**好碳水**），通常伴隨著高纖維質，消化速度較慢，能穩定血糖，提供穩定能量，讓您更容易控制體重。

由上述迷思中，我們可以知道碳水化合物是身體最主要的能量來源，如果長期攝取不足，可能會帶來以下問題：

1. 基礎代謝率下降：身體缺乏足夠能量，進入「節能模式」，導致燃燒熱量的速度變慢，反而更容易復胖。

2. 運動表現低落：缺少碳水化合物，肌肉內的肝醣儲備不足，力量下降，影響運動效果。

3. 大腦運作變慢：葡萄糖是大腦「唯一」的能量來源，也是大腦正常運作的動力，長期低碳水化合物飲食，容易導致記憶力減退、注意力下降。

所以，碳水化合物是讓您「有力氣減重」的關鍵，適量攝取好碳水，反而能幫助脂肪燃燒。那麼，我們該怎麼選擇碳水化合物呢？

如何吃對碳水化合物？

我們可以依照食物的精緻程度，將碳水化合物區分成兩大類：

● **好碳水**：這類碳水化合物食物來源含有豐富的膳食纖維，攝取後人體消化速度較慢，可以穩定血糖，提供長效的能量來源，減少脂肪囤積情形，建議多以此類食物為主要碳水化合物之選擇。

● **壞碳水**：這類碳水化合物的食物來源通常經過高度加工，膳食纖維含量少，且營養素流失多，容易在攝取後血糖快速上升，胰島素分泌過多，最終導致脂肪囤積增加。

好的碳水化合物來源（多選擇）

- **全穀雜糧類**：
  糙米、燕麥、藜麥、全麥麵包、紅豆、鷹嘴豆……等
- **根莖類**：
  地瓜、南瓜、山藥……等
- **水果類（適量攝取）**：
  蘋果、藍莓、奇異果、芭樂……等

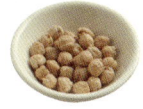

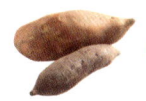

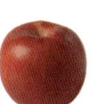

壞的碳水化合物來源（少選擇）

- 白飯、白麵包、白麵條
- 精緻甜點、蛋糕、餅乾
- 含糖飲料、果汁（容易過量）

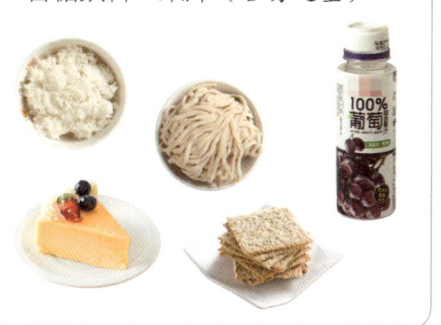

☞ Tips

挑選好的碳水化合物來源時，記住這 3 個原則：

1. 選擇原型食物，加工次數越少越好（越接近天然狀態越好）。
2. 高纖維、低 GI（升糖指數）的食物能夠幫助穩定血糖。
3. 搭配蛋白質與好脂肪，減少血糖波動，更有飽足感。

確定了「好碳水」的食物來源，我們又該如何將它們融入減重計畫呢？

首先要了解自己每日的熱量需求，並推算出碳水化合物的比例。碳水化合物的需求量因人而異，但一般建議占每日總熱量的40～50%；若有認真執行運動計畫者，則可以適當增加為50～55%，以確保能量充足。另外，也可進一步將一日所需的碳水化合物總量，依照運動時機分配：

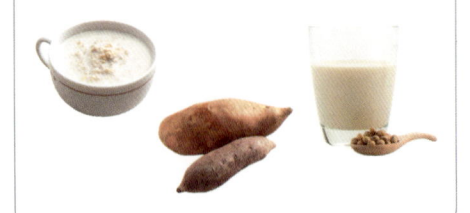

運動前 1～2 小時	運動後 30～60 分鐘
攝取「碳水化合物＋蛋白質」，提供運動所需能量。（例：燕麥＋優格、地瓜＋無糖豆漿）	補充「碳水化合物＋蛋白質」，幫助肌肉修復。（例：糙米飯＋雞胸肉、香蕉＋茶葉蛋）

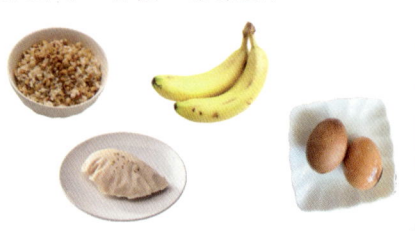

💡 **結論：不要怕碳水，吃對了才能瘦得健康！**

不需要完全戒掉碳水，而是學會如何「聰明吃」，這樣才能讓減重變成長期可行的生活方式，吃得開心又不怕胖。

- 碳水化合物不是發胖的敵人，而是身體的主要燃料。
- 選擇「好的碳水化合物」食物來源，遠離精緻加工食品，才能穩定血糖，減少脂肪囤積。
- 搭配蛋白質與健康脂肪，讓碳水化合物發揮最佳效果。
- 依照運動時間，適當攝取碳水化合物，幫助燃脂與肌肉修復。

足夠蛋白質是減重秘密武器，越多越好？

> **關鍵重點**
> 蛋白質——讓您瘦得更快，但過量反而適得其反
> #蛋白質對減重的重要性

在減重過程中，營養素蛋白質就像您的「祕密武器」，因為它能幫助您：

1. 增加或維持肌肉量，維持基礎代謝：減少體脂肪時，身體肌肉也容易一起流失，適量的蛋白質補充有助於保持肌肉量，讓您的基礎代謝率不下降。

2. 提高飽足感：相較於碳水化合物，蛋白質不會引起血糖波動，因此更能延長飽足感，減少不必要的進食。

3. 產熱效應高，幫助燃脂：食物攝取後，會引起一連串消化、吸收、代謝及儲存等生理活動，而這些過程會使體內能量消耗增加，我們稱之為食物產熱效應（thermogenesis effect of food, TEF）。而身體在消化蛋白質時，會消耗較多熱量，有助於增加能量消耗。

4. 修復組織，提升運動表現：運動後，蛋白質是肌肉修復與生長的基礎，可讓肌肉快速恢復，減少痠痛。

但是，蛋白質不是吃越多越好，適量攝取才是關鍵！當我們在計畫攝取蛋白質時，也需要停、看、聽。以下整理三個在門診時常見誤區：

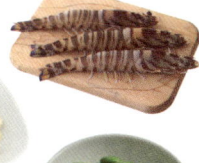

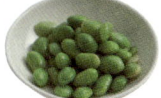

誤區 1：蛋白質攝取越多，肌肉就長越快？

錯！蛋白質攝取過量並不會直接轉成肌肉，運動＋足夠的肌肉刺激才是關鍵。肌肉成長的關鍵不只是蛋白質，還包括阻力運動訓練和總熱量攝取。如果吃過多蛋白質，超出身體需求，多餘的蛋白質還是會轉換成能量，甚至是脂肪，儲存在身體中，反而影響減重計畫。

誤區 2：蛋白粉喝越多，瘦得越快？

錯！蛋白粉只是補充品，不是必需品。蛋白質最好的來源應該是天然食物，如：豆魚蛋肉類，而不是完全依賴蛋白粉。只有飲食中蛋白質無法達到目標量，才需要考慮以蛋白粉補充，過量反而可能造成腎臟負擔。

誤區 3：低碳＋高蛋白＝最有效的減重方法？

錯！長期極端低碳水化合物＋高蛋白的飲食型態，可能影響內分泌與健康。如果碳水攝取不足，身體會優先燃燒蛋白質來提供能量，而這樣蛋白質就無法發揮修復與維持肌肉的功能。此外，如前面所述，低碳飲食可能導致頭暈、疲勞、情緒低落，甚至影響運動表現。

如何吃對蛋白質？

蛋白質攝取關鍵是「均衡攝取」，而不是極端的高蛋白低碳水飲食。那麼我們每天需要多少蛋白質呢？蛋白質需求依個人條件而不同，一般建議如下：

族群	建議攝取量 （克/每公斤體重）	範例 （體重60公斤）
一般人	0.8～1.2	48～72
減重者	1.2～1.6	72～96
規律中低強度運動者	1.6～2.0	96～120
高強度訓練者	2.0～2.5	120～150

如上表所示，一位60公斤正在減重並有規律運動的人，蛋白質攝取量應為72～120克之間，而不是盲目吃到150克以上。另外，我們一定要知道，即使算出蛋白質所需克數，也不是「全部」拿來換算成豆魚蛋肉類等優質蛋白質，而是「一半以上」來自優質蛋白質，大家不要搞錯囉！蛋白質攝取過量，可能會有以下問題：

1.腎臟負擔增加（過多蛋白質代謝產生的含氮廢物，需要腎臟幫忙排除）。

2.身體無法有效利用，多餘的蛋白質轉為脂肪儲存。

3.可能影響鈣質吸收，長期過量攝取恐會影響骨骼健康。

算出每日蛋白質需求量後，下一步該如何選擇食物來源呢？如何選擇才能兼顧健康均衡飲食？

優質蛋白質（多選擇）
- 動物性蛋白質：魚、蛋、雞肉、牛奶、優酪乳……等
- 植物性蛋白質：豆腐、豆干、豆漿、豆花……等黃豆製品、毛豆

加工蛋白質（少選擇）
- 香腸、培根、火腿、百頁豆腐（含高鈉、高飽和脂肪）
- 高糖蛋白飲品、蛋白能量棒（部分含過多糖分）

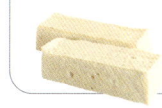

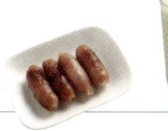

如上表所示，優質蛋白質包含了豆魚蛋肉類、乳品類，但因考量此類食物攝取總量增加，選擇時應以脂肪含量少的食物為優先：

1. 如毛豆或豆腐、豆干、豆漿、豆花……等黃豆製品，此類產品脂肪含量少且不含飽和脂肪酸，應優先選擇。

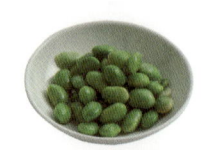

2. 魚類與雞胸肉等食材，飽和脂肪酸含量比紅肉（豬肉、牛肉等）少，可多加選擇。

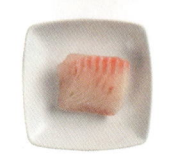

3. 產品中含高鈉、高飽和脂肪的食品應該避免，如香腸、培根、火腿、魚漿煉製品等。

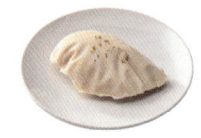

4. 部分含過多糖分的高蛋白食品也須小心注意。

此外，如果是吃全素的人，飲食菜單中需同時混合豆類、堅果及全穀雜糧類，獲得完整必需胺基酸組成，以利蛋白質合成。例如：糙米堅果飯＋豆製品。

結論：「均衡飲食」才是最健康的減重方式，而不是極端的高蛋白飲食！

- 蛋白質對減重很重要，但不是越多越好。
- 過量蛋白質不會直接轉為肌肉，適量＋運動才是關鍵。
- 最好的蛋白質來自天然食物，而非依賴蛋白粉。
- 蛋白質攝取應依照個人體重和活動量調整，而不是盲目高蛋白飲食。

減油、減脂，你減對了嗎？

> **關鍵重點**
> 健康脂肪——讓代謝更順暢，吃對才能瘦
> ＃為什麼減重時，不能完全不吃脂肪？

「脂肪會讓您變胖？」不一定！真正讓您變胖的是總熱量攝取過多，而不是脂肪本身。其實脂肪會被列為三大營養素之一，便代表其在維持健康上有著重要的地位，與減重議題有關的功能如下：

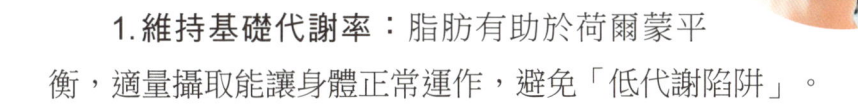

1. 維持基礎代謝率：脂肪有助於荷爾蒙平衡，適量攝取能讓身體正常運作，避免「低代謝陷阱」。

2. 幫助脂溶性維生素吸收：維生素A、D、E、K需要脂肪才能被身體吸收代謝，這些維生素影響著我們的免疫力、皮膚健康、骨骼強度等功能。

3. 提供長效能量：脂肪胃排空慢，可以延長飽足感，減少暴飲暴食的機率。

4. 保護內臟與大腦健康：脂肪是細胞膜與腦部神經的重要成分，長期極低脂肪飲食可能影響認知功能與記憶力。

簡單來說，適量攝取健康脂肪，能讓您的身體減少飢餓感，且間接「高效燃脂」，讓減重更加順利。

在門診中也常常聽到「脂肪攝取＝發胖」的說法，以下整理三大常見的相關迷思：

迷思 1：吃油＝變胖？

錯！真正讓您變胖的是「熱量過剩」，而不是脂肪本身。即使飲食中總熱量30%來自脂肪，您也不用怕變胖，仍然能減重，只要把總熱量控制好。脂肪雖然熱量密度高（1克＝9大卡），但適量攝取能讓您更有飽足感，反而降低過度進食的機率。

迷思 2：減脂＝低脂飲食，完全不吃油最有效？

錯！極低脂飲食可能會影響健康，甚至讓您更難減重。沒有脂肪，身體無法製造荷爾蒙（如：瘦素、睪固酮、雌激素），進而影響代謝和脂肪燃燒效率，反會讓減重更加困難。另外，缺乏脂肪的飲食，身體會變得「節能」，降低熱量消耗，導致停滯期或復胖。

迷思 3：油脂會提高膽固醇，影響心血管健康？

不完全正確。壞的脂肪來源才會影響心血管健康，而「好的脂肪」反而能保護心血管。反式脂肪、過量的飽和脂肪攝取，都會增加壞的膽固醇（LDL-C，即低密度脂蛋白膽固醇），提高罹患心血管疾病風險；但單元不飽和脂肪、多元不飽和脂肪酸、Omega-3等「健康脂肪」，能提升好的膽固醇（HDL-C，即高密度脂蛋白膽固醇），降低發炎，保護心血管。

如何吃對脂肪？

所以，這麼說起來，重點不是「完全不吃脂肪」，而是要「吃對脂肪」！那麼我們該如何挑選健康的脂肪呢？

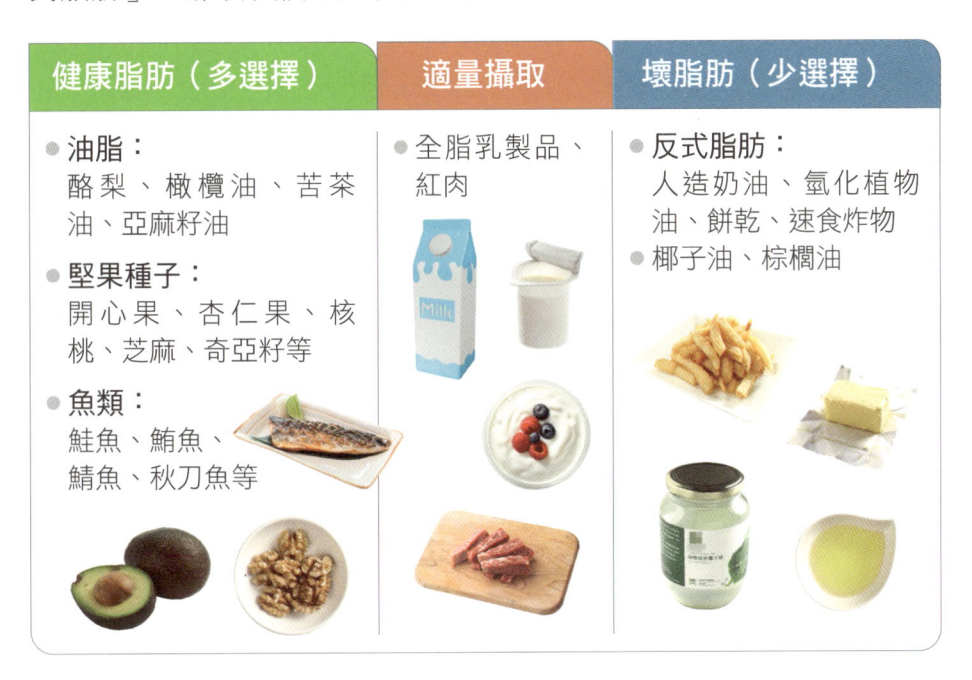

健康脂肪（多選擇）	適量攝取	壞脂肪（少選擇）
• 油脂： 酪梨、橄欖油、苦茶油、亞麻籽油 • 堅果種子： 開心果、杏仁果、核桃、芝麻、奇亞籽等 • 魚類： 鮭魚、鮪魚、鯖魚、秋刀魚等	• 全脂乳製品、紅肉	• 反式脂肪： 人造奶油、氫化植物油、餅乾、速食炸物 • 椰子油、棕櫚油

由於單元不飽和脂肪酸具有幫助降低體內壞膽固醇，並保持好的膽固醇水平的特性，因此鼓勵日常生活中的油脂來源可多選擇富含此類脂肪酸的油品，如橄欖油、苦茶油或堅果；也可利用酪梨入菜，變化出更多的菜餚。

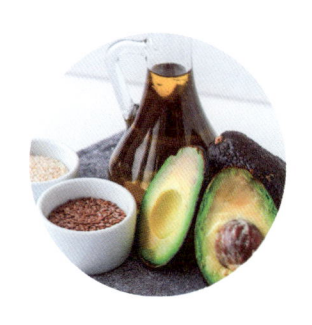

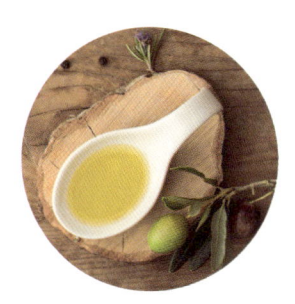

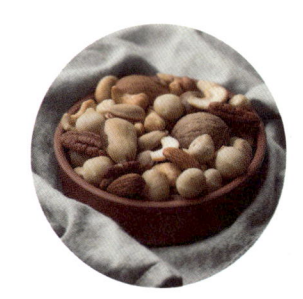

多元不飽和脂肪酸中屬於Omega-3系列的脂肪酸，具有調節血脂肪組成比例、調整血壓、降低壞膽固醇、強化腦及神經細胞的物質、減少發炎等多重好處，因此也鼓勵在飲食計畫中，把鮭魚、鮪魚、亞麻籽油等富含此類脂肪酸的食材，規劃進平日飲食菜單中。

雖然飽和脂肪酸容易造成身體累積多餘脂肪，比不飽和脂肪酸更容易導致發胖，造成高血壓、高血脂症、動脈粥狀硬化等疾病發生，但考量自然食材中同時也富含其他食物不可取代的營養素，像是全脂乳製品富含脂溶性維生素、膽鹼等營養素，豬肉、牛肉等紅肉食材富含鐵質，而且是身體容易吸收的形式，因此建議適量攝取全脂乳製品及豬肉、牛肉等紅肉食材。

☞ Tips

減重時，脂肪怎麼吃才不會胖？「重質不重量，選擇對的脂肪才是關鍵！」

1. 用橄欖油、酪梨等替代奶油、精製油，例如：炒菜用苦茶油、涼拌使用橄欖油、沙拉可搭配酪梨等。
2. 吃原型堅果（不是加工堅果，避免油炸、調味過重的堅果）。
3. 除豆製品外，也可選擇魚類做為蛋白質的來源，同時增加Omega-3脂肪酸的攝取，如鮭魚、鯖魚、秋刀魚等。
4. 不要害怕好脂肪，但也要注意適量。

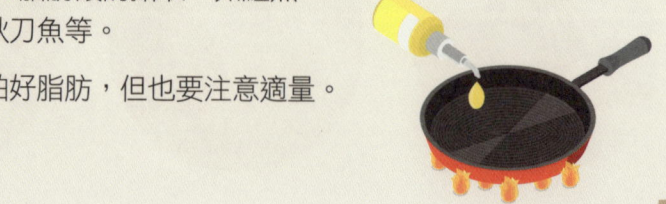

但是，相對含有大量飽和脂肪酸的椰子油、棕櫚油，就不建議做為平時的油脂選擇；而大豆油與玉米油富含Omega-6多元不飽和脂肪酸，食用過量，可能會降低體內好的膽固醇含量；反式脂肪酸則是油脂加工氫化過程中的產物，容易增加血中的壞膽固醇，降低好的膽固醇，提高心血管疾病的風險，建議飲食中盡量避免攝取。

💡 結論：吃對脂肪，讓您健康瘦！

- 脂肪不是敵人，適量攝取健康脂肪，才能維持代謝、穩定血糖、減少飢餓感。

- 極低脂飲食會影響荷爾蒙，減少脂肪燃燒效率，反而讓減重變難。

- 選擇好脂肪（單元不飽和脂肪酸、Omega-3多元不飽和脂肪酸），遠離壞脂肪（反式脂肪酸、過多的Omega-6多元不飽和脂肪酸），才能健康瘦身！

- 減重時，脂肪應占總熱量的20～30%，不要過量，但也不要完全排除。

- 聰明吃脂肪，才能真正讓代謝變好，瘦得更健康。

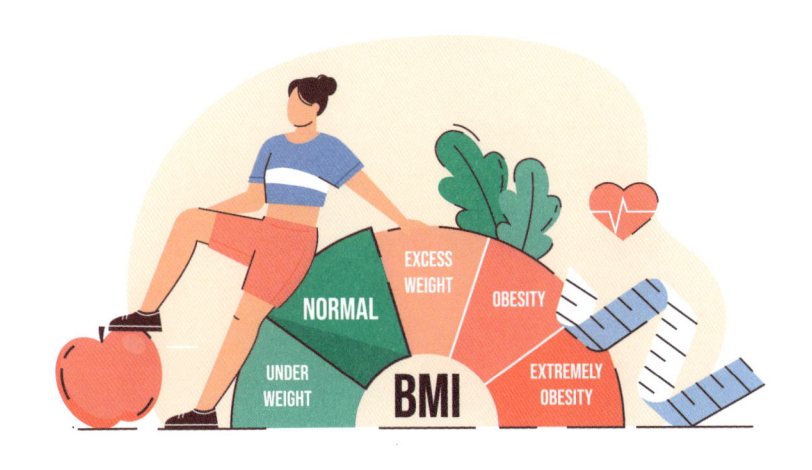

善用蔬果讓減重事半功倍！

> **關鍵重點**
> 蔬菜水果──促進新陳代謝，減重的神隊友
> #蔬菜水果不是配角，而是減重的超級英雄

大家是否有發現，每當講到減重飲食時，「多吃蔬果」總是常常被提到，甚至在促進健康的地中海型飲食、預防高血壓的得舒飲食，或是預防失智症的麥得飲食等，皆會提到攝取蔬菜與水果的重要性，並鼓勵民眾增加攝取，這是為什麼呢？

因為它們是均衡飲食不可或缺的一角。如果把減重比喻成一場戰爭，蔬菜與水果就像的「祕密軍團」，它們各自扮演著不同的角色，每種顏色蔬果都有不同的減重超能力，可以讓您的減重計畫事半功倍。接下來，讓我們隆重介紹不同顏色蔬果在減重上，如何幫助我們的身體變成高效燃脂機器吧！

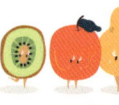

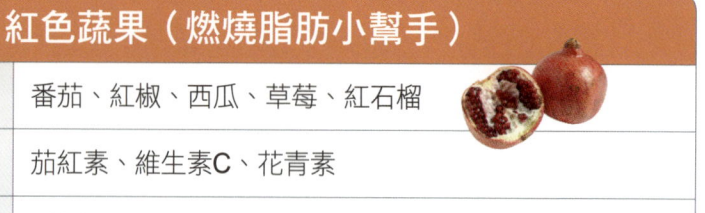

紅色蔬果（燃燒脂肪小幫手）	
代表蔬果	番茄、紅椒、西瓜、草莓、紅石榴
營養素	茄紅素、維生素C、花青素
減重效果	●抗氧化，減少運動後的發炎反應。 ●促進血液循環，提高基礎代謝率。 ●讓皮膚更透亮，減重不顯老。

TIPS：早上來一杯番茄汁，幫助身體清除自由基，還能增加膳食纖維、提升飽足感。（攪打番茄汁時，可加入幾滴健康油，增加胡蘿蔔素吸收率。）

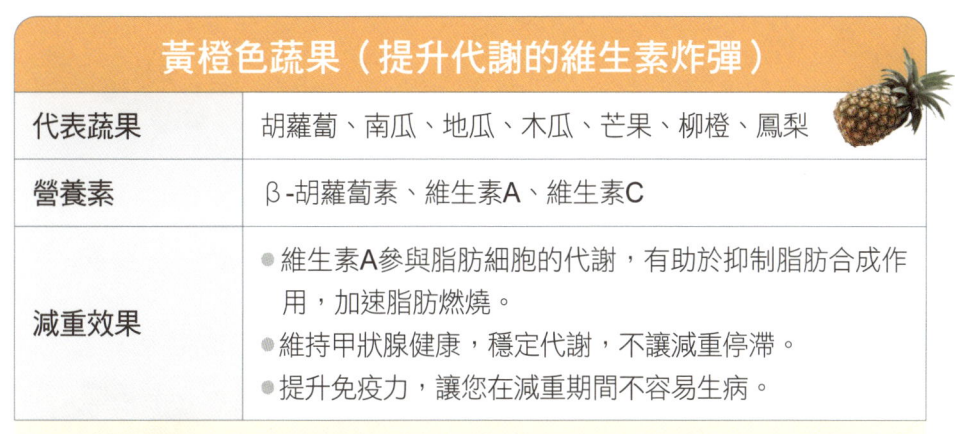

黃橙色蔬果（提升代謝的維生素炸彈）

代表蔬果	胡蘿蔔、南瓜、地瓜、木瓜、芒果、柳橙、鳳梨
營養素	β-胡蘿蔔素、維生素A、維生素C
減重效果	● 維生素A參與脂肪細胞的代謝，有助於抑制脂肪合成作用，加速脂肪燃燒。 ● 維持甲狀腺健康，穩定代謝，不讓減重停滯。 ● 提升免疫力，讓您在減重期間不容易生病。

TIPS：運動後，來一杯鳳梨優格冰沙，補充維生素C，加速肌肉修復！

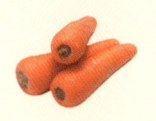

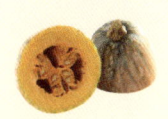

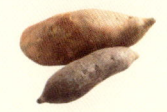

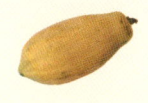

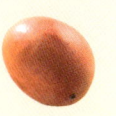

綠色蔬果（減重最強隊長）

代表蔬果	菠菜、綠花椰菜、奇異果、酪梨
營養素	鎂、膳食纖維、葉酸
減重效果	● 富含膳食纖維，不但可促進腸道蠕動，也可協助腸道菌相穩定，幫助腸道健康，改善便祕，讓小腹平坦。 ● 富含鎂，能舒緩壓力，降低壓力型肥胖，緩解減重時所產生的焦慮感。 ● 降低體內發炎反應，讓脂肪燃燒更順暢。

TIPS：餐餐都要有綠色蔬果，提升代謝一整天！

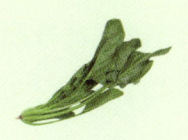

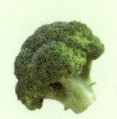

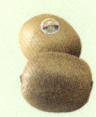

3-1 將營養均衡與運動有效結合

紫藍色蔬果（抗氧化、保護肌肉）	
代表蔬果	藍莓、紫地瓜、葡萄、茄子
營養素	花青素、維生素K、抗氧化劑
減重效果	●超強抗氧化，保護肌肉，減少分解，減重不掉肌。 ●促進血液循環，減少運動後的痠痛感。 ●穩定血糖，避免因為血糖波動而產生飢餓感。

TIPS：下午總是想吃零食？來一碗藍莓＋希臘優格，解饞又讓減重更順暢！

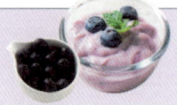

如何吃對蔬果？

蔬菜與水果不只可增加減重效果，吃對了，它們還能讓您的運動表現更好。

在長時間有氧運動後，適當的水果補充，可做為碳水化合物的補給來源，穩定血糖。運動期間自由基的產生，會導致氧化壓力增加，進而造成肌肉損傷、疲勞與運動能力下降，但目前抗氧化劑（如維生素C、E）的補充對增加肌肉量或力量表現之結果仍不一致，因此建議運動時與其搭配營養補充劑，不如選擇富含水果與蔬菜的飲食內容，以獲得維生素、礦物質、植化素及其他生物活性物質，並且可滿足維生素C與E的建議攝取量。

重量訓練後，營養著重肌肉的重建和恢復，而紅色、綠色蔬果富含維生素C與植化素，可幫助肌肉修復、提升耐力；高強度間歇訓練（HIIT），由於訓練方式為短時間性的高強度運動，雖然燃脂效果好，但同時肌肉也承受著較大的氧化壓力，因此非常推薦富含維生素C與花青素等豐富抗氧化能力的蔬果，如藍莓、草莓、蔓越莓、奇異果等。

運動類型	最佳蔬果搭配	好處
有氧運動 慢跑、超慢跑、阿斯坦加瑜珈（Ashtanga Yoga）、騎自行車、跳舞、游泳	香蕉、柳橙、葡萄	提供能量、穩定血糖
重量訓練 深蹲、硬舉、臥推	菠菜、酪梨、番茄	幫助肌肉修復、提升耐力
高強度間歇訓練（HIIT） 開合跳、波比跳、深蹲、高抬腳、原地衝刺	藍莓、草莓、奇異果	抗氧化、減少運動後發炎

3-1 將營養均衡與運動有效結合

雖然蔬菜與水果對減重好處多多，但也不是「吃就對了」，我們該如何聰明攝取蔬菜水果呢？以下整理幾則在門診時常見的迷思，大家在增加蔬果攝取時須注意，不要掉入迷思陷阱中，讓蔬果真正幫助您減重成功！

迷思 1：喝果汁比吃水果更健康？

錯！市售果汁常常為了口感而過濾果渣，去掉了其中豐富的膳食纖維，甚至為了改善風味，額外添加糖，這不但會增加熱量攝取，也會讓血糖飆升，因此最好是攝取整顆水果。

211

迷思 2：蔬菜煮太久，營養全流失，最好攝取蔬菜方式是吃生菜？

錯！部分維生素（如維生素C）的確遇熱容易流失，建議以生食、水炒、快炒等方式，降低烹調溫度與減少加熱時間。但要提醒的是，生食固然保有較多的維生素C，卻也隱藏著食品衛生安全、攝取不足（**因為體積大**）等問題，因此最好是將生食、水炒、快炒等混合搭配，出現在我們每日的菜單中。

以加熱的方式烹調青菜，營養素不會全流失，像是脂溶性維生素A、D、E及K，就是相對穩定的維生素，而礦物質與膳食纖維也是對熱穩定的營養素。

迷思 3：水果可以隨便吃，吃越多越好？

錯！水果含有果糖，攝取過量也是會增加熱量攝取，進而造成脂肪囤積。

每天建議吃2～3份，適量最好。同時建議選擇當季、在地的水果，不但可以大幅減少農藥與肥料的使用量，也可避免冷藏、加工保存的機會，保留更多營養素。此外，選擇色彩越豐富多樣越好，可攝取到更多元的營養素。

結論：蔬菜水果是減重的最佳幫手！

- 每天吃彩虹蔬果，讓減重更順利，代謝更快。
- 蔬果不只健康，還能讓運動表現更好，燃脂更有效。
- 選擇整顆、原型的水果適量攝取，避免果汁、加工水果。
- 減重不是節食，而是吃對食物！蔬菜水果不只是配角，而是減重的神隊友。

3-2 運動前後的營養補充與飲食建議

葉宜玲（臺大醫院營養室營養師）

　　運動前、運動後只喝水？還是喝運動飲料？究竟運動前後該吃什麼？讓您的運動表現&減脂效率最大化！！！！

　　天天運動就會瘦嗎？在門診諮詢中也常會碰到有些人規劃一連串的運動計畫，並且非常有毅力的持續一陣子，但體重變化卻不如預期，讓他們相當氣餒。其實從前面的章節我們知道，只靠「飲食控制」也是可以瘦下來的，透過飲食控制造成熱量赤字，進而達成減重效果會更容易且明顯，但是，在減重的課題上，為什麼醫師、營養師等醫療人員總是要我們搭配運動呢？

　　因為運動可以增加減重的效果，同時還可以使心情愉悅、減少飲食改變所造成的沮喪感，避免復胖的機率，另外還有減少體脂肪與內臟脂肪，改善血糖與血壓等多種好處。

　　既然「運動」是減重的好搭檔，那麼運動前後的營養補充就非常重要，該如何吃？該吃些什麼？我們可以將這個主題規劃為：**運動前－運動後－水分（電解質）補充三大部分**，這樣才能減脂不減肌，加速身體恢復，提高代謝率，打造更健康的體態！

🏃 運動前小量進食，提升效率！

> **關鍵重點**
>
> 運動前攝取食物——
> 穩定血糖，保護肌肉量，讓減重更有效率
> #為什麼運動前要吃東西？該如何攝取？

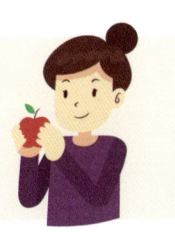

「運動前要吃東西嗎？還是空腹運動更好？」這個問題常常會被問起，有些人會選擇「空腹運動」（fasted exercise），特別是有氧運動時，因為認為這樣能直接燃燒脂肪或燃燒更多的脂肪，但這種做法其實不一定適合所有人。根據相關研究顯示，空腹運動vs進食後運動，在整體減脂效果上差異不大。在2014年的研究中，挑選20名年輕女性，隨機分成兩組：

● **空腹訓練組**：空腹12小時後運動，運動後立即提供250大卡代餐奶昔。

● **餐後訓練組**：運動訓練前給250大卡的代餐奶昔。

訓練計畫採低至中等強度，進行1小時有氧運動，每週3次，為期4週。在實驗結束後發現，兩組受試者在體重、BMI與體脂肪百分比皆顯著下降，但兩組之間並無組間顯著差異（**包含體重、BMI、體脂肪百分比、非脂肪重、腰圍等**），這表示有氧運動訓練時，訓練前空腹與否，其身體組成變化都是相似的，因此空腹運動並不會瘦得比較快。

另外，更有多篇研究指出，與其空腹運動，運動前進食更可以提高運動表現。因此，如果空腹運動影響運動表現，或預計運動時間較長（＞1小時），運動前攝取少量食物可能會更有效率。

> ▸▸▸ 運動前食物攝取目標
> ● 補充能量，避免運動時疲勞、頭暈，提升表現。
> ● 穩定血糖，防止低血糖影響運動效率。
> ● 減少肌肉分解，保護肌肉不被當作能量消耗。
> ● 提升耐力，讓訓練更持久，效果更佳。

所以，如果我們的目標是：

- 提高運動表現、保護肌肉 ➡ 建議運動前進食。
- 嘗試間歇性斷食、燃燒脂肪 ➡ 可以嘗試「空腹低強度有氧」，但若強度高時仍建議須運動前進食。

運動前吃什麼？有科學根據？

> **關鍵重點**
> 運動前1～2小時該吃什麼？
> ＃黃金時間&食物選擇

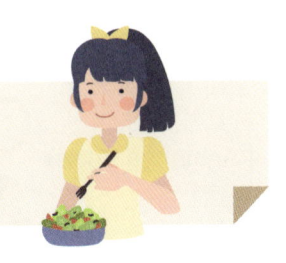

經前面所述，我們知道空腹運動對於減重並沒有比較好，那麼運動前我們又該攝取些什麼食物呢？需要在運動前多久進食？運動前進食是否會造成運動中的不適感？

2009年，美國飲食協會、加拿大營養師協會和美國運動醫學會共同發表相關的飲食建議：在運動前的正餐或點心，應提供充足的液體以維持水分；脂肪和纖維含量應相對較低，以促進胃排空並盡量減少胃腸不適；碳水化合物含量應相對較高，以最大限度地維持血糖；蛋白質含量應適中，由熟悉的食物組成，並易於被運動員耐受。由此可知，運動前1～2小時的飲食原則為：

- **補充適量碳水化合物**：提供能量，維持血糖平衡，避免訓練時無力。

- **適量蛋白質**：幫助肌肉維持，減少分解。

- **避免高脂、高纖食物**：這類食物消化較慢，可能導致腸胃不適。

另外,我們也應該根據不同的運動類型,進行食物種類的挑選。如果預計接下來的運動計畫為時間不長的有氧運動(＜1小時),那麼無需在運動前補充食物;如果接下來將進行較長時間的運動,運動前1～2小時食物挑選與搭配,您可以這樣做:

運動類型	最佳餐點組合	原因
有氧運動 慢跑、超慢跑、阿斯坦加瑜珈(Ashtanga Yoga) 騎自行車、跳舞、游泳	香蕉＋無糖優格	快速提供能量,幫助穩定血糖
重量訓練 深蹲、臥推、硬舉	地瓜＋雞胸肉	提供穩定能量,減少肌肉流失
高強度間歇訓練(HIIT) 開合跳、波比跳、深蹲、高抬腳、原地衝刺	全麥吐司＋水煮蛋	幫助肌肉修復,提升耐力

☞ Tips

運動前的食物補充,也需要考量進食與運動時間間隔多久。

1. **時間較充裕(運動前1～2小時)**:可以吃一頓小型餐點,如糙米飯＋魚肉。
2. **運動前30～60分鐘**:可以選擇較容易消化的食物,如香蕉＋優格。
3. **只有15～30分鐘**:為了避免腸胃不適,應盡量避免選擇體積過大的食物,可以選擇喝一杯乳清蛋白＋一份體積小的水果。

另外，也需要提醒，根據美國飲食協會等專業機構的建議，運動前的食物選擇應盡量避免以下三種食物：

✗ 高脂肪食物

炸雞、披薩、奶茶、酥餅、奶油、全脂乳製品

- **影響消化與血流分配**
  高脂肪飲食會導致胃排空速度慢，可能讓您在運動時感到胃部不適，也影響血流供應肌肉。

✗ 高纖維食物

生菜沙拉、大量豆類、雜糧製品

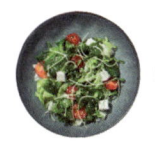

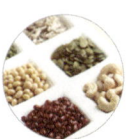

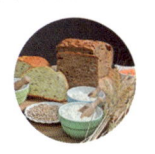

- **可能導致腸胃不適**
  纖維太多可能導致胃痛、腹脹，進而影響運動表現。

✗ 高糖加工食品

含糖飲料、蛋糕、餅乾

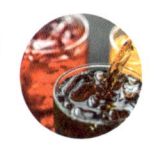

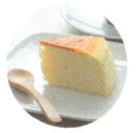

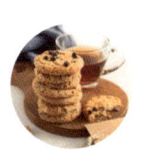

- **血糖波動太大**
  攝取後血糖快速上升，胰島素會大量分泌，反而導致運動時血糖快速下降，進而造成無力、容易疲勞。

結論：運動前的飲食策略，讓您越練越有力！

- 運動前適量補充能量（碳水化合物＋蛋白質），避免疲勞，增強表現。
- 高強度運動前，建議1～2小時進食，以確保能量充足。
- 選擇好消化的食物，避免高脂、高纖、高糖，減少腸胃不適。
- 空腹運動 vs 進食運動，效果因人而異，目標不同時策略不同。

運動後吃什麼？補充正確營養，讓您瘦得更快，恢復更好！

> **關鍵重點**
> 運動後攝取食物——「修復與恢復」的黃金時期
> #為什麼運動後30～60分鐘內要補充營養？

「運動後最好不要吃東西，脂肪燒更快？」、「我好不容易藉由運動增加熱量赤字，運動後又要攝取食物，這樣熱量不是又補回來了嗎？」這是在減重門診中常常會被問到的問題。

運動後的恢復是一個複雜的過程，需要補充身體的能量儲備，修復受損的肌肉組織。運動後，身體從以「分解代謝」為主的狀態，轉變為以「合成代謝」為主的狀態，而為了有效實現這一個轉變時期，不僅需要攝取適當的營養，還需要在適當的時間攝取。

根據多篇研究指出，無論是有氧或無氧的運動，肌肉中的肝醣是運動時必需的燃料，因此在訓練後應該給予補充。當運動後立即攝取碳水化合物，肝醣合成率高；若補充時間延遲至2小時後，合成率相對減少50%。造成這個現象主要原因為運動後肌肉的胰島素敏感性增加，導致肌肉對葡萄糖吸收速度加速，肌肉細胞膜上相關的葡萄糖轉運蛋白（GLUT-4）濃度增加，而隨著時間的進展，胰島素敏感性與葡萄糖轉運蛋白濃度也隨之下降，導致肌肉葡萄糖吸收和肝醣儲存的速度變慢。

因此，建議運動後的食物補充，最好在運動後30～60分鐘內，因為這正是肌肉「修復與恢復」的黃金時期。

關鍵重點

運動後食物怎麼挑？——最佳營養比例

#為什麼運動後需要補充的營養素，不同運動類型補充形式也不同？

運動後補充營養的三大目標：

1. **促進肌肉修復與生長**：運動會造成肌肉微損傷，蛋白質補充有助於肌肉合成，讓您變得更結實。

2. **恢復肝醣儲備**：運動會消耗體內的肝醣（碳水化合物儲存形式），適量補充碳水化合物，可以幫助身體恢復能量。

3. **減少運動後疲勞與促進代謝**：運動後身體需要營養來修復細胞，補充正確食物可減少疲勞、加速恢復，讓您下次訓練更有效。

根據運動後的三大目標，運動後理想的營養素著重在碳水化合物、蛋白質及水（含電解質）的補充，如果可將抗氧化、降低發炎也納入考量，更可以促進肌肉的恢復。

營養素	作用	適合的食物
碳水化合物	補充肝醣、恢復能量	糙米、地瓜、全麥麵包、燕麥、水果
蛋白質	修復肌肉、提升代謝	雞胸肉、蛋、豆腐、希臘優格、蛋白粉
水與電解質	補充流失的水分、維持電解質平衡	水、無糖或低糖運動飲料

不同的運動類型，補充的目標與食物重點也不盡相同喔！根據民眾常見的運動項目，簡單分成有氧運動、重量訓練及高強度間歇訓練三種，說明如下：

有氧運動（慢跑、游泳、腳踏車）	
目標	補充肝醣，防止肌肉流失
碳水化合物：蛋白質	3：1～4：1
適合食物	香蕉＋無糖優格 糙米飯＋烤魚＋青菜 蛋白奶昔＋燕麥

重量訓練（深蹲、臥推、硬舉）	
目標	修復肌肉，促進蛋白質合成
碳水化合物：蛋白質	2：1
適合食物	雞胸肉＋地瓜＋綠花椰菜 蛋白奶昔＋1顆蘋果 希臘優格＋堅果＋蜂蜜

高強度間歇訓練（HIIT）	
目標	補充能量，減少運動後的發炎
碳水化合物：蛋白質	2：1～3：1
適合食物	全麥吐司＋水煮蛋＋酪梨 鮭魚＋糙米＋燕麥奶 蛋白奶昔＋奇異果

☞ **Tips** 讓運動後吃對食物瘦身更有成效！
1. 選擇容易消化的蛋白質與碳水化合物，避免增加腸胃負擔。
2. 補充水分與電解質，運動後身體容易流失水分，影響代謝。
3. 搭配抗發炎食物（莓果、Omega-3），減少運動後的發炎反應。

當然，前面我們花了一些篇幅，說明運動後食物補充的必要性，但也需再次釐清幾種臨床上常見的飲食迷思，不吃、亂吃或吃錯食物，都是常見造成減重計畫失敗的原因喔！

錯誤 1：不吃東西，怕熱量超標

這會導致肌肉分解，影響代謝。運動後，適度的補充蛋白質與碳水化合物，才可幫助肌肉修復與肝醣補充。

錯誤 2：只吃蛋白質，不補充碳水化合物

身體無法有效恢復，可能影響下一次運動表現，力不從心。運動時會大量消耗肌肉中的肝醣，若在運動後未能即時補充碳水化合物，將影響肌肉修復，甚至影響接下來的運動表現。

錯誤 3：吃垃圾食物當作「犒賞」

運動後來一杯珍奶＋薯條，等於白練了。這些食物內含大量的精緻糖與油脂，可能讓妳熱量攝取瞬間爆表！另外，這樣的食物組合缺乏優質蛋白質，無法幫助肌肉修復。

💡 結論：運動後吃對食物，身體修復快，燃脂更高效！

- 運動後30〜60分鐘內補充營養，幫助肌肉修復，提升代謝。
- 選擇優質蛋白質＋碳水化合物（2：1或3：1），加速恢復。
- 不同運動類型，補充重點不同，依據需求搭配適合的食物。
- 避免不吃、亂吃或吃錯食物，讓運動真正發揮最大效益。

運動中的水分與電解質補充

> **關鍵重點**
> 水分與電解質——讓您的表現更持久，燃脂更高效
> #不只是要「記得補水」，而是「學會正確補水」！

我們都知道水很重要，談到運動相關的食物補充，它絕對是先被想到的。但是，「該喝多少？該喝什麼？怎麼喝才有效？」這些問題，其實很少人真正搞懂。我們必須知道，補充水分不只是「解渴」，它會直接影響運動表現、肌肉功能、體溫調節，甚至減脂效率！所以，這一章我們會深入探討：

- 運動時水分與電解質補充的重要性——為什麼要喝水？為什麼電解質不能忽略？

- 最佳補充時機、補充量及注意事項——怎樣喝最有效？

- 常見迷思——運動中要狂灌水？能靠運動飲料補充一切？

- 不同運動類型的水分與電解質補充建議——有氧、重訓、高強度間歇訓練補充有差別？

為什麼運動時水分與電解質補充這麼重要？

我們的身體約有60～70%是由水組成，當水分流失時，身體的運作就會受到影響，所以才會常常說「水是身體的生命之源」，也因此水更是影響運動表現及運動後恢復的關鍵因素之一。

有多篇研究指出，當水分流失2～4%的體重時，運動表現就會下降；而流失5～7%的體重時，甚至可能導致嚴重疲勞、痙攣、熱衰竭。尤其是在炎熱環境中，脫水所引起的有氧運動能力下降，會比在涼爽環境中更嚴重，當脫水量達到體重的2～4%時，熱衰

竭（詳見第317、318頁）和心血管壓力（如皮膚溫度和血流量增加、血漿容量損失、心輸出量減少）會更大；當脫水量達到體重的4～5%，會降低最大攝氧量（VO_2max）。

因此，當我們在減重的課題上，希望加入運動來加快減少體脂肪速度時，注意水分補充就非常重要，運動時補充水分不是可有可無，而是影響運動表現、代謝的關鍵。由上述研究報告顯示，運動時補充水分有四大功能：

1. **維持體溫調節**：運動時透過出汗散熱，避免過熱。

2. **保持血液循環與氧氣運送**：水分充足有助於血液流動，避免脫水導致心跳加速。

3. **提升運動表現與減少疲勞感**：水分足夠時，肌肉收縮更順暢，不易抽筋。

4. **促進新陳代謝與脂肪燃燒**：水分影響能量代謝，幫助燃脂。

運動中該喝多少水？補充時機怎麼抓？

根據前面提到的研究，運動的前中後應該都要有適當的水分補充，而依據不同的運動時機，我們可分成三個補充水分的時期。

時機	補充量	補充注意事項
運動前 2 小時	500 毫升	為確保身體有足夠水分，不要等口渴才喝
運動中 （每 15～20 分鐘）	150～250 毫升	避免一次大量灌水，分次補充效果更好
運動後	依體重流失補充	每流失 0.5 公斤體重，補充 500～700 毫升的水

運動時的水分補充固然重要，但是運動期間若過度補充大量水分，可能會稀釋血液，降低血液滲透壓，導致大量水分進入細胞中，有可能出現勞力型低血鈉症（Exertional Hyponatremia）。

當血清中鈉離子濃度為130～135 mmol/L時，大多數運動員會出現明顯的症狀，包括頭暈、噁心、手腳浮腫及體重略微增加；而當血清中鈉離子濃度低於130 mmol/L時，會出現包括頭痛、噁心嘔吐、呼吸困難、肺水腫及因腦水腫引起的精神狀態改變（**如精神錯亂、癲癇**）。雖然勞力型低血鈉症好發於運動時間長（**持續時間超過4小時**）、出汗率高和體型較小的人，但是我們在執行水分補充時仍需注意，水分的補充不是越多越好。

> ☞ **Tips**
> 如何知道自己該補多少水？
> 運動前後測量體重，看運動期間體重下降多少（因為大部分流失的是水分），每減少 0.5 公斤，應補充 500～700 毫升的水。

電解質很重要，如何正確補充？

流汗不只是流失水分，水分流失時也伴隨著電解質的流失，如果大量補充水而不補充電解質，可能會導致體內電解質失衡。運動流汗時，最容易流失的電解質包含：

● 鈉（Na^+）：幫助維持體內水分平衡（**鈉也是流汗時流失最多的礦物質**）。

● 鉀（K^+）：影響肌肉收縮，缺乏時可能導致抽筋發生。

● 鈣（Ca^{2+}）：維持神經傳導，幫助肌肉正常運作。

● 鎂（Mg^{2+}）：減少運動後的肌肉痙攣與疲勞。

一般短時間的運動，只需補充水分即可；但若是高強度、長時間運動（**超過1小時**），則需要同時考慮水與電解質的補充。我們該如何從飲食中補充這些電解質呢？

電解質	最佳天然來源
鈉（Na^+）	適量鹽、運動飲料
鉀（K^+）	香蕉、奇異果、椰子水
鈣（Ca^{2+}）	優格、傳統豆腐
鎂（Mg^{2+}）	堅果、全穀類、可可粉

常見水分與電解質補充的迷思——這樣補錯了嗎？！

迷思1：運動前不用喝水，運動時再補就好？

錯！ 為確保身體有足夠水分，不要等口渴才喝，運動前2小時就需注意水分的補充。如果在準備運動時才想到要補充水分，可能會造成接下來運動時的不適感。

迷思2：運動後喝很多水就能補回來？

錯！ 一次大量的灌水，反而可能會增加「水中毒」的風險，應該分次補充，並搭配電解質。

迷思3：運動飲料是補水最佳選擇？

不一定。市售運動飲料含糖量高，適合長時間運動者，若是短時間運動（**小於1小時**）只需喝水補充水分即可。

迷思 4：椰子水是天然理想的運動飲品？

不一定。椰子水中含有少量的碳水化合物（糖），可補充運動時消耗的肝醣、維持血糖穩定及減少疲勞感，但市售常見的椰子水飲品中，每100毫升含約3～5克碳水化合物，比一般運動飲料的7～8克略少；椰子水中富含電解質鉀，鉀可維持肌肉神經傳導、正常收縮，運動時因大量流汗導致鉀流失，可能增加肌肉疲勞與抽筋的機會，而椰子水中每100毫升含約250毫克的鉀，遠高於一般運動飲料（9～12毫克）。

椰子水是否為理想的運動飲品，相關證據仍相當有限，再加上如果只是短時間低強度的運動，建議補充水分即可。若是長時間運動（**超過1小時以上**），考量水分與電解質補充時，雖然椰子水含有高於一般運動飲料的電解質鉀，但是其中的碳水化合物、電解質鈉卻低於一般運動飲料，此時若只補充椰子水，可能影響復原的成效。

椰子水 vs 運動飲品（每 100 毫升）

	碳水化合物（糖）（公克）	電解質－鉀（毫克）	電解質－鈉（毫克）
椰子水	3～5	250	15～30
運動飲料	7～8	9～12	40～700

不同運動類型的水分與電解質補充建議

運動類型	水分與電解質補充建議
有氧運動 慢跑、游泳、腳踏車	運動前 1～2 小時補充 500 毫升的水。
	若運動時間超過 1 小時，運動後可搭配椰子水或低糖運動飲料。
重量訓練 深蹲、臥推、硬舉	運動前 1～2 小時補充 500 毫升的水。
	運動中適量補充水分（每 15～20 分鐘補充 150～250 毫升的水）。
	運動後每減少 0.5 公斤體重，補充 500～700 毫升的水與含鎂的食物（運動飲料、堅果）。
高強度間歇訓練 （HIIT）	運動前 1～2 小時補充 500 毫升的水。
	因流汗較多，運動中每 10～15 分鐘補水一次；運動後每流失 0.5 公斤體重，補充 500～700 毫升的水，另外電解質鈉、鉀也需一起補充。

💡 **結論：正確補充水分與電解質，讓運動效果最大化！**

- 運動前、中、後都要補水，別等口渴才喝。
- 高強度運動需同時考量電解質的補充，避免肌肉疲勞與痙攣發生。
- 避免一次大量喝水，分次補充效果更好。
- 市售運動飲料不是唯一選擇，水分與天然食物搭配也能同時補充電解質。

3-3 運動與能量代謝的平衡

賴韻宇（臺灣大學體育室兼任講師）

運動時能量代謝與需要

運動時有別於安靜時氧氣消耗的需要量增加，同時呼吸作用加速，能量代謝也會有所不同，並且與運動的種類、強度、頻率與持續時間亦息息相關。

人體運動肌肉收縮時，最直接的能量來源為高能磷酸化合物－腺苷三磷酸（Adenosine Triphosphate, ATP），其儲存於肌肉細胞中，也因為肌肉量體積的大小數量有限，必然存在可快速製造ATP的代謝路徑。下面概述三種形成ATP的代謝路徑，以了解運動中能量的代謝與需求。

1. ATP-PC系統：ATP做為一種高能量形式儲存於身體肌肉中，是最直接的能量來源，提供運動初始、短瞬間、爆發力及高強度運動時，肌肉收縮的能量。但儲存於肌肉中的ATP有限且快速被利用，這時將藉由另一個高能鍵磷酸肌酸（Phosphate Creatine, PC）來合成ATP，此系統不需要使用氧氣即可生成即時能量。

2. 糖酵解（Glycolysis）系統：也稱為乳酸系統，當體內ATP及PC因運動持續進行而不敷使用時，醣類會進入糖解反應，使葡萄糖和肝醣分解形成丙酮酸或乳酸，糖解作用發生在肌肉細胞內的肌漿，進而產生ATP，亦為不需使用氧氣的快速代謝路徑。

3. 有氧代謝（Aerobic Metabolism）系統：如運動時間繼續增加，運動強度遞減至中低強度，此時體內脂肪會開始分解，使脂肪

酸做為主要能量代謝來源，即啟動有氧代謝，通常係指耐力型的運動，脂肪燃燒需要大量的氧氣參與，是故也稱為有氧系統。對於減肥者來說，此系統分解脂肪以達成減少體脂肪為目的，在運動型式的選擇上，以中低運動強度之設定為宜。

運動時能量代謝與需要摘要表

系統名稱	運動強度持續時間	主要能量來源	典型運動項目
ATP-PC	5～15秒	ATP及PC	舉重、跳遠、跳高、投擲、百米賽跑、高爾夫揮桿等
糖酵解系統（乳酸系統）	15秒至2～3分	血醣、肝醣	200公尺及400公尺短跑、短距競速游泳、體操各單項等
有氧代謝系統（有氧系統）	3分以上	脂肪、醣類	長跑、長距離游泳、公路自由車、競走、馬拉松、有氧運動等

三 運動時能量代謝的估算

了解人體能量代謝的機轉，以及運動時能量代謝的來源與需要之後，人體在活動／運動時能量的代謝與消耗是如何被估算與計算，則是我們下一個要了解的部分。

「代謝當量」（Metabolic Equivalent, MET）是一個很重要的概念。研究發現當人體在安靜的狀態下，耗氧量為3.5ml/kg/min，即每公斤每分鐘體重消耗3.5毫升的氧氣，同時每公斤每小時體重將消耗1大卡（1kcal/kg/hour）的熱量，以代謝當量的倍數來代表或計算人體在活動／運動時所消耗熱量。例如：60公斤的人體在安靜狀態下一整天將消耗1kcal×60kg×24hrs＝1440kcal的熱量；而執行6METs有氧運動1小時將消耗6kcal×60kg×1hr＝360kcal的熱量。

然而，影響人體能量消耗的因素，因個別差異而有所異同，將在下一節做進一步的介紹。

人體能量代謝與平衡

人體每天總能量消耗量（Total Daily Energy Expenditure, TDEE）係由基礎代謝率（Basal Metabolic Rate, BMR）、身體活動量（Physical Activities, PA）、飲食生熱效應（Diet-Induced Thermogenesis, DIT）的總和所組成。

$$TDEE = BMR + PA + DIT$$

其中BMR占TDEE的60～75%，PA為20～30%，DIT則大約為10%。「**基礎代謝率**」是指人體在自然溫度環境中，執行不自主、非劇烈活動且處於非消化狀態時，維持生命所需消耗的最低能量。這些能量消耗主要使用於保持器官的機能，如呼吸（肺）、心跳（心臟）、腺體分泌（腦及其他神經系統）、過濾排泄（腎臟）、解毒（肝臟）、腸胃蠕動以及肌肉活動等，因此基礎代謝率占人體一天總能量消耗的大部分，在能量攝取與消耗中所扮演角色舉足輕重，特此列出影響基礎代謝率的因素如下表：

增加基礎代謝率（BMR）的因素		**降低**基礎代謝率（BMR）的因素	
肌肉量↑	男性	年齡↑	女性
體重↑	懷孕	禁食	體脂肪↑
體表／型↑	發育生長期	長期飢餓	睡眠時間↑
體溫↑	室溫過高／低	營養不良	身體狀況↓
甲狀腺素↑	壓力	─	─
腎上腺素↑	咖啡因／抽菸	─	─

「能量平衡」（Energy Balance）的概念，係指每天所消耗的能量與所攝取飲食熱量互相抵銷，體重將不會產生變化。相對的，當每天消耗的能量大於飲食所攝取的熱量時，體重會變輕；而飲食所攝取的熱量大於身體所消耗的能量，那麼體重將會增加。如能量平衡示意圖所示，所謂熱量平衡的機制中，為維持或達成某種程度的身體組成，創造熱量赤字是一個很重要的基本概念。

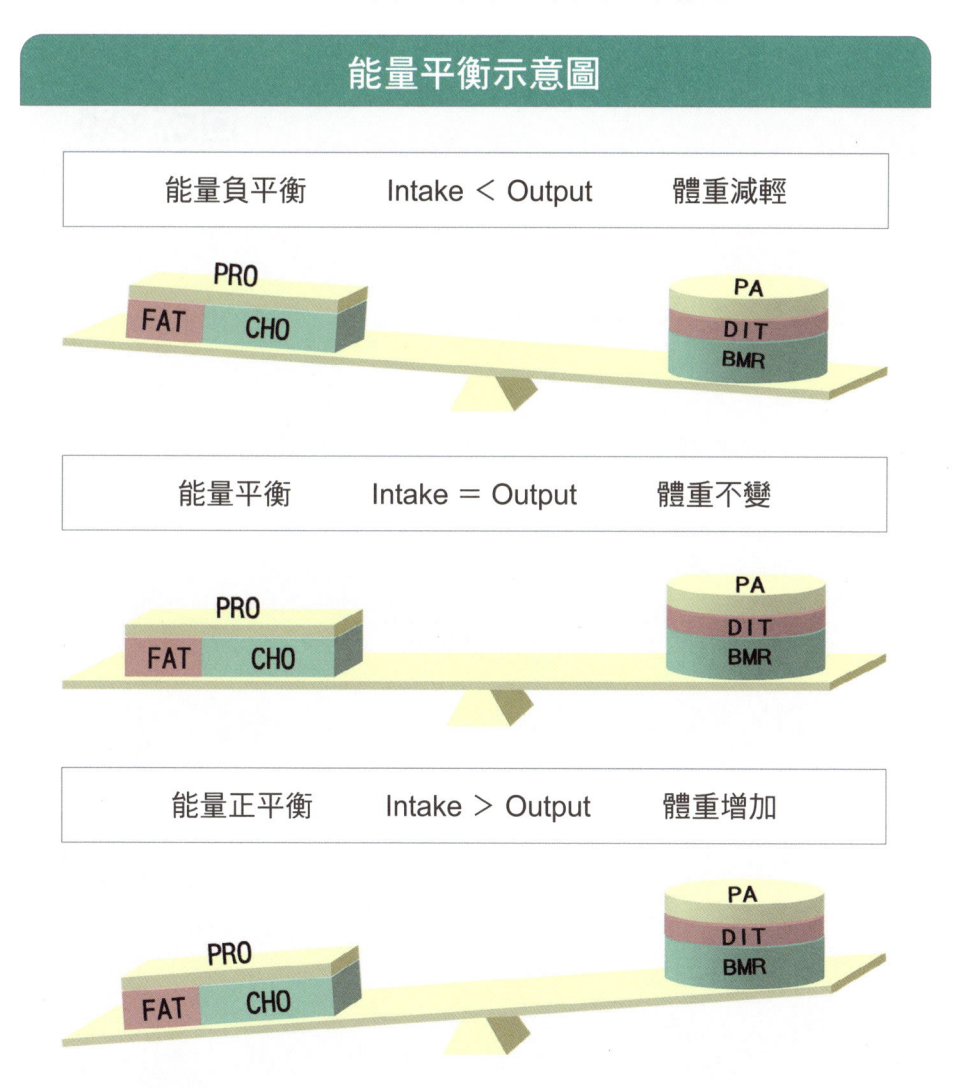

能量平衡示意圖

能量負平衡　　Intake ＜ Output　　體重減輕

能量平衡　　Intake ＝ Output　　體重不變

能量正平衡　　Intake ＞ Output　　體重增加

3-3 運動與能量代謝的平衡

基於評估與計算人體每天總能量消耗量（TDEE）做為能量攝取與消耗之間平衡與否的基礎，另外加大身體活動量以做為增加熱量消耗的依據，於是產生了許多簡易間接的計算公式與方法，例如：衛生福利部國民健康署所揭示於網際網路平台上之【攝取熱量計算機】及【運動計算機】，都是實用且便民的工具，提供民眾將能量平衡的機制實踐於日常生活中，並且協助人體收穫有效建構良好身體組成的方法與來源。

攝取熱量計算機

運動計算機

運動對能量代謝的重要性

綜合前述基本理論的基礎與因果關係，我們了解運動對能量代謝具有重要影響，且在促進人體健康與建構生理功能上，也有舉足輕重的效果。接著就將運動對能量代謝的一些關鍵作用例述如下：

1. 增加熱量消耗

運動增加能量消耗，幫助燃燒卡路里，進而促進體重管理。不同強度和類型的運動會消耗不同量的能量，例如有氧運動（如跑步、游泳）和無氧運動（如舉重、短跑）。

2. 提高基礎代謝率（BMR）

經常運動可以提高基礎代謝率，即使在安靜的狀態下，身體也會消耗更多的能量。運動有

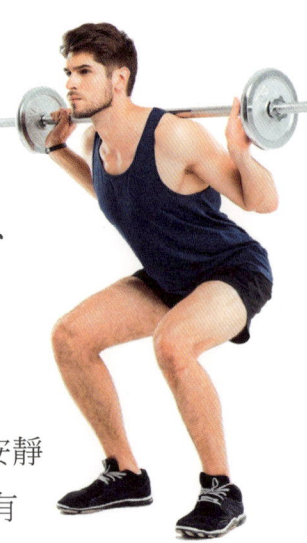

助於增加肌肉質量，而肌肉組織在安靜時消耗的能量比脂肪組織更多。此外，運動後的「過耗氧量」（Excess post-exercise oxygen consumption, EPOC）也是增加熱量消耗的因素之一。

3. 促進脂肪分解

特別是有氧運動，可以促進脂肪的分解和利用，減少體內脂肪儲存。這對於保持健康體重和降低心血管疾病風險非常重要。

4. 改善心血管功能

規律的有氧運動有助於增強心肺功能，增加血液循環和氧氣供應，從而提高整體能量代謝效率。

5. 提升新陳代謝

運動通過增加代謝反應的速率，加速身體對營養素的吸收和利用，提高整體代謝效率。

6. 增強胰島素敏感性

運動可以提高胰島素敏感性，使細胞更有效地利用血糖，降低患上第2型糖尿病的風險。這對於控制血糖水平和整體能量代謝具有重要意義。

7. 增強心理健康

運動也對心理健康有正面影響，可以減少壓力，提升情緒，改善睡眠品質，這些因素都有助於維持良好的能量代謝。

3-4 減重中的代謝提升策略——
打造持久燃脂體質的關鍵

葉宜玲（臺大醫院營養室營養師）

這章不是要單純介紹「吃什麼，做什麼」，而是用「代謝觀念→生活系統→執行細節」的方式，讓讀者從理解→內化→轉變成生活習慣，真正穩定的瘦身，遠離復胖！

首先，我們先來看看，是不是總有以下常見的迷思呢？

迷思 1：熱量吃越少，瘦越快？

錯！你知道嗎？過度節食反而會讓基礎代謝下降，長期下來反而更容易復胖！

迷思 2：有氧運動越多越好？

錯！你可能不知道，過量的有氧運動反而會燃燒肌肉，減少整體肌肉量，進一步降低人體基礎代謝率，得不償失！

迷思 3：瘦了代謝自然就變好？

錯！若使用錯誤方法瘦身，減脂過程中同時也造成整體肌肉量的流失，代謝反而會下降！

在減重的路上，很多人把重心放在「飲食控制」或「運動訓練」上，卻往往忽略了一個影響效果最深的核心：「代謝」。代謝就像一輛車子的引擎，無論在飲食或運動方面有多努力，代謝不穩定，能量轉換效率差，都可能讓減重停滯不前，甚至復胖。

而這一章，我們將重新認識「代謝」的本質，並提供一套實際可執行的提升策略，幫助大家打造穩定、高效燃脂的體質。

什麼是代謝？為什麼提升代謝對減重這麼重要？

> **關鍵重點**
> 重新認識「代謝」——不只是燃燒熱量這麼簡單
> #代謝是能量轉換場

大部分的人聽到「代謝」時，腦袋中只浮現「代謝好＝燃燒脂肪速度快＝瘦得快」這個既定的印象。但其實，「代謝」指的是身體將食物能量轉換為細胞活動能量的過程。

所以，代謝不等於單純燃燒熱量，而是身體維持生命、消耗能量的整體運作，如：從呼吸、心跳、消化、營養轉換、熱能釋放、體溫調節等，到肌肉修復，每一個過程都需要消耗能量，而這些能量的轉換就是「代謝」的本質。用簡單的例子來形容：

代謝＝身體的「能源公司」

平時負責三大能量消耗來源：

消耗能量類別	說明	比例
基礎代謝（BMR）	電力的基本開銷 維持生命、活動所需的能量	約 60～70%
活動代謝 （NEAT＋EAT）	生活加班用電 日常活動與運動消耗的能量	約 20～30%
食物產熱效應 （TEF）	燃料轉換過程消耗 身體消化、吸收食物時所消耗的能量	約 5～10%

※基礎代謝（Basal Metabolic Rate, BMR）；非運動性活動產熱（Non-Exercise Activity Thermogenesis, NEAT）；運動性活動產熱（Exercise Activity Thermogenesis, EAT）；食物產熱效應（Thermic Effect of Feeding, TEF）

由上表，我們可以知道，基礎代謝率是所有能量消耗來源占比最大的，也是在前面幾個章節，我們一直強調減重過程中，要想辦法避免因錯誤減重方式導致肌肉消耗，進一步降低的項目。但其實要打造穩定瘦身、遠離復胖的體質，我們也不可忽略非運動性活動產熱（NEAT）與食物產熱效應（TEF）所帶來潛移默化的燃脂效果。

> ▸▸▸ **關鍵訊息**
> 代謝好不好，決定了減重過程是否順利，減脂後是否能維持。但是，「代謝」並不只是運動或吃某種食物就能提升，而是多種因素共同影響的，必須從整體生活去優化。

影響代謝的六大關鍵因素

> **關鍵重點**
> 代謝是由多種因素共同影響的——了解它們擬定策略
> #統整與分類代謝提升策略

因素	說明與可執行的策略
肌肉量	● 平日裡，肌肉消耗的能量比脂肪高，也是影響基礎代謝的最關鍵。 ☞ 策略：重量訓練＋足量蛋白質攝取
水分	● 水是代謝反應的介質，缺水會造成能量轉換效率降低。 ☞ 策略：定時喝水，每天約 2000～2500 毫升，避免口渴才喝水
睡眠品質	● 睡眠不足→荷爾蒙失衡→代謝降低，脂肪更容易堆積。 ☞ 策略：每晚 7～8 小時高品質睡眠
壓力與荷爾蒙	● 壓力高→皮質醇上升→易囤積脂肪，代謝速度放慢 ● 低瘦素＝降低代謝。 ☞ 策略：學會紓壓，如冥想、伸展、深呼吸

食物種類	• 蛋白質產熱效應高，纖維提升飽足感。 • 精緻的澱粉與加工食物會拖慢代謝。 ☞ 策略：選擇原型食物，減少加工食品（精緻食品），控制糖分，增加蛋白質攝取
日常活動量	• NEAT 占日常消耗的大宗，如走路、站立、家務，都是燃脂機會。 ☞ 策略：避免久坐，增加步數，維持日常活動量

在前面，我們了解到代謝就像身體的「能源公司」，平時負責了三大能量消耗來源；另外，由上表我們也知道了代謝的高或低，是由多種因素共同影響的。那麼，該如何著手增加我們的代謝，提高能量消耗量呢？綜合上述的內容，整理五大方向，依序說明：

提升基礎代謝率（BMR）	**讓身體自動燃燒更多熱量！** 由於 BMR 占 70%，所以提升基礎代謝率比運動燃燒熱量更有效。我們可以這麼做： • **增加肌肉量**：重量訓練＋優質蛋白質的補充。 • **充足睡眠**：睡眠不足會影響代謝荷爾蒙，降低燃脂效率。 • **攝取健康脂肪與富含 Omega-3 脂肪酸的油品與食物來源**：有助於代謝調控，降低發炎反應。 • **適當攝取碳水化合物**：須注意，極端的低碳水飲食法會讓 BMR 下降。
提高活動能量消耗（NEAT&EAT）	**讓你不動也在燃燒脂肪！** 我們必須知道，不是只有去健身房才算運動，日常活動也是燃脂機會。我們可以這麼做： • **增加 NEAT（日常活動量）**：站著工作、搭樓梯、走路、家務運動。 • **規律運動（EAT）**：有氧運動＋重訓＋HIIT 的組合策略。

3-4 減重中的代謝提升策略——打造持久燃脂體質的關鍵

食物產熱效應 （TEF）	**讓「吃」也能提升代謝！** 吃對食物，不只能補充營養，還能讓身體燃燒更多熱量。我們可以這麼做： ● **攝取足夠蛋白質**：蛋白質的 TEF 高達 20～30%，比碳水化合物或脂肪都要來得高。 ● **多吃辛香料**：如辣椒、黑胡椒、生薑等，研究顯示可短暫提升代謝。 ● **多喝綠茶與黑咖啡**： 其中所含有的 EGCG（兒茶素）與咖啡因，研究證實可幫助脂肪分解、提升代謝。
荷爾蒙與 代謝調控	**避免進入「代謝適應陷阱」** 我們必須知道，不是熱量越低，代謝越快！長時間的極低熱量飲食，反而會讓身體進入低代謝模式（低耗能）。我們可以這麼做： ● **避免長期極低熱量飲食**：每日總熱量攝取過低，身體會進入「節能模式」，導致代謝下降。 ● **適時安排「高碳日」或「碳循環飲食」**：給身體訊號，還是有充足能量來源的，能量不虞匱乏，以維持代謝率。 ● **控制壓力（降低皮質醇）**：壓力過大會影響燃脂效率，並促進脂肪囤積。
生活與 環境影響	**讓代謝變好的習慣！** 代謝不只是運動與飲食的調整，更是「整體生活習慣」的影響。我們應該將生活好習慣養成： ● **喝足夠水**：水分對代謝與脂肪燃燒至關重要（可以回顧 3-2 之「運動中的水分與電解質補充」）。 ● **良好的作息**：睡眠充足時，燃脂的荷爾蒙 Leptin 會上升，而產生飢餓感的荷爾蒙 Ghrelin 會下降。

三 代謝提升的三層策略

關鍵重點
由內而外重啟燃脂系統
#簡化步驟，讓代謝提升融入生活

前面兩個小節是針對「代謝」進行較詳細的釐清，若您仍覺得有太多重點要記了，總是讓自己力不從心，那麼，這一節便將上述的觀念，分成簡單的三個層面進行。

第一層：基礎代謝防守——穩固內建引擎

重點	● **養肌防流失**：規律重量訓練，減緩減重過程中肌肉量下降情形。 ● **蛋白質＋健康脂肪＋碳水化合物均衡攝取**：避免熱量赤字過頭，保護基礎代謝。
執行	● 每週安排 3～4 次重量訓練或阻力訓練，保持或增加肌肉量。 ● 避免熱量過度赤字，防止基礎代謝率下降。 ● 適量攝取健康脂肪，維持荷爾蒙平衡。

第二層：活動代謝進攻——提升日常燃脂

重點	● **NEAT**：站立、走動時間增加。 ● **運動**：重量訓練＋有氧循環交替，維持肌肉與燃脂雙效。（可參考 3-8〈增肌減脂的運動與飲食搭配〉之「一週訓練菜單」）
執行	● 每天走 8000～10000 步。 ● 坐著辦公或讀書時，每 60 分鐘起身活動 3～5 分鐘，減少長時間久坐。 ● 以走路取代開車。 ● 以爬樓梯取代搭手扶梯。 ● 一週的運動菜單項目，有氧與重訓交互搭配，確保燃脂同時保肌。 ● 培養運動習慣，讓運動變成生活的一部分。

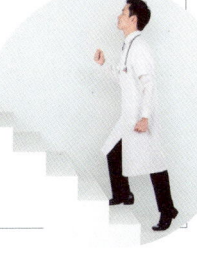

第三層：生活細節優化──啟動代謝的「隱形開關」

重點	• 水分補充：促進循環與代謝廢物排除。 • 睡眠管理：提升瘦素，降低皮質醇，避免代謝崩壞。 • 將抗發炎食物納入飲食計畫，避免慢性發炎降低代謝。
執行	• 每天補水 2000 ～ 2500 毫升，保持身體最佳水分狀態。不可因沒感覺口渴就不喝水。 • 每天固定作息，維持睡眠品質與時間，提升瘦素，穩定血糖，避免代謝混亂。 • 飲食中可增加莓果及富含 Omega-3 脂肪酸的魚類或堅果，可抗發炎，穩定代謝。

💡 結論：「代謝」才是真正影響減重長久成功的關鍵，不可忽略！

代謝優化，不是一場快跑，而是一場穩定的長途旅行。

● 減重不是單靠短暫的節食與運動，真正的核心是打造「高代謝體質」，讓身體在日常生活中，自然燃燒更多脂肪。

● 養成好習慣，讓您的身體變成自己的燃脂工廠，持久維持理想體態。

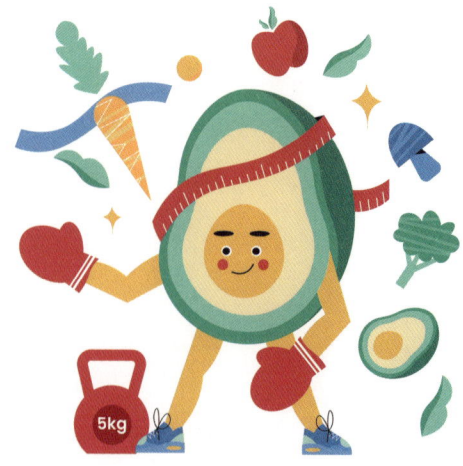

3-5 生活化的減肥運動大解析

蔡秀華（國立臺灣大學體育室專任教授）

　　透過健康專業規劃的安全減重運動，對健康具有良好的身心效益。英國哲學家與心理學家斯賓塞（Herbert Spencer）也指出：「良好的健康狀況和伴隨而來的愉快情緒，是幸福的最大資本。」

　　所以，經由專業指導的安全運動，不僅能提升身體適能，促進腦內啡的分泌，運動所帶來釋放血清素的效益，也能幫助人們感受紓壓及愉悅的心情，從而感受日常生活的健康小確幸。

　　然而現代生活中，有心減重的人往往受制於體重超重的困擾，容易形成身體活動的負擔（如體重過重導致下肢關節負擔沉重），因此常對運動裹足不前，或是擔心不正確的過度運動會對身體造成傷害。

　　在本書設計的運動課程中，我們將安排精心規劃的運動小知識，幫助您從認識自身的健康體適能等學理基礎開始，結合運動知識與有氧運動、增肌減脂運動、促進柔軟度及紓壓的伸展運動，透過全面的體適能促進建議，提供您日常生活中可以循序漸進執行減重運動的參考。同時，也希望幫助您在每次運動課程裡，能有實踐正確運動訓練的常識與良好心態。

　　我們期待提供給您能在安心、暖心、用心、有信心的情境下，享受運動帶來的愉悅情緒，逐步親身體會正確運動帶來的健康效益。因此，本章會先說明實踐運動減肥的效益，再就減重常見的運動型態做介紹，並提醒您安全運動原則，最後會提供培養終身健康

運動習慣建議，以簡單好記的「減肥運動123原則」做為您健康運動的生活小撇步！

實踐運動減肥的效益

運動如何能幫助減肥成功？運動的效益主要在強化體質，幫助個人身心適應能力的提升，其中尤以肌肉質量增加及心肺功能改善最為顯著。

個人透過肌肉質量和整體肌力的提升，不僅基礎代謝率增加，在外表體態和實質的肌肉量上都有顯著的成果。因此，實踐運動在減肥初期（1～3個月）可能成效不見得立即可見，但根據美國運動醫學會的建議，搭配專業設計的運動指導，藉由規律的身體活動和運動訓練介入，才能事半功倍提升人體長遠的運動健身效益。

> ☞ **Tips**
>
> 簡易的居家運動口訣——「15-30-便利-家」
>
> 透過「15-30-便利-家」這個簡單易記的口訣，串起15～30分鐘有強度且會微喘的大肌肉運動，便利的生活環境和居家器材的設置及應用，幫助自己規律地實踐運動減肥新生活。整理居家運動的重點如下：
>
> 1. 每天15～30分鐘做持續有節奏的身體活動。例如：健走、輕慢跑、徒手肌力循環組合體操或有氧韻律體操。
> 2. 善用居家周遭便利運動環境資源。例如：公園、社區道路、安全的階梯、運動中心及社區市民活動中心等，也可將日常遛狗活動時間延長後納入運動計畫。
> 3. 應用居家或室內固定式健身器材做運動。例如：固定腳踏車、踏步機、划船機及飛輪等器材，幫助自己運動不受天候影響。

這種以健康運動為基礎的永續型態減肥計畫，強調的是「終身運動帶來終身健康」的概念。人體是用進廢退最佳見證的有機體，運動則是人體正向運轉維護的重要行為，也唯有透過自體大肌肉運轉，結合提升新陳代謝的良好運動設計，才能幫助人體產生良好的熱量平衡機制，促進人體肌肉與脂肪的優質比率。

適用於減肥者的運動類型

減肥者通常伴隨有關節負荷過高的問題，因此對減肥者運動設計與建議，在重視運動安全的考量下會應用以下原則：

1. 採取低衝擊原則

基於保護下肢關節（如膝關節和髖關節），以水中健走或水中有氧運動最受推薦。陸上活動則以有節奏性的持杖健走（北歐健走）及健走運動較受歡迎。至於現在流行的超慢跑，因個人下肢關節健康狀況及關節殊異性，建議經專業醫師檢視及建議後再實施。

2. 應用固定式輔助器材的運動

透過固定式健身器材，如健走滑步機、固定式腳踏車、划船健身器等，都可以緩衝關節負擔，減少身體負荷，幫助初期體重過重者漸進式的適應運動強度，同時達到不受天候影響的持續運動習慣養成。

3. 參與團體互動的低強度課程

例如社區運動中心的初階低衝擊有氧課程、椅子瑜伽或椅子肌力課程、中低強度的飛輪運動課程、有優良指導的皮拉提斯課程等，都是非常好的運動選擇。

4. 提升肌力為主的運動課程

如個別健身運動指導課程、徒手墊上肌力課程、有輔具的運動團課（瑜伽球、瑜伽環、握力球或彈力帶）等，都是減肥時的運動選項。

5. 應用多元組合的運動設計

身體各部位運動訓練可採交互輪休機制，利用週間不同運動型態的設計，不僅增加全身均衡減脂效果，也可減少慢性運動傷害的發生機率。因為從事單一類型運動，容易導致同一部位狀況多次反覆衝擊（如健走時膝關節及腳踝關節會受力較多），較易有累積型的慢性運動傷害發生，因此建議可應用複合型運動設計課表，幫助減重者循序漸進地全面強化體質的改善工程。

生活中的安全運動提醒

實施減重運動跟參與任何運動一樣，務求安全第一！以下10項重要建議，請在實施減重運動計畫前，務必先詳細檢視。

01	運動前各項健康評估要重視，並定期諮詢。先諮詢醫師關於個人健康檢測與病史評估建議；再進行個人體適能與運動安全健康評估，藉以了解個人身體組成、姿勢均衡狀態、柔軟度、肌力、心肺適能、平衡能力等體適能現況與運動強度負荷的基本能力。
02	運動前須實施熱身運動，運動後要做整理運動收操。
03	運動中避免運動過度，學習觀測是否有生理不適現象，時時要有身心安全自覺。

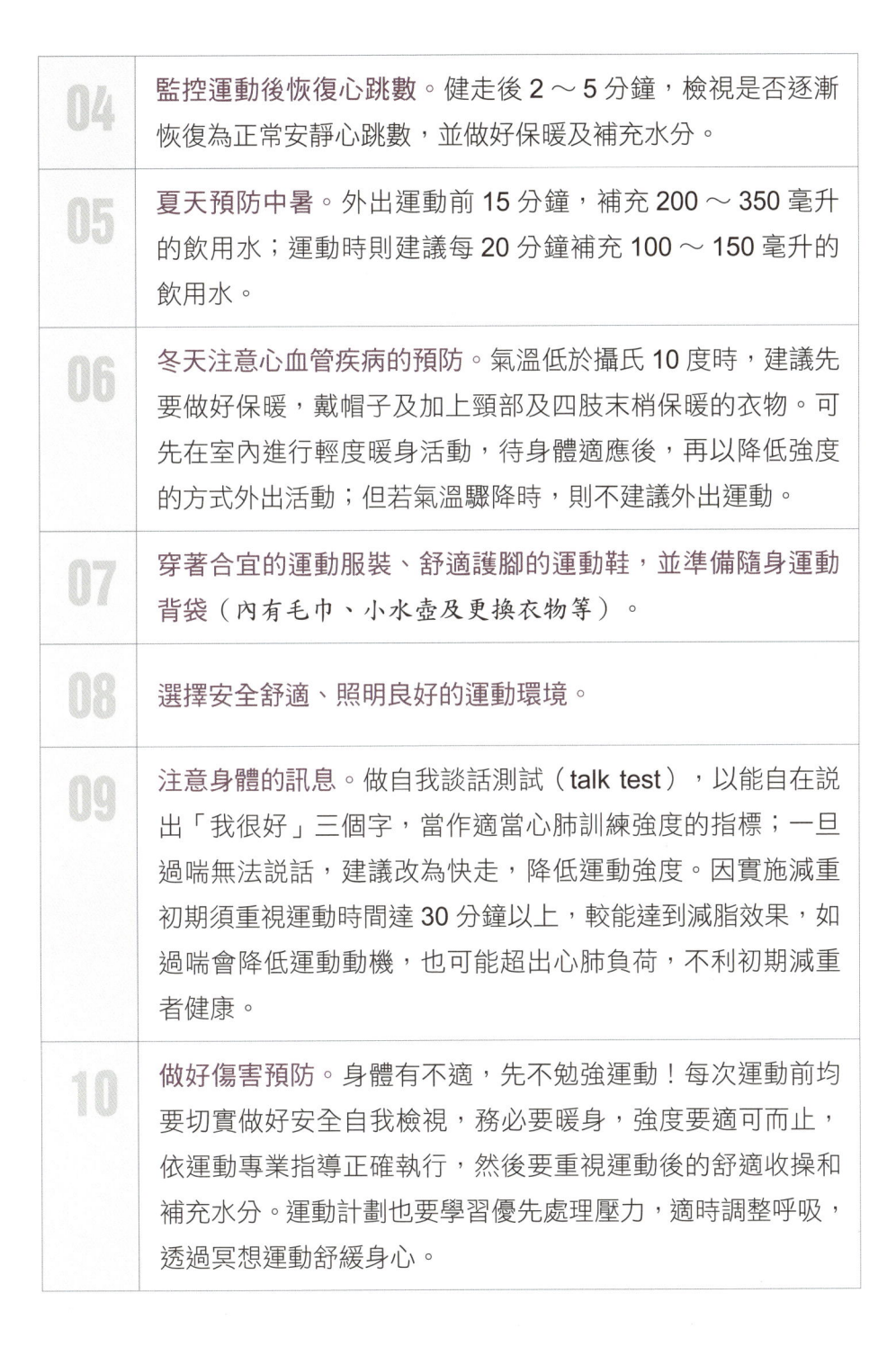

04	監控運動後恢復心跳數。健走後 2～5 分鐘，檢視是否逐漸恢復為正常安靜心跳數，並做好保暖及補充水分。
05	夏天預防中暑。外出運動前 15 分鐘，補充 200～350 毫升的飲用水；運動時則建議每 20 分鐘補充 100～150 毫升的飲用水。
06	冬天注意心血管疾病的預防。氣溫低於攝氏 10 度時，建議先要做好保暖，戴帽子及加上頸部及四肢末梢保暖的衣物。可先在室內進行輕度暖身活動，待身體適應後，再以降低強度的方式外出活動；但若氣溫驟降時，則不建議外出運動。
07	穿著合宜的運動服裝、舒適護腳的運動鞋，並準備隨身運動背袋（內有毛巾、小水壺及更換衣物等）。
08	選擇安全舒適、照明良好的運動環境。
09	注意身體的訊息。做自我談話測試（talk test），以能自在說出「我很好」三個字，當作適當心肺訓練強度的指標；一旦過喘無法說話，建議改為快走，降低運動強度。因實施減重初期須重視運動時間達 30 分鐘以上，較能達到減脂效果，如過喘會降低運動動機，也可能超出心肺負荷，不利初期減重者健康。
10	做好傷害預防。身體有不適，先不勉強運動！每次運動前均要切實做好安全自我檢視，務必要暖身，強度要適可而止，依運動專業指導正確執行，然後要重視運動後的舒適收操和補充水分。運動計劃也要學習優先處理壓力，適時調整呼吸，透過冥想運動舒緩身心。

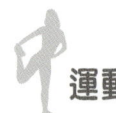

運動前的基礎暖身
下肢及胸和背部肌群伸展運動

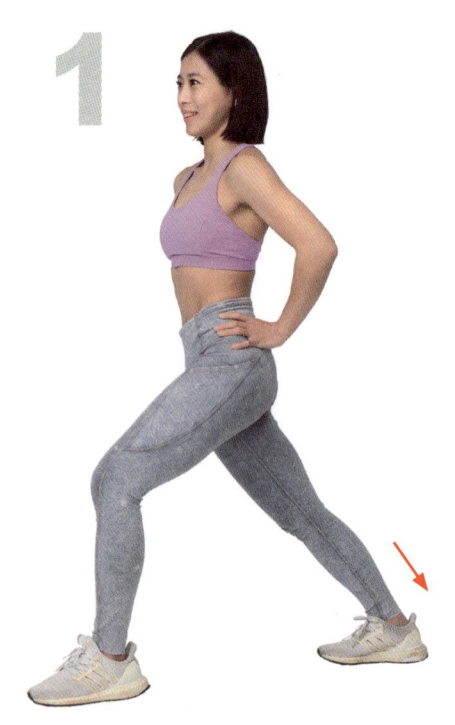

Part 03 健康減重必修10堂運動課

1 小腿肌群伸展

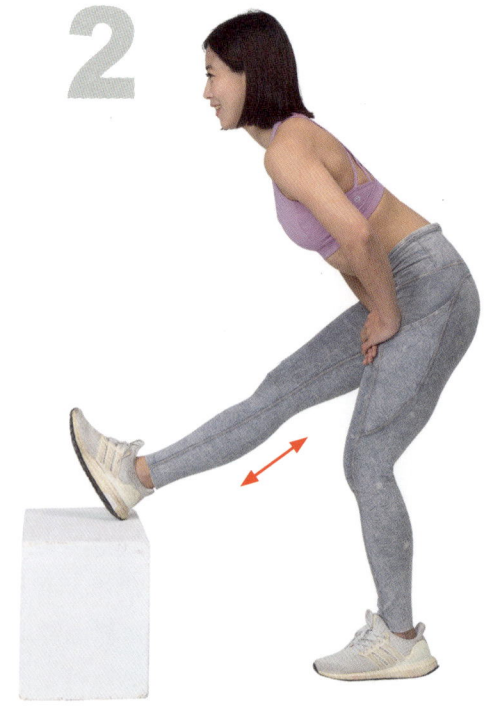

2 腿後肌群伸展

3-5 生活化的減肥運動大解析｜運動前的基礎暖身｜下肢及胸和背部肌群伸展運動

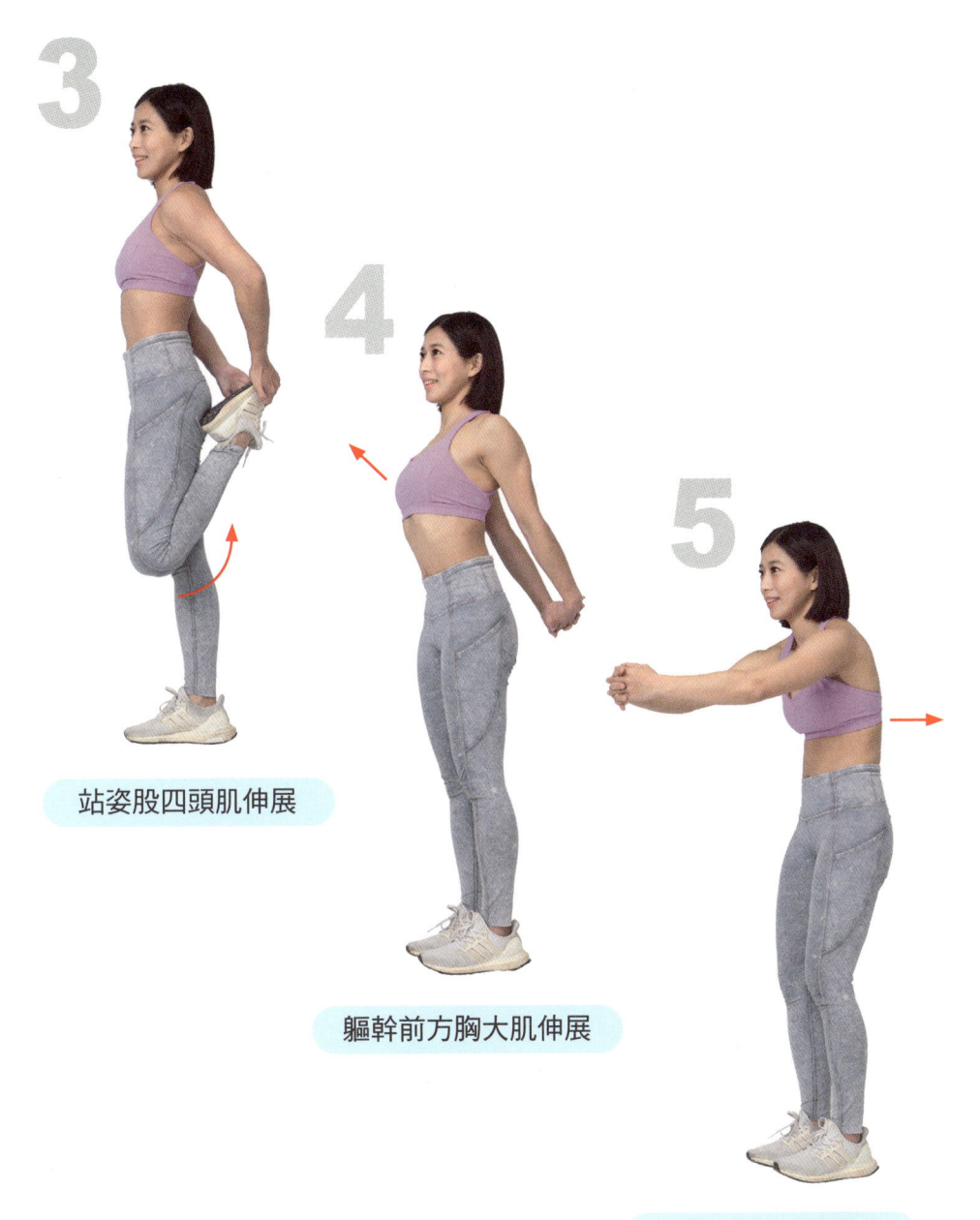

3 站姿股四頭肌伸展

4 軀幹前方胸大肌伸展

5 上軀幹背部群伸展

☞ **Tips**
- 每個運動伸展 8～10 秒。

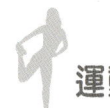

Part 03 健康減重必修10堂運動課

運動後的整理緩和
運動後的下肢及下背肌群伸展

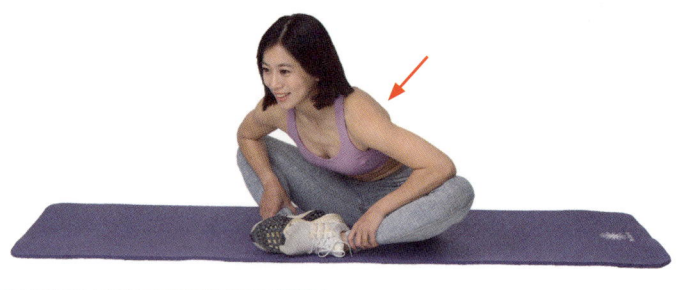

坐姿大腿內收肌群伸展

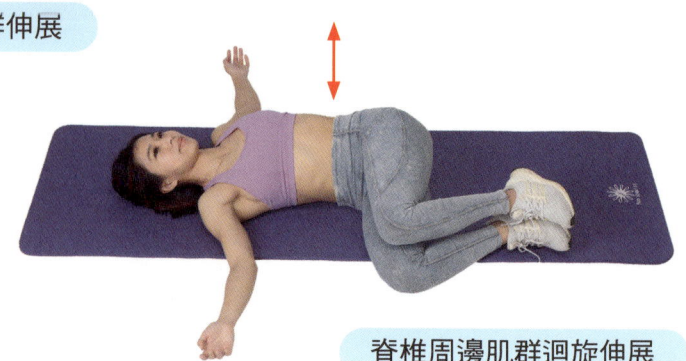

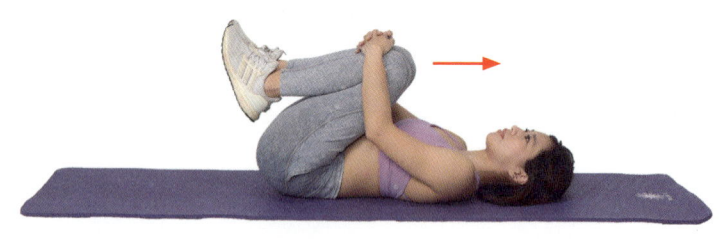

脊椎周邊肌群迴旋伸展

仰臥下背肌群伸展

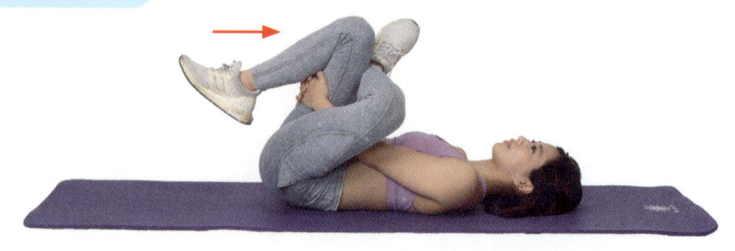

仰臥臀大肌伸展

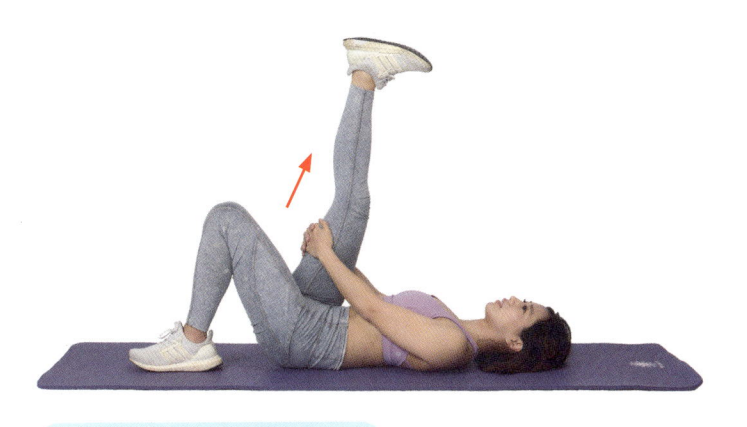

仰臥腿後肌群伸展

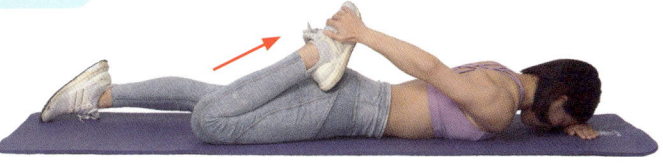

俯臥股四頭肌伸展

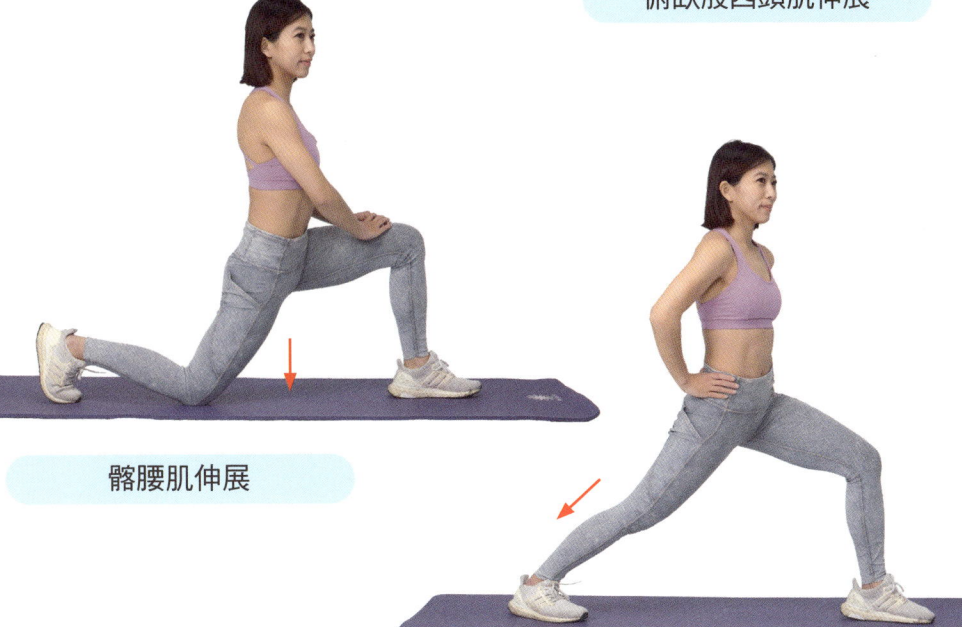

髂腰肌伸展

立姿小腿肌群伸展

3-5 生活化的減肥運動大解析　運動後的整理緩和　運動後的下肢及下背肌群伸展

☞ **Tips**
- 每個運動伸展 15～30 秒。

🕐 終身健康運動習慣的養成：減肥運動 123 原則

根據前述的計畫行為理論指出，如能有計畫地依據簡單易行的原則去從事運動，較容易建立良好的運動行為。因此，為幫助養成健康的運動習慣，我們提出容易上手又好記的減肥運動123原則：

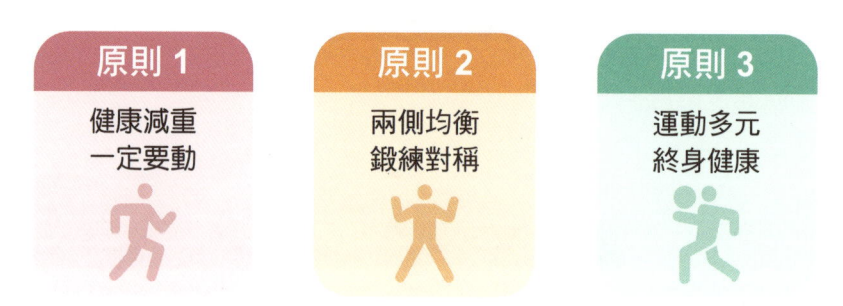

原則 1	原則 2	原則 3
健康減重 一定要動	兩側均衡 鍛練對稱	運動多元 終身健康

將減肥者所需的運動以「要動、均衡、多元」規劃整理並說明如下：

減肥運動原則 1：健康減重，一定要動

請營造自己日常身體活動的機會，每天能有計畫且規律融入動態生活型態。根據《科學人》雜誌2014年12月所刊登詹姆士・列文（James Levine）撰寫的研究顯示，久坐不動影響健康。文中提到，一項追蹤16年對80萬人所做的18項研究顯示：「越坐越短命」，建議辦公室久坐的上班族，多站能降低肥胖、生病與死亡的風險。

為增加減重者的身體活動量，提供以下日常動態生活的建議：

1. 善用大眾交通工具的通勤機會，多步行，少久坐！建議體

重過重者開始運動初期,每日規劃步行4000～6000步,再搭配生活情境中可以站立的機會訓練下肢肌力。日後可以再根據體適能進步情形,調整步行數及增加肌力訓練強度。

2. 觀察日常生活中可應用上肢安全施力的推、拉、撐機會,加強上肢肌力訓練。例如:搭乘大眾交通工具時,可以穩穩拉著吊環、緊握扶桿;在家或辦公室時,可利用穩固桌面做推撐動作、拉提公事包或提袋等動作,訓練上肢肌群,營造隨處可動,安全累積日常身體活動的小確幸。

這種動態生活的方式,又稱為「小零食型的運動」,在全球廣泛應用於上班族的健康促進活動,其理念是:在10秒不嫌少的情境下,以積少成多的身體活動促進健康!

減肥運動原則 2:兩側均衡,鍛練對稱

1. 減肥運動要重視訓練部位的均衡度。因此先要重視身體中心線的正確姿勢,一定要有良好站姿及掌握運動時的身體中心線,才能降低運動傷害的發生。

2. 訓練的強度要依據個人身體負荷及健康狀況做設計,務必要先評估體適能狀態再實施訓練。運動設計課表也要重視身體上/下、左/右及前/後相對位置在能力上的差異,務必從中低強度(**大肌力的40～50%、最大心跳數的50～60%等**)、低次數(如反覆8～10次)的運動適應做基礎,逐步透過運動專業人員的指導及諮詢,達到安全有效的運動效益。

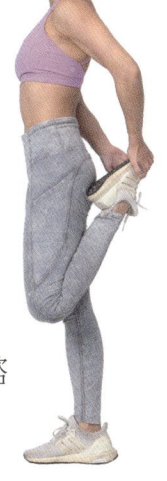

＃減肥運動原則 3：運動多元，終身健康

應用多元化的運動加值策略，幫助培養終身運動習慣，維持健康狀態。建議做法是：

1. 先將運動分為三種類型。一般的「日常身體活動」、「規律運動」（如每週3～5次有氧運動／2次肌力訓練／天天做伸展體操）以及「有目標的運動訓練」（如聚焦核心肌群訓練）等三種型態。

2. 透過檢視行事曆，規劃出預訂運動的時間表，然後將可改善體態的三大類體適能運動，有計畫的納入運動行事曆中。執行時，採用交互原則，應用不同運動型態，讓身體有良好的恢復，交叉使用不同身體部位的運動模式，達成減重時期的燃脂增肌效果。例如同樣是做燃脂運動，可以採用30分鐘踩飛輪運動、有氧體操、長泳、健走等方式，減少同一運動動作造成下肢超負荷，亦可避免疲勞形成的慢性傷害。

3. 善用團隊動力效益，增加社會支持力。減重者可以邀家人一起運動，善用片段時間做運動，把運動列入日常優先行事曆，或者是告訴別人「我在運動」（增加周遭關注），穿上合身帥氣好看的運動服（提高個人體態自覺），請教醫師及專業運動指導（納入健康專業介入），參加快樂運動團隊（增加規律運動黏著度並設定年度運動目標）。上述介入策略也是個人實施運動時社會支持力的形成要素，建議讀者多參考使用。

3-6 有效的有氧運動

賴韻宇（臺灣大學體育室兼任講師）

有氧運動的定義

在日常生活中，執行或操作有氧運動（Aerobics Exercise），旨在促進及改善人體的心肺適能（Cardiorespiratory Fitness）。「心肺適能」為教育部依《國民體育法》所定義之國民健康體適能四大要素（身體組成、心肺適能、肌肉適能及柔軟度）之一；而「有氧運動」係指一種需要動員大肌肉群，以規律韻律性動態活動的方式，實施長時間中高強度運動的能力指標。

當在執行與心肺適能有氧運動能力有關的生理反應時，會同時啟動兩大生理系統——循環系統及呼吸系統，包括心臟、血管、血液、肺臟及呼吸時所使用相關肌肉群。呼吸時，氧氣進入肺部並轉化為含氧血液，通過血管傳輸至組織，而代謝產物或缺氧血則通過血管運送到相關器官處理。這個過程的效率，決定了心肺功能和有氧運動能力的好壞。

心臟是一個由心肌構成的器官，主要功能是將血液泵送到全身各處。心臟泵血，血管保持通暢且有彈性，血液能有效輸送至全身各部位，確保其運作。

而呼吸系統能夠運作正常，使吸入氧氣得以進入肺臟肺泡的微細血管中，同時與自體循環所攜回之缺氧血在肺泡中進行順暢的氣體交換；身體細胞利用氧氣能力的優劣，亦為影響心肺適能有氧運動能力的條件之一，如果此能力低落，即便心肺系統高效率地提供

氧氣，也無法有效運用氧氣順利進行氧化的一切過程。

心肺功能良好，包括心臟有效泵血、血液含有充足氧氣、肺部正常氣體交換以及細胞充分利用氧氣。這樣的心肺功能，可支持骨骼肌持久運動，展現出卓越的有氧運動能力。

有氧運動的減肥效益

減肥或減重在熱量平衡的機制中，創造熱量赤字（**運動或身體活動高於熱量攝取**）是一個很重要的基本概念。也就是飲食所攝取的熱量低於人體活動或運動時所消耗的熱量，即達成熱量赤字（**能量負平衡**）的狀態，所虧空的熱量將反應在體重或身體組成的變化上。

然而，運動時能量的代謝與來源，會依運動的種類（Type）、強度（Intensity）、頻率（Frequency）及持續的時間（Duration）而有所不同，也與人體的年齡、體重、身體組成、營養狀況與環境等因素有關。

生物體的能量代謝，包括無氧（Anaerobic）及有氧（Aerobic）代謝，簡言之，即能量代謝的機轉中是否有氧氣的參與。而在運動情境中，能量物質的來源與轉換通常都是混合性的，少有絕對或單一地使用能量代謝系統做為運動時的消耗來源，當然也與運動的持續時間及運動強度有密切的關係（**請參閱3-3〈運動與能量代謝的平衡〉**）。

簡單來說，實施有氧運動的減肥效益，其價值在於使用身體的脂質做為燃燒熱量的主要來源，增進心肺血液呼吸循環系統的生理機能及效能，而且有氧運動還能促進多種被稱為「快樂荷爾蒙」的

物質分泌，這些物質有助於提升情緒、減少壓力，並帶來幸福感。

同時，有運動習慣的人通常也會比較樂觀開朗，這是因為當我們運動時會活化大腦，進而分泌下列4種快樂荷爾蒙，使人擺脫憂鬱和負面情緒，對心理健康也有極大的效益。概述如下表：

荷爾蒙	運動中的作用與效果
腦內啡 Endorphins	天然的止痛劑，能夠減輕疼痛並帶來愉悅感。在中高強度或持續性的運動（如跑步或有氧運動）中，身體會釋放大量腦內啡，這種現象被稱為「跑者的愉悅感」（Runner's High）。
多巴胺 Dopamine	與快樂和獎勵機制密切相關。達成運動目標或進步時，大腦會釋放多巴胺，這種正向反饋可以增強持續運動的動力。
血清素 Serotonin	有助於改善情緒、減輕憂鬱感，並穩定睡眠。像瑜伽、冥想式的運動和適度的有氧運動，可以增加血清素的分泌。
催產素 Oxytocin	主要與社交聯繫相關，但與他人一起參與團體運動（如舞蹈課或球類活動）時，可能會增加催產素的釋放，進而帶來歸屬感和幸福感。

🔶 生活化的有氧運動選擇與實作建議

每個個體生理機能都有個別差異，也因此個別需求因人而異。心肺適能的運動處方設計，必須是符合個體所能接受的負荷與強度才有意義，當然單次投入的運動時間與每週參與頻率也是關鍵。同時，參與的運動種類是要可以從中享受運動的樂趣，以使運動的動機得以持續，甚至增強。

然而，在繁忙的日常生活中，家務與工作交替，執行運動計畫的時程若無法排當得宜，亦得將短暫的日常活動增強至運動的強

度，盡可能地累積運動量，並且定期觀察及記錄由於運動刺激對身體產生的適應，以漸進的形式循序增加運動量及強度，即是有益身體適能的促進良方。

下表為美國運動醫學會（ACSM）針對改善心肺適能的有氧運動項目建議：

分類	運動技巧描述	建議適用對象	範例
A	需要最少技巧或體適能的耐力活動	所有成年人	步行、休閒自行車、水中有氧、慢舞
B	需要最少技巧的中高強度耐力運動	有規律運動的成年人或至少一般體適能水準者	慢跑、跑步、划船、有氧運動操、飛輪有氧、橢圓運動機、爬台階、快舞
C	需要技巧的耐力運動	具有運動技巧的成年人或至少一般體適能水準者	游泳、越野滑雪、滑冰
D	休閒競技運動	有規律運動計畫的成年人或至少一般體適能水準者	持拍運動、籃球、足球、下坡滑雪、徒步旅行

美國運動醫學會運動處方設計建議，除了包括FITT（頻率Frequency、強度Intensity、時間Time、型態Type）四項既有的傳統原則之外，也在2011年所發表運動處方的立場聲明中，額外增加了運動量（Volume）、模式（Pattern）、漸進（Progression）三項，合併簡稱FITT-VP。

下表為美國運動醫學會對於「健康成年人」有氧心肺耐力的運動建議分項摘要：

FITT-VP	運動建議內容
頻率 Frequency	中等強度運動至少 ≧ 5 天／週；或高強度費力的運動至少 ≧ 3 天／週；或中等強度運動＋高強度運動 ≧ 3～5 天／週。
強度 Intensity	中等強度運動（HRR 40～60%）；或高強度費力的運動（HRR 60～90%）；體能較差者，輕度至中等強度運動（HRR 30～40%）。
時間 Time	每天達 30～60 分鐘中等強度運動；或每天 20～60 分鐘費力的運動；或每天中等強度運動＋高強度費力的運動；或累積達到建議時間。
型態 Type	持續性、有節奏性、規律的運動（如步行、跑步、游泳、騎自行車、有氧體操／舞蹈等）。
運動量 Volume	累積 150 分鐘中等強度運動或 75 分鐘高強度費力的運動；每天 5400～7000 健走步數；體重管理運動量，建議 8000～12000 健走步數（相當於非負重性健走每分鐘 150 步）。
模式 Pattern	每天一次或每天累積數次，每次 ≧ 10 分鐘的運動。如持續運動時間＜10 分鐘，僅對體能較差者有益。
漸進 Progression	循序漸進地調整運動持續時間、頻率或強度，使其合理的逐漸進展，避免過度訓練。

　　針對運動強度認知與設定，在進行運動訓練計畫之前，對於個體的健康篩選與初步的健康評估，亦是相當重要的前置事項，以確保防範及降低危險因子在運動訓練操作時可能發生的風險。基本上，建議大多數健康的成年人使用中等強度運動，或中等及高強度運動結合；而體能較差者，則設定輕度至中等強度運動。

有氧運動的安全注意事項

前面篇幅介紹了執行心肺適能訓練有氧運動項目的樣貌、有氧運動處方的內容與設定，以及有效的有氧運動強度的定義。然而，對需要體重控制的人來說，在過重初期或尚未降減體重前所做的運動，還要考量體重、體型在投入運動時可能誘發進而產生的運動傷害，因此為確保安全並達到健康效果，建議體重過重的人在進行有氧運動時要特別注意以下事項：

1. 選擇合適的運動：運動初期避免高衝擊運動，如跑步、跳繩等，以免對膝蓋、踝關節造成過多壓力。可以選擇低衝擊的運動，例如在水中經由水的浮力與阻力創造游泳、水中健走、水中健康操的運動效果，以及陸地上的健走、騎自行車或使用橢圓機、太空漫步機、瑜伽等。

2. 循序漸進：不要求好心切急於完成高強度的訓練，建議從輕量、短時間的運動開始，逐步增加時間和強度。

3. 穿著合適的裝備：特別是避震、吸震、支撐力強的運動鞋。此外，運動中可能因皮膚摩擦而產生不適感，宜穿著舒適的運動服，以減少受傷風險並提升運動效果。

4. 注意心跳率與呼吸：保持適度運動強度，避免運動過量。建議使用穿戴裝置，如運動表或心率計來監控，確保在適合自己的心率範圍內。

5. 聆聽身體訊號：如果感到疼痛、頭暈或極度疲憊，應立即停

止運動，休息並檢查身體狀況。

6.**搭配健康飲食**：運動與飲食需結合，避免只運動不控制飲食，這樣會影響減重效果。

7.**尋求專業指導**：請教專業的體育專業指導人員，如健身教練、物理復健師或醫生，為自己制定個別化的運動計畫。

8.**保持規律的運動**：依據運動處方的設定，建立規律有效的運動頻率、強度、持續時間及運動量等原則，創造規律的運動習慣及運動樂趣。

健走的基本姿勢與口訣

以下針對易於日常執行的健走運動項目提出建議與說明，盼達到運動強身及減重的效能，促進全身心健康的效果。

健走的運動強度，簡單來說「比散步快，比競走慢」，而依據健走的口訣：「**抬頭挺胸縮小腹，雙手微握放腰部，自然擺動肩放鬆，邁開腳步向前行**」，將其注意事項說明如下：

■ 抬頭挺胸縮小腹

兩眼直視正前方，不刻意縮下巴，也不仰著頭顱，保持頸椎在正確的解剖姿勢，同時核心肌群保持直立穩定。

■ 雙手微握放腰部

手臂肘關節以90度彎起，行走時自然擺動，配合步伐的節奏，可有韻律感的實施健走。

■ 自然擺動肩放鬆

肩頸放鬆，不刻意施力，自然垂下即可。

■ 邁開腳步向前走

步幅的設定因身高而異，通常建議身高乘以0.45，例如身高170公分的人步幅約為76公分，而160公分的人則約為72公分。在膝蓋不鎖死（微微彎曲）的狀態下，腳掌向前踏出時以腳跟著地，沿腳掌向前「滾動」的知覺直到腳尖，並且將身體向前推進，反覆循環至下一步態。

綜合上述的口訣及注意事項，完備健走的基本姿勢與運動狀態後，最後要掌握的是運動的強度與步頻的設定。

健走的步頻與強度設定

通常健走時的「步頻」，建議每分鐘約為100步做參考，心跳率的強度設定在中等運動強度（**請參閱本章節BOX之「目標心跳率」**）；或者其他監測運動強度的方法，如運動自覺量表（RPE）或說話測試法；亦可選擇於每分鐘100拍的節奏音樂情境中運動。

當然，安全無虞且上坡下坡適中的大環境也應一併考量在內，都是可以在執行健走時，同時完善生理、心理及運動效果，還有增加熱量消耗等多種效能於同一情境，是一種很好的有氧運動模式。

正確健走姿勢

- 下巴與地面平行
眼看正前方6公尺處

- 手掌避免握過緊
手臂彎曲90°自然擺動

- 使用腹部肌群
隨時檢查腰和骨盆位置

- 腿部前伸時伸直
但不鎖住膝蓋
運用前腳轉換身體重量

- 腳後跟先著地
地面、腳後跟、腳趾呈45°

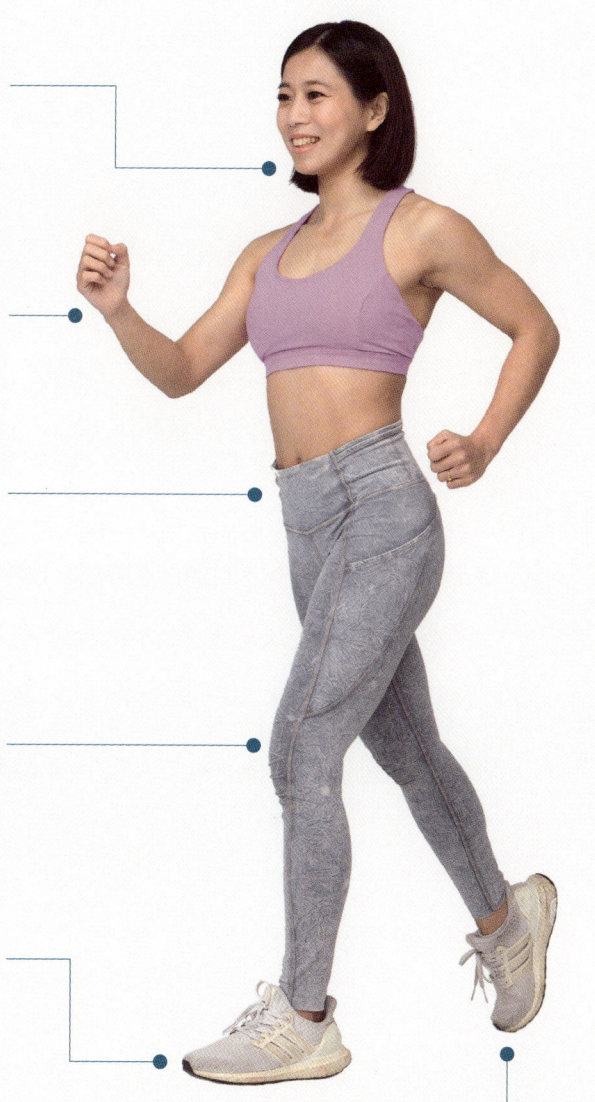

- 後腿掌隨之推蹬地面，
協助移動重心

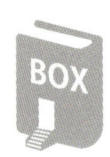

有氧運動強度的設定基礎及評估方法

賴韻宇（臺灣大學體育室兼任講師）

以下介紹各項有關心跳率的測量與預估方法，藉以提供運動強度設定的基礎：

1. 心跳率（Heart Rate, HR）

指心臟一次收縮與舒張的次數，通常以一分鐘內心肌搏動的次數來表示，記錄為每分鐘次數（Beats Per Minute, bpm）。一般來說，通常心肺適能較佳的個體，因其心肺功能較佳，會有較低的每分鐘心跳率。

2. 休息心跳率（Resting Heart Rate, HRrest）

建議在早晨起床前測量休息心跳率，確保無壓力、無藥物影響且營養狀況良好，連續測量五天，計算平均值。

測量頸動脈或橈動脈時，觸診頸動脈不可過於用力，因為會刺激頸動脈竇反射性地減慢心跳，使讀數偏低；而橈動脈位於外展拇長肌與伸拇長肌的邊緣，即手腕外側與拇指連接處，用食指和中指按壓即可感覺到脈搏。

若要精準測量休息心跳率，測量時間最好計數量滿一分鐘，但若非心臟疾病風險較高的個人，通常測量10秒的脈搏次數後，再乘以6即可（亦可量15秒乘以4或30秒乘以2）。

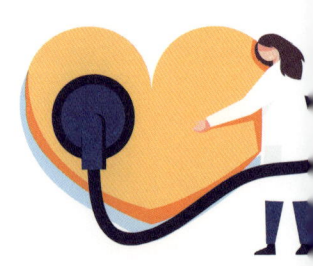

3. 運動心跳率（Exercise Heart Rate）

運動心跳率的收集方法和休息心跳率觸診脈搏的位置相同，但以觸診方式測量，無法即時於運動中獲知最能代表運動時的心跳率，通常必須在某種運動強度結束後馬上測量，才最具有代表性。

當然，除了觸診可得心跳率之外，運動心跳率監測儀器的使用會更為理想，消費電子產品日新月異，新科技產品不斷問世，現代人重視健康，深知運動對身體的重要性，因此與運動及健身相關的產品，市場穩定成長前景看好。

用來監測運動及健身狀況的監測器，是電子產品在運動市場中較成熟的產品線，包括心跳速率監測器、計步器、活動記錄器等。隨著科技文明及大量經濟開發的現勢，在價格實惠與便利性提升有越來越普及的趨勢。另外，智慧型手機和手錶亦有相當多的應用程式被開發設計出來，皆能在測量心跳率時提供多樣的選擇，惟其信度應被考量在內。

4. 最大心跳率（Maximal Heart Rate, HRmax）

評估最大心跳率最準確的方法，當然是透過實驗室內漸增負荷的運動測驗方式取得，但考量經濟效益及成本，簡單便利的方法仍是易於普及的選擇。傳統上及目前最被廣泛利用的最大心跳率計算公式如下：

$$HRmax \text{最大心跳率} = 220 - \text{年齡}$$

5. 目標心跳率（Target Heart Rate, THR）

決定運動訓練的運動強度是一項重要的設計與安排，根據不同

的訓練目的，例如促進健康、改善體適能、體重控制或增進運動表現等，其運動處方內的訓練強度或多或少都會有所差異。

除了實驗室進行操作得出的生理數據，可以通過最大攝氧量（VO_2max）準確評估運動強度，它被認為是心肺適能的精確指標。許多研究結果顯示，最大攝氧量與心跳率之間存在線性關係。由於訓練的強度越高，心跳率越高，所以設定目標心跳率來計畫運動強度，以期獲得運動訓練後身體適應的效果。

一般有「最大心跳率法」和「儲備心跳率法」，用來設定運動強度之目標心跳率區間，計算方法分述如下：

■ 最大心跳率法（Maximal Heart Rate Method）

一般健康成年人，以最大心跳率設定運動強度目標心跳率區間為57～96%。如以一位40歲成人為例，運動強度目標心跳率區間設定在最大心跳率的60～85%，公式、計算方法及應用列式為：

目標心跳率區間 THR ＝ HRmax×（57～96%）
例： 220－40＝180 180×0.60＝108 180×0.85＝153   HRmax 60%HRmax 運動強度有效區間下限 85%HRmax 運動強度有效區間上限

換句話說，按上述計算，依據個體設定運動訓練計畫時，每當在從事鍛練心肺有氧適能的運動刺激狀態下，運動中心跳率應達到108～153bpm才有收效的實質意義。

■ 儲備心跳率法（Heart Rate Reserve Method）

使用儲備心跳率（Heart Rate Reserve, HRR）計算運動強度區間時，尚需使用休息心跳率做為參數之一，設定運動強度目標心跳率區間則為30～90%，以40歲成人為例，其休息心跳率為70bpm，運動強度目標心跳率區間設定在儲備心跳率的40～80%，公式、計算方法及應用列式為：

目標心跳率區間 THR ＝ 〔（HR$_{max}$ － HR$_{rest}$）×（40～80%）〕＋ HR$_{rest}$	
例： 220 － 40 ＝ 180 180 － 70 ＝ 110 110×0.40 ＋ 70 ＝ 114 110×0.80 ＋ 70 ＝ 158	HR$_{max}$ HR$_{max}$ － HR$_{rest}$ 40%HRR 運動強度有效區間下限 80%HRR 運動強度有效區間上限

6. 運動自覺量表（Rate of Perceived Exertion, RPE）

除了以運動時心跳率的變化來評估運動強度之外，「運動自覺量表」亦是評量人體運動狀態下運動強度的有效資訊，其乃透過心理知覺上的努力程度判斷，整合肌肉骨骼系統、呼吸循環系統與中樞神經系統的身體活動訊息，建立每個人身體活動狀況的知覺感受。

將自覺努力程度數值乘以10，可推估運動時心跳率；而針對鍛鍊心肺耐力之有氧運動強度區間，必須在自覺努力程度12～15之間進行。例如：6可表示為心跳率60bpm，13為130bpm，20則為200bpm。

研究指出，RPE可以確實反應出運動過程中的強度變化，其數值與運動時的心跳率、攝氧量和血乳酸堆積成正比。自覺運動強度的數值與心跳率判讀的實際關係，有時受到運動者的年齡、參與運動訓練狀況、運動的類型及運動者的個別能力差異等因素影響，會產生不同的差異狀況。

　　例如老年人的最大心跳率較低、靜態坐式生活者休息心跳率較高，諸如固定式腳踏車的運動，即有別於跑步或游泳等全身性的活動，對於運動自覺量表數值的認定與判斷有其差異性。

　　使用運動自覺量表時，注意盡量不要讓心理因素影響判斷，因而低估強度，導致過度訓練，如此RPE量表便失去了效用。

　　無論如何，RPE在設定運動強度上是很有幫助的，它不僅反應了個體全身盡力的情形，也可以減少在運動中測量脈搏的次數，且RPE的再測信度很高，對於不論採用何種運動型態及體適能水準者，RPE與VO_2max、乳酸閾值的關係十分密切。

　　若要達到心肺適能鍛鍊的目標，運動強度閾值的設定是必需的。當然這樣的強度設定因人而異，體能較差者的閾值較低；反之，體能較佳者為達到訓練效果，其強度閾值就會較高些。

原始量表（15 級）		
6 級	No exertion at all	一點也不費力
7 級	Very, very light	非常非常輕鬆
8 級		
9 級	Very light	非常輕鬆
10 級		
11 級	Fairly light	頗輕鬆
12 級		
13 級	Somewhat hard	有些吃力
14 級		
15 級	Hard	吃力
16 級		
17 級	Very hard	非常吃力
18 級		
19 級	Very, very hard	非常非常吃力
20 級		

7. 說話測試法（Talk Test）

當處於運動當下情境時，可即時觀察及判斷運動強度是否合宜的測試法。說話測試法，是一種既簡單也有效的指標，情境敘述對應運動強度對照如下表：

運動強度	情境敘述
輕運動強度	可以一邊運動一邊說話，甚至還可以唱歌。
中強度運動	呼吸仍屬順暢，尚能一邊運動一邊聊天。
高強度運動	喘不過氣，無法連續說話。

下表為美國運動醫學會（ACSM）建議評估心肺耐力運動強度的內容，讀者可依據個人的身心靈狀態、有氧運動心肺耐力的運動建議等原則，做為有效的有氧運動設計處方基礎，亦祝福大家透過體育運動的參與，終生收穫身心靈健康之效。

運動強度	%VO_2max	%HRR	%HR_{max}	RPE
非常輕鬆	＜ 37	＜ 30	＜ 57	≦ 9
輕鬆	37 －＜ 45	30 －＜ 40	57 －＜ 64	9 － 11
中等	46 －＜ 64	40 －＜ 60	64 －＜ 76	12 － 13
劇烈	64 －＜ 91	60 －＜ 90	76 －＜ 96	14 － 17
接近最大到最大	≧ 91	≧ 90	≧ 96	≧ 18

3-7 增肌減脂的運動計畫

蔡秀華（臺灣大學體育室專任教授）

肌力增進來自於對肌肉質量的強化，不僅增加肌肉的量，也提升肌肉在身體活動上的使用效能。

肌力和肌耐力被統稱為「肌肉適能」，透過實施設計完善的漸進式肌力訓練，可提升肌肉適能，直接幫助改善體態，強化身體平衡、反應和韌帶強韌度，同時也可對骨骼產生增加骨質密度的好處。在心理上，亦可透過肌力促進改善體型，重塑身體形象，進而增加個人社交自信。

增進肌力對減肥的效益

肌力提升對減肥者具體效益分為生理、心理及社會三方面：

1. 生理效益方面：改善個人身體組成，增加日常基礎代謝，並提升個人動作的穩定性，最重要是體態因肌力提升而改善，增加參與各種進階運動和休閒活動的信心與可能性。

2. 心理效益方面：肌力的好壞會展現在日常生活中，人會因肌力強化而提升日常生活的動作自信，同時能透過肌力訓練後的舒暢感，降低潛在壓力的感受，達到紓壓的好處。另一方面，肌力訓練往往具有挑戰性，在安全的指導下，練習者會逐步適應，增加對超負荷挑戰的勇氣，達到自我超越、自我實現的成功體驗。透過以上分析，建議減肥的朋友們能親身體驗運動過程的流暢感，一面體會肌力訓練帶來痠痛但汗水淋漓的暢快，同時也讓自己置身在活力再造和自我肯定的歷程中，優化自己的心理適應能力。

3. **社會效益方面**：肌力是身體活動的基礎！良好肌力促成整體活動力和體態自信。社交場合的人際互動、休閒活動的投入，甚至志工活動的參與等，都須有良好的體力，其中肌力扮演最重要的支持角色，也是積極生活不可或缺的原動力。

透過上述以健康三大元素做肌力訓練效益的分析後，我們可以了解到肌力強化運動在減肥中的重要性。為了幫助減肥者安全運動，在此建議開始個人肌力訓練之前，請務必遵守安全運動訓練原則，切勿因一時興起做訓練，而導致運動傷害發生。至於什麼是安全的肌力訓練原則？下節將為大家一一說明。

安全的肌力訓練原則

運動時要傾聽身體的聲音

實施肌力訓練運動時，務必注意身體的回應！要認真傾聽身體的回饋訊息。

> ▸▸▸ **肌力訓練運動操作的動作要點**
> 1. 動作應具控制性，避免做快速甩手或甩腿的動作。
> 2. 訓練時須強調動作的功能性，並以穩定肌群為導向來操作。
> 3. 建議以提升肌肉適能與協調性兼具之動作為運動準則。
> 4. 運動時要配合呼吸，用力時吐氣，回復時吸氣，正確地操作動作軌跡。
> 5. 鍛練過程強調適度的自我激勵，並與身體溝通，切勿躁進。

以下注意事項提供運動時參考：

1. 因呼吸急促動作引起疼痛時，一定要放慢速度並調整呼吸。
2. 症狀減輕時再緩緩回復訓練的速度及強度。

3. 運動中仍感覺疼痛，須緩慢停下，配合深呼吸緩和不適感。

4. 有任何關節疼痛感，請立即停止運動，先就醫診斷身體狀況，再依據醫囑決定是否繼續從事訓練。

Less is MORE——積少成多，不躁進

肌力訓練的核心概念為：可使用個人經濟的時間，運用積少成多的訓練，達成肌力增強效益。同時，也可以降低受傷與慢性疲勞累積機會。

> ▸▸▸ **減重者初期肌力訓練規劃參考**
>
> 以每週三次訓練分配為例，建議每次可分別訓練自己的上肢、核心、下肢肌群。
>
> 1. 初期用聚焦肌群的訓練模式，肌力促進的效果較顯著。
> 2. 待肌力提升後，可有一日改採部位交互訓練方式，增加整體體態的均勻度。
>
> 上述運動訓練均須注意配合適當暖身及漸進式的身體適應，才能達到安全、有效的訓練目標。

🔸 肌力強化運動的建議與實作

減重者的肌力促進以安全為第一要務！進行運動訓練前，請參照前述安全的肌力訓練原則，審慎檢視運動前的身體健康狀況，確認環境安全，並充分實施暖身運動後，再開始操作各項肌力運動訓練。

肌力鍛練的基本姿勢建議

1. **確認身體中心線**：先站好再實施訓練，達到身體穩定的基礎（詳見P.272）。

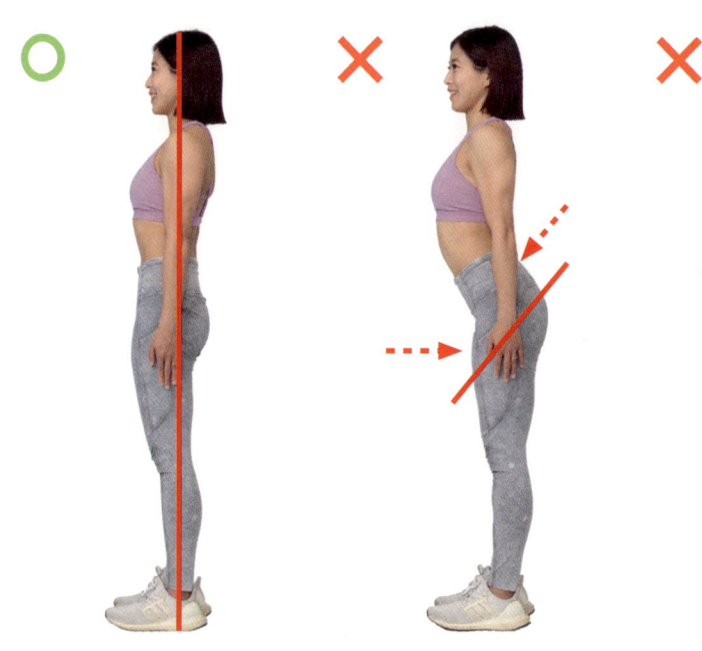

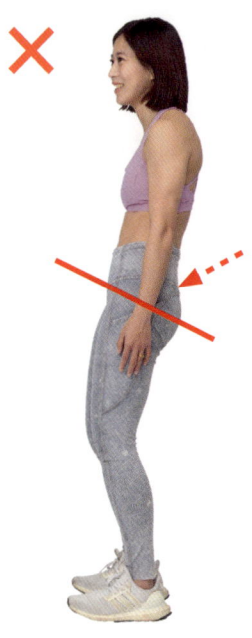

正確身體中心線站姿　　錯誤姿勢：骨盆前傾　　錯誤姿勢：骨盆後傾

　　2.**學習重心移動的平衡要點**：無論坐、臥、站、蹲、水平或垂直運動，都要注意重心的穩定度，重視核心肌群及髖關節穩定為重點。

　　3.**髖關節的穩定與律動**：髖關節位於身體重心位置，其乘載的骨盆結構關乎脊椎及膝關節的穩定狀態，做動作時要有意識地注意調整骨盆在腰椎與尾椎的中心位置，透過髖關節有彈性的律動節奏，幫助運動更加安全，提升訓練效益。

　　4.**要執行有控制的動作機制**：運動過程中，每個動作要重視精準的施力力度及方向，隨時注意關節角度的正確性，並專注於訓練肌群收縮反應是否正確？做回復動作時更要有意識的緩慢回返，不可急性彈振，以免受傷。

　　5.**找到正確合適的呼吸節奏**：肌力訓練時注意正確呼吸，可以避免產生怒責現象（因用力時憋氣，致使血壓上升的生理反應）。

訓練時的呼吸節奏，基本上建議為：「用力呼氣，回復吸氣；或是動作做離心收縮時（**以肌肉位置為準**）吸氣，動作做向心收縮時吐氣」，務必保持一吸一吐的呼吸原則，才不至於有安全疑慮。

肌力鍛練運動的實作設計

本節所介紹的肌力訓練動作，是依據訓練安全、強度變化及生活便利性為基礎，以減重者方便的徒手訓練、椅子應用、彈力帶強化及公園環境的設施使用為構想去規劃，提供讀者循序漸進的全身性肌力運動建議。

運動設計依據前述四種情境，分別按人體的上肢肌群、前核心肌群、後核心肌群及下肢肌群四部分，設計適合減重者的肌力訓練動作，建議您可以參照實施前專業諮詢的體型分析結果，應用這四類運動設計，做適合自己生活型態的運動訓練組合。

介紹訓練動作前，先舉例說明肌力訓練動作設計在運動力學應用上的效益：

動作的力學方向	動作形式	訓練肌群舉例
垂直推舉	肩上推舉、仰臥推舉	三角肌、胸大肌
水平前推	坐姿前推、站姿胸推	胸部肌群
垂直下拉	滑輪背部下拉（正反窄握法）	闊背肌、肱三頭肌
垂直上提	重力上提（阻力源如啞鈴／槓鈴／彈力帶）	三角肌、斜方肌
水平後拉	坐姿划船	肱三頭肌、上闊背肌

肌力訓練可透過應用多個方向，結合多種動作，設計不同角度的訓練組合，達到全身性的塑身效果。

A. 徒手肌力運動設計

徒手肌力運動主要是應用個人體重、環境中的阻力及抵抗地心引力的作用,來達到肌力訓練的效果,對體重過重者來說,是最容易在日常實施的肌力訓練模式。

由於這種訓練模式較容易在生活中實施,又能利用零碎的休閒時間鍛鍊,非常適用於減重者的運動行為增強,且減重初期可以提升個人體適能,間接有助於減重者建立運動的信心,因此十分推薦做為減重與減脂的運動計畫。

以下將介紹四種實用的基本徒手肌力運動,建議減肥者可以依據自己體適能評量結果,參考運動動作內容,開始進行個人規律的肌力訓練。

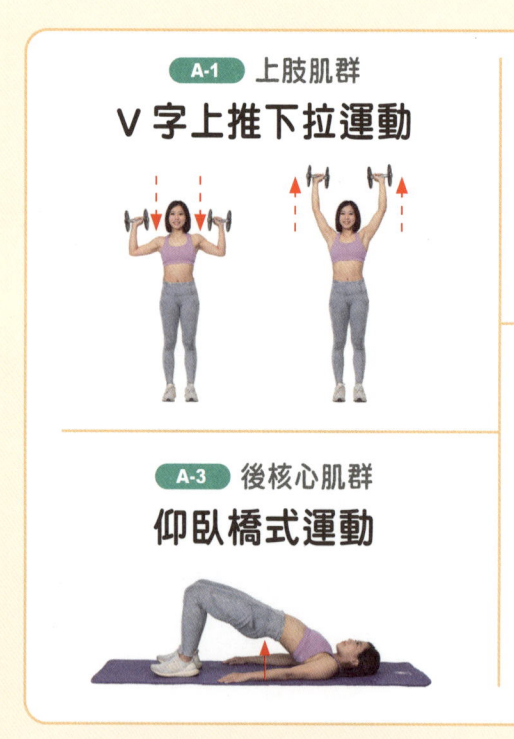

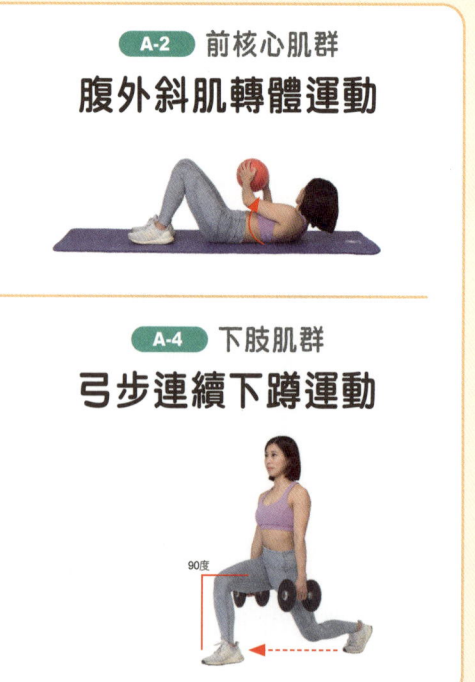

A-1 上肢肌群
V字上推下拉運動

A-2 前核心肌群
腹外斜肌轉體運動

A-3 後核心肌群
仰臥橋式運動

A-4 下肢肌群
弓步連續下蹲運動

A-1　上肢肌群
V 字上推下拉運動

訓練重點｜三角肌／背肌

1. 雙腳打開與肩同寬，雙手微握拳，手掌朝前，屈肘外開，手肘抬至與肩同高，肩胛骨夾緊，眼睛平視前方。
2. 起始動作為核心收緊身，維持身體穩定度，緩緩吸氣。
3. 進行訓練動作時，吐氣，核心肌群收緊，雙手繃緊，垂直向上用力推至手臂呈 90% 伸直（即手肘未完全伸直），然後換氣；吸氣後，接著吐氣，雙肘向下用力下拉至拳頭與肩同高，再做換氣準備。如此上推下拉一次，視為一次訓練。

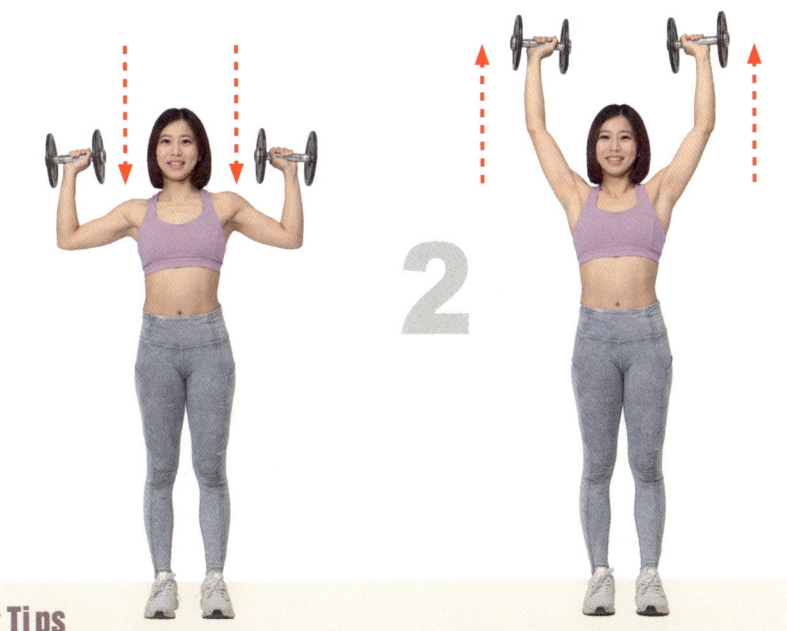

☞ **Tips**
- 初級體能者建議實施 10～15 次，組間休息一分鐘，反覆訓練 2～3 組。
- 進階者可實施 16～25 次，組間休息一分鐘，反覆 3 組。如要增加強度，可於手中加握 6～12 磅啞鈴，以增加肌力訓練強度。

3-7 增肌減脂的運動計畫／A 徒手肌力運動設計

A-1 上肢肌群

V 字上推下拉運動

275

A-2 前核心肌群

腹外斜肌轉體運動

訓練重點｜核心肌群

① 仰躺於墊子上，雙腳打開與肩同寬，屈膝略大於 90 度，腳掌平踩於地面；雙手伸直於胸前，手掌向下互疊，與肩膀形成三角形；收下巴，穩定頸部肌肉，眼睛平視前方。

② 起始動作為核心收緊身，維持身體穩定度，背微後仰，緩緩吸氣。

③ 進行訓練動作時，吐氣，核心收緊，下背緊貼墊上，將上半身正面舉起後，雙手前伸至左膝側邊，然後回復到仰臥的準備位置；再舉起上半身，向右膝側做同左之動作。如此左、右各一次的動作，視為一次訓練。

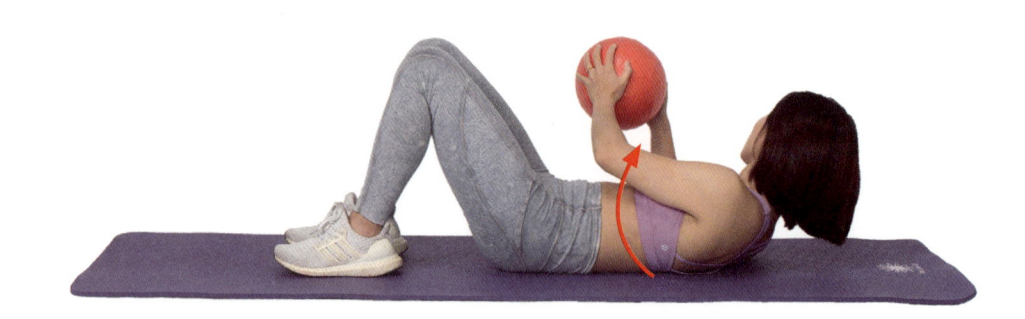

☞ **Tips**

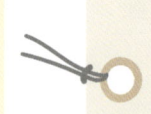

- 初級體能者建議實施 10～15 次，組間休息一分鐘，反覆訓練 2～3 組。
- 進階者可實施 16～25 次，組間休息一分鐘，反覆 3 組。如要增加強度，也可於手中加握小抗力球，或是一個 8～12 磅的啞鈴，以增加訓練強度。

A-3 後核心肌群
仰臥橋式運動

訓練重點｜臀大肌／豎脊肌群

1. 仰躺於墊子上，雙腳打開與肩同寬，屈膝略大於 90 度，腳掌平踩於地面；雙手置於身體兩側，手掌向下，肩膀下方平貼墊上；微收下巴，穩定頸部肌肉，眼睛直視正上方。

2. 起始動作為核心收緊身，維持身體穩定度，吸氣，然後收緊臀肌。此時穩定軀幹，背呈平板狀，緩緩吸氣做運動訓練準備。

3. 進行訓練動作時，吐氣，核心收緊，骨盆向上抬起，配合軀幹平面向上舉起至僅肩部著地，停留 2～3 秒；吸氣後，慢慢將軀幹及臀部放回起始位置。如此一次的動作，視為一次訓練。

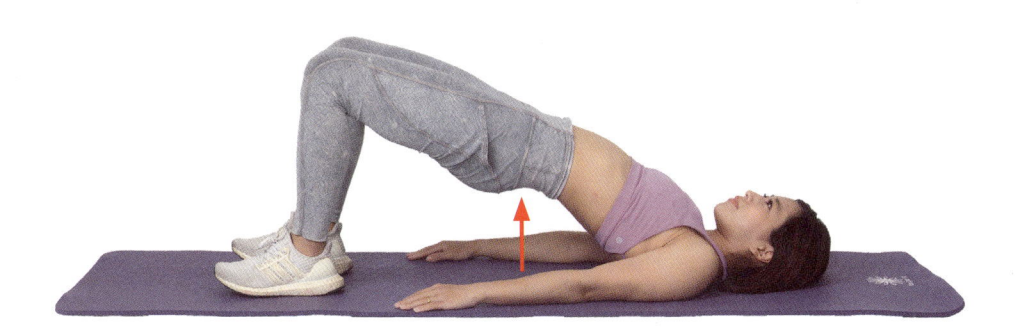

☞ Tips
- 初級體能者建議實施 15～20 次，組間休息一分鐘，反覆訓練 2～3 組。
- 進階者可實施 20～30 次，組間休息一分鐘，反覆 3 組。如要增加強度也可拉長空中停留時間至 5 秒，或增加訓練次數至 40 次，均可提升訓練強度。

A-4 下肢肌群

弓步連續下蹲運動

訓練重點｜股四頭肌及平衡

1. 雙腳打開與肩同寬，雙手叉腰，眼睛平視前方。
2. 起始動作為核心收緊身，維持身體穩定度，和緩吸氣。
3. 進行訓練動作時，吐氣，核心收緊，單腳前跨約 1.5 倍肩寬（或約 80 公分），屈膝呈 90 度，上身保持直立，然後實施時注意重心下降之後腳，以弓箭步下蹲動作反覆訓練。動作下上一次為一次訓練。

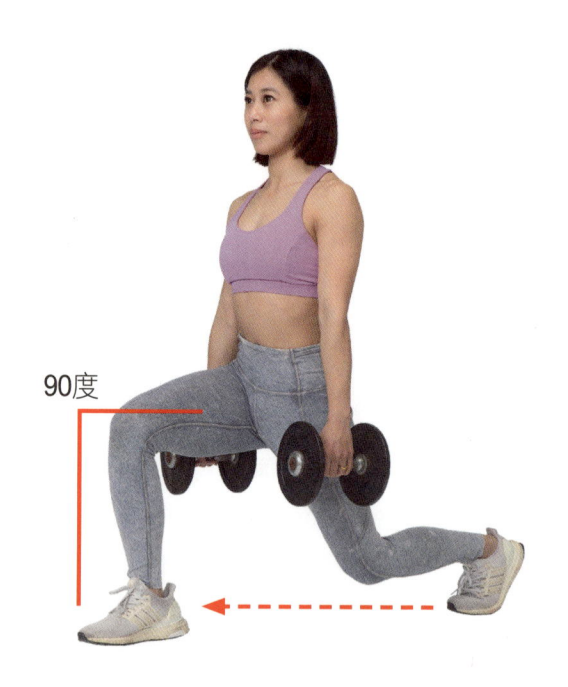

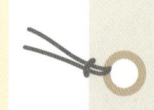

90度

☞ **Tips**
- 初級體能者建議單腳實施 10～15 次，然後換邊實施，反覆訓練 3 組。
- 進階者可實施 16～25 次，反覆 3 組。如要增加強度，也可於手中加握 8～12 磅的啞鈴，以增加訓練強度。

B. 椅子肌力運動設計

　　減重初期為幫助減重者減輕下肢負擔,增加肌力訓練時身體的穩定度,可利用一張穩固的椅子做訓練輔助,增加運動適應的安全性,並將訓練設計帶入日常生活中,可以說是一舉兩得的運動設計方式。

　　在操作前,請務必詳加檢視椅子的安全性,確認不會滑動,可支撐個人體重,將椅背貼靠在牆面等穩固處,做完充分的暖身運動,謹慎確保運動安全後,再開始實施肌力訓練,才能達到良好的運動訓練成效。

B-1 上肢肌群
上肢背後推撐運動

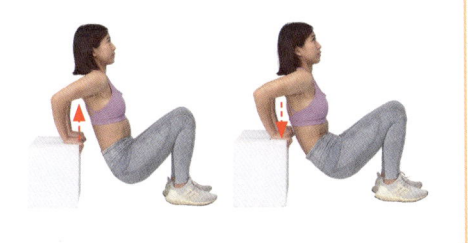

B-2 前核心肌群
椅子坐姿上身前屈運動

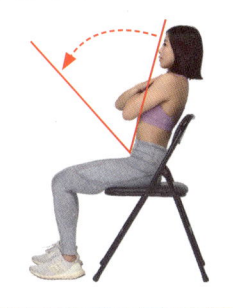

B-3 後核心肌群
扶椅單足後抬腿運動

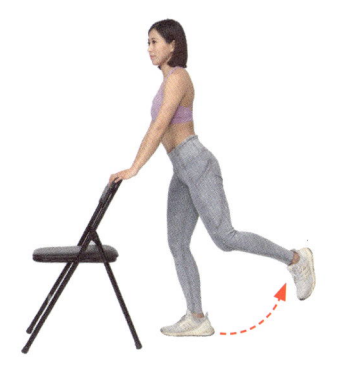

B-4 下肢肌群
手前伸坐下站起運動

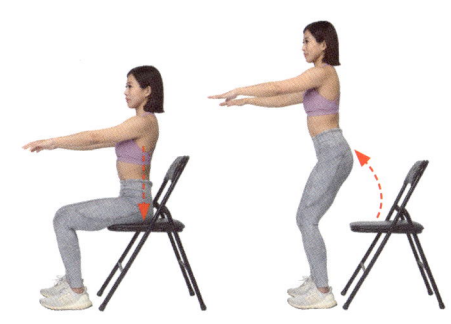

B-1　上肢肌群

上肢背後推撐運動

訓練重點｜肱三頭肌

① 準備動作與起始姿勢：首先須下蹲於椅子正前方約 60 公分處（2/3 跨步遠），維持膝蓋和髖關節呈 90 度，雙手手掌朝下，掌根撐在椅墊上，手指略做鉤狀，雙手穩住支撐位置，以此做為訓練的起始準備動作。

② 動作開始時，利用雙臂的力量將身體向上撐起。過程中身體切勿左右搖晃，須控制維持軀幹的整體穩定度。實施運動時，以手肘屈肘支撐上、下來回一次，視為一次訓練。

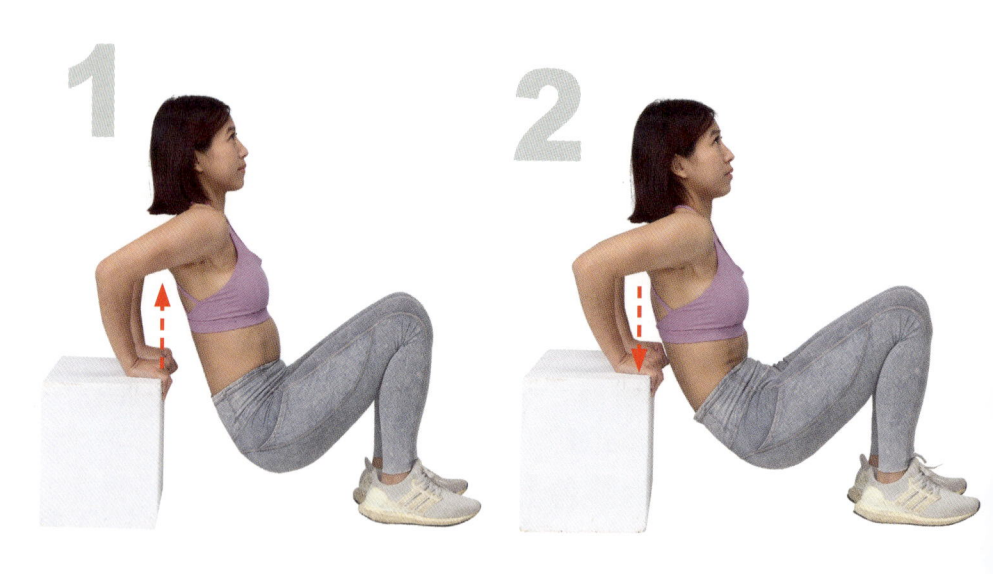

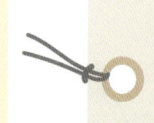

☞ **Tips**
- 初級體能者建議實施 10～15 次，組間休息 30～60 秒，反覆訓練 2～3 組。
- 進階者可實施 15～25 次，組間休息一分鐘，反覆 3 組。如要增加強度，也可採單腳支撐方式，以增加訓練強度。

B-2 前核心肌群
椅子坐姿上身前屈運動

訓練重點｜腹肌

1. 坐在椅子 1/2 處，雙腳平踩於地面，雙手交叉在胸前，眼睛平視前方。
2. 起始動作為核心收緊身，吸氣，身體後躺。
3. 進行訓練動作時，吐氣，腹肌用力，使上身保持直立，向前傾至 45 度，此為一次訓練。

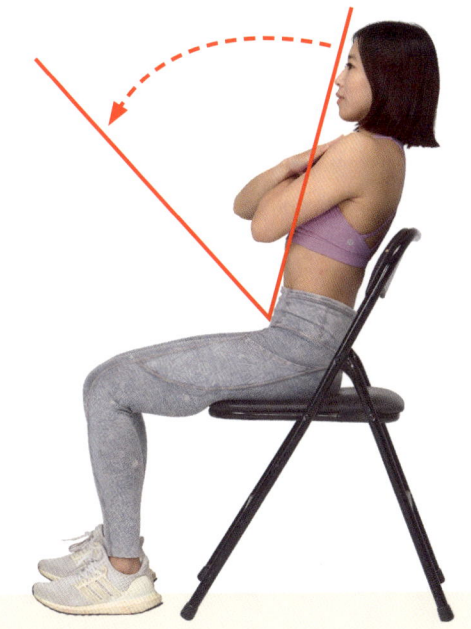

☞ **Tips**
- 初級體能者建議實施 10～15 次，組間休息一分鐘，反覆訓練 3 組。
- 進階者可實施 16～25 次，組間休息一分鐘，反覆 3 組。如要增加強度，也可於身體前傾時做交互抬膝動作，以增加訓練強度。
- 建議臀部坐墊處下方可加對摺毛巾或椅墊，以增加運動時的臀部舒適度。

3-7 增肌減脂的運動計畫／B 椅子肌力運動設計

B-1 上肢肌群　上肢背後推撐運動
B-2 前核心肌群　椅子坐姿上身前屈運動

B-3 後核心肌群

扶椅單足後抬腿運動

訓練重點｜臀中肌及豎脊肌

① 站在椅子靠背的後方處，單腳平踩於地面，單手扶著椅背，另一手叉腰，保持重心穩定，同時眼睛平視前方。

② 訓練起始動作為核心收緊身，支撐腳微曲膝，單腳平踩地面。

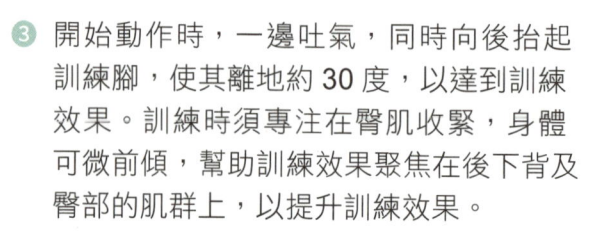

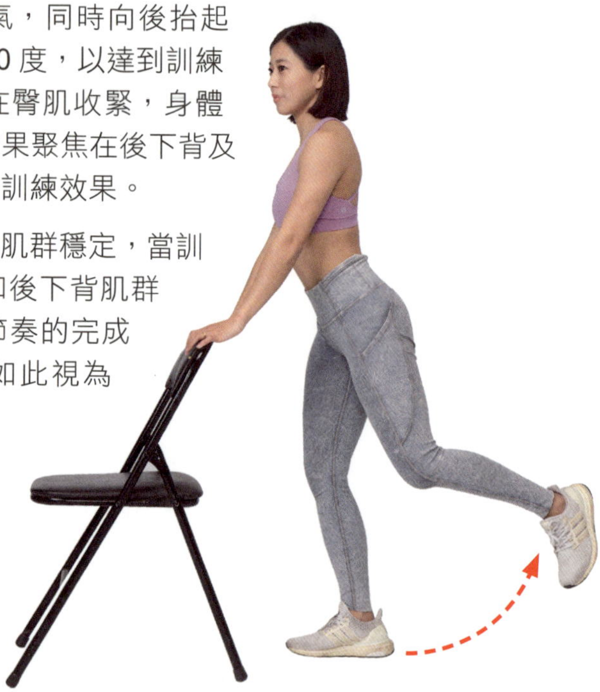

③ 開始動作時，一邊吐氣，同時向後抬起訓練腳，使其離地約 30 度，以達到訓練效果。訓練時須專注在臀肌收緊，身體可微前傾，幫助訓練效果聚焦在後下背及臀部的肌群上，以提升訓練效果。

④ 動作中務必要維持核心肌群穩定，當訓練腳向後伸時，臀肌和後下背肌群也須收縮，以配合有節奏的完成一次上和下的動作，如此視為一次訓練次數。

☞ **Tips**

- 初級體能者建議維持每秒一次上、下動作的循環，實施 10～15 次動作，組間休息 30～60 秒，反覆訓練 2～3 組。
- 體能提升後或進階者，可實施 16～25 次，組間休息 30 秒，反覆做 3 組。如要再增加訓練強度，則可延長腳上提的停留時間，或加快一次上下的速度，以增加肌肉的負荷，藉此提高訓練強度。

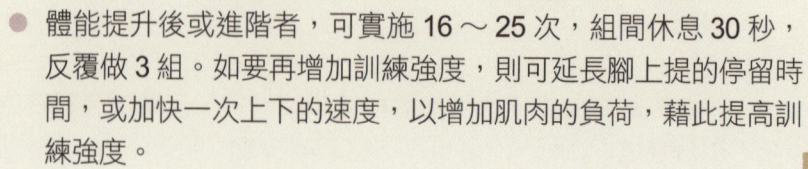

B-4 下肢肌群

手前伸坐下站起運動

訓練重點 | 臀肌及股四頭肌

① 坐在椅子 1/3 處，雙腳平踩於地面，雙手伸直平舉在胸前，眼睛平視前方。

② 起始動作為核心收緊身，吸氣，身體微前傾後站起直立，做準備動作。

③ 維持核心肌群穩定，骨盆下降向後伸，然後大腿及臀肌用力，支撐臀部下降至椅子坐墊後，再反向向上站起，
此為一次動作。

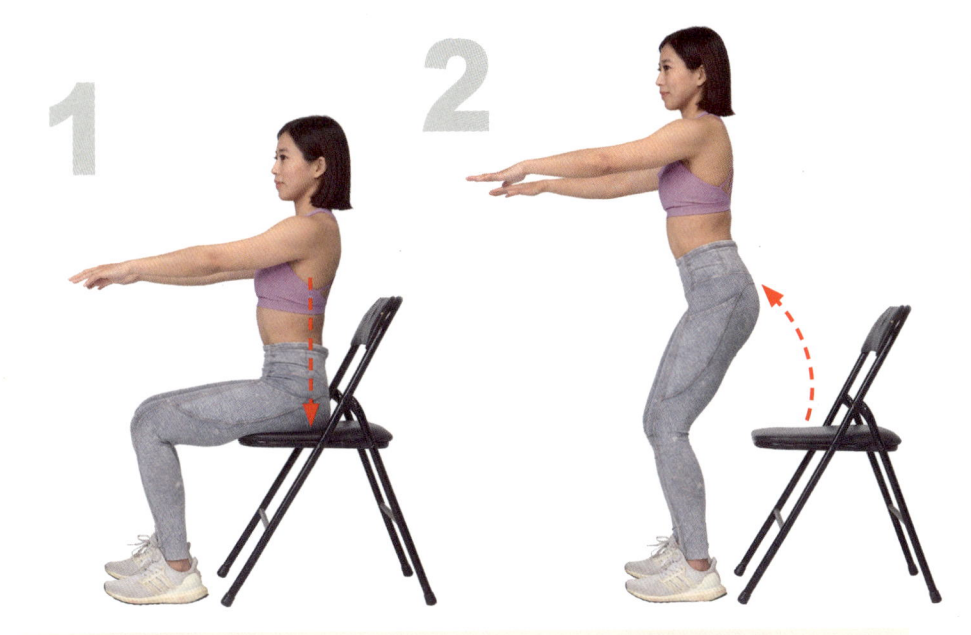

☞ **Tips**
- 初級體能者建議實施 10～15 次，組間休息一分鐘，反覆訓練 3 組。
- 進階者可實施 16～25 次，組間休息一分鐘，反覆 3 組。如要提高訓練強度，也可於站起時提腳跟，增加身體平衡的挑戰及下肢肌群的參與度。

3-7 增肌減脂的運動計畫／B 椅子肌力運動設計

B-3 後核心肌群　扶椅單足後抬腿運動
B-4 下肢肌群　手前伸坐下站起運動

C. 應用彈力帶的肌力運動設計

　　彈力帶是一種便利的運動訓練用阻力帶，優點是輕便，易於攜帶，可以取代啞鈴，讓生活步調快速且工作繁忙的現代人，在想要訓練肌力時，除了去健身房運動，或利用簡易的啞鈴鍛鍊外，也能使用輕便好攜帶且功能多樣化的彈力帶，做為個人居家健身運動的另一選擇。

　　運動時，透過不同張力與磅數的彈力帶來設定阻力，可應用其延展度進行跨關節的訓練設計，同時藉著可控制的拉伸動作變化，增進肌肉各種收縮運動的效果，幫助自己達到肌力訓練的目標。當進行減重時，有效又安全的肌力訓練尤為重要，因此我們可透過品質良好的彈力帶，做為肌力訓練時強化身體各部位肌肉的利器。

　　目前坊間常見的彈力帶以環式和長帶式兩款居多，本書彈力帶的肌力運動設計是以長帶式為主，分別提供減重者適合的上肢、下肢和核心肌群運動建議，使用前請注意檢查彈力帶是否有破損？如有破損請停止使用，務必要用完整的帶子來運動。

　　運動安全上還須注意，一定要記得在拉伸過程中保持呼吸順暢，用力拉開彈力帶時要配合吐氣，回放原位時則要記得吸氣。要控制拉開跟收回的速度，有耐心地慢慢做，一定不可急速地彈振來回，以免受傷。

C-1 上肢肌群

划船後拉運動

訓練重點｜肱三頭肌及闊背肌

1. 開始動作前，屈膝坐在墊子上，雙腳打開與肩同寬，直膝前伸，腳尖勾起，腳掌向前。手持彈力帶，將兩端纏繞於掌心握好，彈力帶中心套過腳底中心點，雙手向後拉緊帶子，手腕保持穩定，不可屈起，以免受傷。

2. 啟動前眼睛平視前方，微收下巴，穩定頸部肌肉，核心收緊身，維持身體穩定度，然後背微後仰，緩緩吸氣，做準備訓練的起始動作。

3. 進行訓練動作時，吐氣，核心收緊，雙手水平後拉，使拳頭超過腰側，同時緊縮肩胛骨內側中心位置，維持此動作 2 秒後，慢慢吸氣，回復到起始的準備位置。如此後拉、前回的一次反覆動作，視為一次訓練。

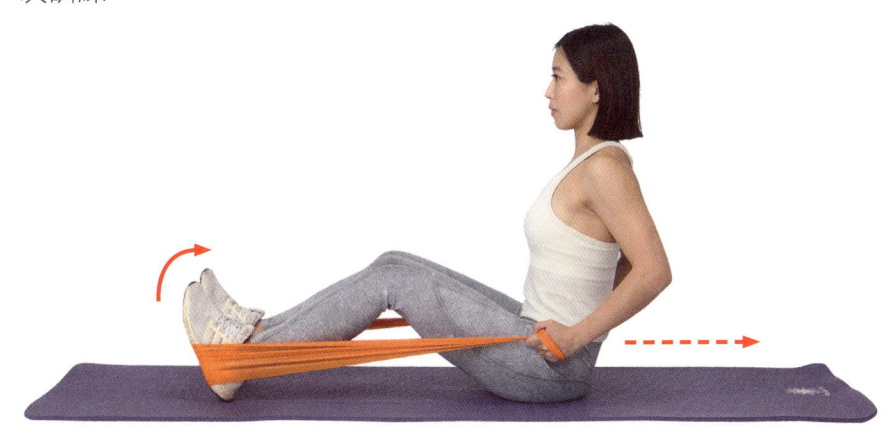

☞ Tips

- 初級體能者建議實施 12～20 次，組間休息一分鐘，反覆訓練 2～3 組。
- 進階者可實施 20～30 次，組間休息一分鐘，反覆 3 組。如要增加強度，縮短彈力帶長度加重阻力，或是改為加速的來回動作，均可提高訓練強度。

C-2 前核心肌群

坐姿 V 字核心運動

訓練重點｜腹橫肌／腹直肌

① 開始動作前，屈膝坐在墊子上，雙腳打開與肩同寬，直膝前伸，腳尖勾起，腳掌向前。手持彈力帶，將兩端纏繞於掌心握好，彈力帶中心套過腳底中心點，雙手向後拉緊帶子，手腕保持穩定，不可屈起，以免受傷。

② 啟動前眼睛平視前方，微收下巴，穩定頸部肌肉，核心收緊身，維持身體穩定度，然後背微後仰，緩緩吸氣，做準備訓練的起始動作。

③ 進行訓練動作時，吐氣，核心收緊，雙手水平屈肘持彈力帶於胸前，然後緩緩屈膝收腿，向身體中心位置內收，維持此動作 2 秒後，慢慢吸氣，回復到起始的直膝準備位置。如此一次往返的屈膝及伸膝反覆動作，視為一次訓練。

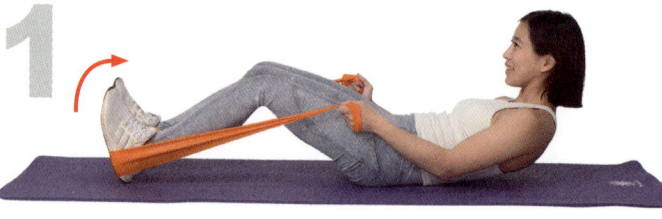

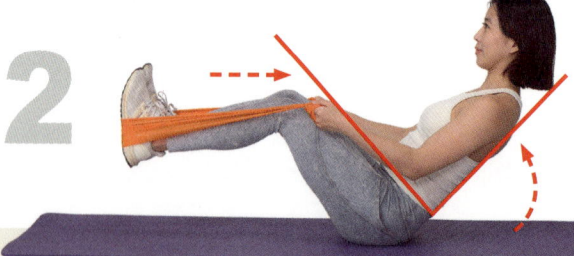

☞ **Tips**

- 初級體能者建議實施 12～15 次，組間休息一分鐘，反覆訓練 2～3 組。進階者可實施 15～25 次，組間休息一分鐘，反覆 3 組。如要增加強度，可改為加速的來回動作，或將屈膝內收改為直膝動作。
- 為避免尾椎承受壓力，可在坐位下方加墊毛巾或坐墊。

C-3 後核心肌群
立姿屈體挺身運動

訓練重點｜豎脊肌及下背肌群

1. 雙腳打開與肩同寬，屈膝微下蹲，身體前傾約 15 度；將彈力帶中斷平均採在腳掌下成反ㄇ字狀，雙手捲住彈力帶兩端微握拳，手掌朝內，然後屈肘置於體側，拳頭固定於大腿股關節旁的高度；肩胛骨夾緊，上身伸展，眼睛看下方。

2. 起始動作為核心收緊身，維持身體穩定度，緩緩吸氣。

3. 進行訓練動作時，吐氣，核心肌群收緊，雙手固定好，下背肌群用力收縮，骨盆固定不動，上半身軀幹配合吐氣，向上抬起，然後換氣；吸氣後，重複上身軀幹抬起動作，配合吐氣用力，再回復準備動作並做呼吸換氣。如此上挺前屈來回一次，視為一次訓練。

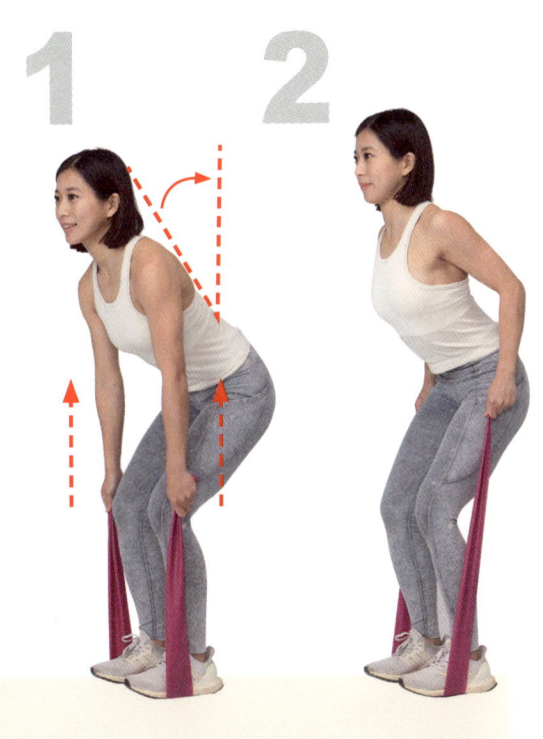

☞ **Tips**
- 初級體能者建議實施 12～16 次，組間休息一分鐘，反覆訓練 2～3 組。
- 進階者可實施 16～25 次，組間休息一分鐘，反覆 3 組。如要增加強度，可縮短彈力帶加重阻力，或增加彈力帶磅數，以達到提高訓練強度的效果。

C-4 下肢肌群

斜背深蹲運動

訓練重點｜股四頭肌及臀肌

① 雙腳打開與肩同寬，屈膝下蹲至約 100 度，身體前傾約 2～5 度；將彈力帶中段平均踩在腳掌下呈反ㄇ字狀，雙手捲住彈力帶兩端微握拳，手掌朝外，屈肘置於體側，拳頭固定於肩關節旁的高度；肩胛骨夾緊，上身伸展，眼睛看下方。

② 起始動作為核心收緊身，維持身體穩定度，緩緩吸氣。

③ 進行訓練動作時，吐氣，核心肌群收緊，雙手固定好，股四頭肌及臀肌用力收縮，骨盆固定不動，上半身軀幹配合吐氣，向上抬起，膝關節伸展至 90%，然後緩緩換氣；吸氣後，重複蹲下站起動作，配合吐氣用力，再回復下蹲動作並做呼吸換氣。如此上下來回一次，視為一次訓練。

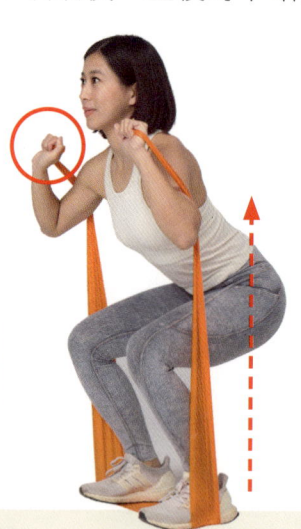

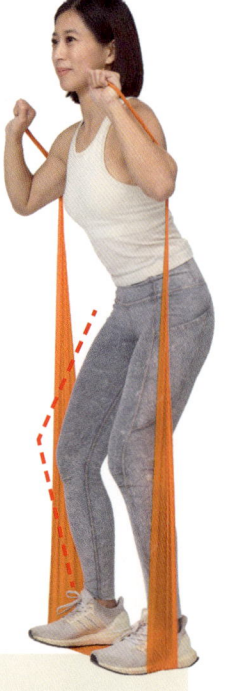

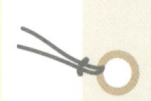

☞ Tips

- 初級體能者建議實施 10～15 次，組間休息一分鐘，反覆訓練 2～3 組。
- 進階者可實施 15～25 次，組間休息一分鐘，反覆 3 組。如要增加強度可縮短彈力帶加重阻力，或增加彈力帶磅數，以達到提高訓練強度的效果。

3-8 增肌減脂的運動與飲食搭配

葉宜玲（臺大醫院營養室營養師）

增肌要吃多一點，減脂要吃少一點，所以兩者不能同時進行？讓您的運動表現&減脂效率最大化！！！！

「增肌減脂的運動與飲食搭配」是許多人的終極目標，但問題是，增肌需要熱量盈餘（**多出來的熱量**），減脂需要熱量赤字（**減少熱量**），兩者看似矛盾，到底該怎麼兼顧呢？本章的目標是清楚理解「增肌減脂同時進行的關鍵策略」，我們將聚焦在「如何搭配」運動與飲食，並提供具體的運動與飲食搭配計畫。

🏆 增肌減脂可以同時進行嗎？破解迷思！

> **關鍵重點**
> 增肌減脂 —— 可能存在，只要用對方法
> #增肌和減脂要吃少一點，不能同時進行，其實並不完全正確?!

我們在減重時，常常會以降低熱量攝取的方式，以期達到體重減輕的目的。但是在減重過程中，可能會導致20～30%的體重是以減掉肌肉重（**瘦體組織**）的形式流失，其餘才是以減掉脂肪組織的方式流失。然而，減重期間，瘦體組織的維持對骨骼肌、身體正常機能的維持及避免基礎代謝率下降非常重要，肌肉量的減少可能會阻礙進一步的減重計畫。

那麼該如何做，才能同時減輕體重並且維持肌肉量呢？根據2013年一項針對39名成年人進行的隨機對照試驗，將受試者分成三組：

- 1倍組：蛋白質攝取量0.8克／公斤
- 2倍組：蛋白質攝取量1.6克／公斤
- 3倍組：蛋白質攝取量2.4克／公斤

執行上述飲食內容為期31天，前10天總熱量攝取為建議量的100%，後面21天則總熱量攝取為建議量的60%。實驗結束後發現，2倍組與3倍組在熱量攝取限制期間（總熱量攝取為建議量的60%），肌肉合成反應與充足熱量攝取期間（總熱量攝取為建議量的100%）相比，並無差異（P＞0.05）；但是在1倍組中，熱量攝取限制期間的肌肉合成反應顯著比充足熱量攝取期間來得低。

而2016年的一篇研究更進一步針對男性運動員，隨機分配成兩組（每組20人），兩組皆進行熱量限制的飲食（需求量相比減少40%），但兩組的蛋白質攝取量不同：

- 控制組：1.2克／公斤蛋白質
- 高蛋白組：2.4克／公斤蛋白質

兩組皆進行6天的阻力運動與高強度間歇訓練。實驗結果顯示，高蛋白組的瘦體組織顯著增加（1.2±1.0公斤，控制組僅增加0.1±1.0公斤），且體脂肪減少幅度顯著比控制組大（高蛋白組減少4.8±1.6公斤，控制組減少3.5±1.4公斤）。這項研究證實，在適當熱量攝取下，若能增加餐點中蛋白質比例，並搭配阻力運動與無氧運動，則同時可達到「增肌減脂」的效果。

根據研究，增肌減脂「同時進行」是可行的，特別適合以下三個族群：

- **新手訓練者**：剛從完全不運動，開始執行規律運動，身體對訓練反應強烈，可以同時增肌減脂，可說是新手蜜月期！

- **體脂較高者**：由於脂肪儲存豐富，身體會動員脂肪做為能量來源，減脂的同時也間接增加肌肉量。

- **有訓練基礎但之前熱量攝取不佳的人**：只要調整飲食，同時搭配訓練模式，就能同步進行增肌減脂。

增肌減脂的最佳運動組合

> **關鍵重點**
> 要同時增肌減脂 ── 訓練方式要結合3個關鍵要素
> #只是盲目運動是不行的，要聰明搭配才對

由前一段的研究探討中，我們知道「增肌減脂並不是不可能，而是要採用對的策略」，所以我們可以從重量訓練、有氧運動及增加NEAT（非運動性活動熱量消耗）三個策略下手：

策略	特點	如何執行
重量訓練 Resistance Training	增肌的核心	提升肌肉量＝提升基礎代謝率（BMR）＝更容易燃燒脂肪！ ● 每週3～5次重量訓練（每次45～60分鐘）。 ● 優先訓練大肌群（如深蹲、硬舉、推舉、划船），因為大肌群消耗的能量會更多，能加速全身代謝。 ● 訓練範圍：3～4組，每組做6～12次，這是肌肥大與力量提升的最好範圍。
有氧運動 Aerobics	燃燒脂肪的催化劑	有氧可以加速脂肪燃燒，但太多可能影響肌肉量，因此要「適量」搭配！ ● 每週2～4次有氧運動（每次20～40分鐘）。 ● 低強度有氧（LISS，如快走、輕鬆慢跑）：長時間燃脂，減少對肌肉的影響。 ● 高強度間歇訓練（HIIT）：短時間內高效燃脂，但不宜過量（每週2次即可）。

增加 NEAT 非運動性活動熱量消耗	提升日常代謝	每天多動一點，不只靠健身房，日常 NEAT 也是減脂關鍵！ ● 每天 8000～10000 步（步行、站立工作、家務運動）。 ● 減少長時間久坐，每 30～60 分鐘起身動一下。 ● 可以搭配一些簡單的居家運動，如深蹲、弓箭步、伏地挺身。

增肌減脂的黃金飲食策略

> **關鍵重點**
> 飲食的關鍵 —— 熱量控制＋高蛋白＋碳水與脂肪適量搭配
> #善用營養素與食物搭配，提供能量又助燃

針對會產生熱量的三大營養素（碳水化合物、蛋白質、脂肪），前面章節已經有詳細的敘述，本節主要是將飲食設計重點整理，也是我們在執行飲食控制時的主要原則：

● **輕微熱量赤字**：TDEE減200～300大卡，提供足夠能量，但仍能燃燒脂肪。

● **高蛋白飲食**：蛋白攝取量提高至每公斤1.6～2.2克，可達到維持肌肉量，促進修復。

● **適量的碳水化合物**：碳水化合物控制在總熱量的45～50%，可提供運動所需能量，避免身體消耗肌肉量，導致代謝下降。

● **適量的健康脂肪**：脂肪控制在總熱量的20～30%，不但能維持體內荷爾蒙平衡，且可幫助體脂肪代謝。

● **正確搭配健康食物來源**：同時也需要注意食物來源，效果會更佳。

蛋白質	碳水化合物	健康脂肪
雞胸肉、鮭魚、鯖魚、鮪魚、豆腐、豆干、豆漿、希臘優格、蛋白粉	糙米、雜糧、燕麥片、藜麥、全麥麵包、地瓜、南瓜	酪梨、橄欖油、亞麻籽油、核桃、開心果、腰果、魚油

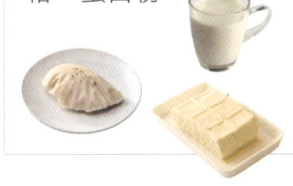

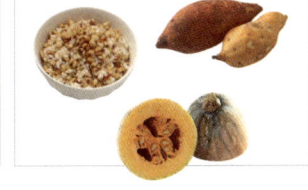

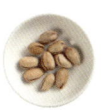

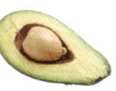

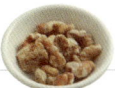

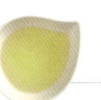

> **關鍵重點**
> 增肌減脂運動&飲食計畫（一週範例）
> #請你跟我這樣做

如何將前面建議的增肌減脂運動與飲食原則結合起來呢？以下我們就簡單示範一週訓練菜單！（詳見P.292）

結論：聰明搭配運動與飲食，讓你增肌又能減脂！

- 增肌減脂是可以同時進行的，關鍵在於訓練與飲食的搭配。
- 重量訓練＋有氧運動＋NEAT是最佳組合。
- 高蛋白飲食＋適當的碳水化合物＋健康脂肪，可同時提供能量與幫助體脂肪燃燒。
- 透過科學方法，打造完美的增肌減脂策略！

一週訓練菜單

星期一	星期二
重量訓練（下半身）	休息
＋20 分鐘 LISS	（多走路，多活動，增加 NEAT）
高蛋白飲食	均衡飲食
搭配適量碳水化合物（45〜50%）	需注意適量、健康脂肪來源

星期三	星期四
重量訓練（上半身）	低強度有氧
＋HIIT	（快走 40 分鐘）
高蛋白飲食	高蛋白飲食
中高比例碳水化合物（50〜60%）	注意健康脂肪來源

星期五	星期六
全身重量訓練	休息
＋20 分鐘有氧	（多走路，多活動，增加 NEAT）
高蛋白飲食	均衡飲食
搭配適量碳水化合物（45〜50%）	需注意適量、健康脂肪來源

星期日

HIIT 或戶外活動

（登山、球類運動）

高蛋白飲食

高纖維飲食

示範計畫
（可依個人情況調整）

您也可以這樣做：將本表複印或儲存成圖檔加入行事曆，每天檢視，完成就在項目前打勾，並加入鼓勵自己的話。

3-9 紓壓的生活化伸展運動

呂碧琴（臺灣大學體育室專任教授）

在資訊爆炸、科技日新月異、人際交流繁複的高度發展社會，緊張、焦慮與急促匆忙的生活步調，總讓人不知不覺處於精神亢奮、身體緊繃以及過多無所謂的耗能狀態下，導致很多人或多或少都有飲食失調、睡眠障礙，乃至情緒不穩的外顯行為徵狀。而當人們想藉由更認真、更努力工作，以謀得未來更好的生活時，「紓壓」成為現代人改善身心健康、提升生活品質的重要策略。

近1/4世紀以來，「運動（exercise/sport）有益個體健康」的思潮，已從原先只在校園體育課程倡議，發展到有了眾多來自臨床醫學、腦科學、心理學和運動自然科學等學術理論與實踐場域的實證支持，因而「運動」也成為現代人緩解壓力的重要方法。

而在眾多的運動紓壓法門中，「瑜伽伸展操」適用於各年齡層，不但能維護個體關節活絡，同時能使肌肉適度放鬆、保持良好彈性，是鍛鍊健康體適能柔韌性很有效率的一種運動時尚喔！

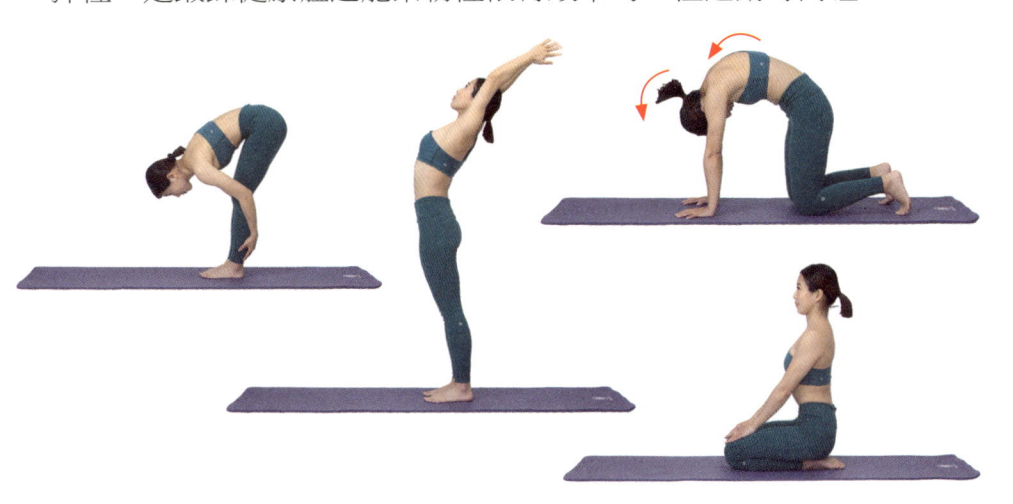

§ 瑜伽伸展操 §

第1式　山形站姿

動作特質｜ 端正體態，預防龜頸或駝背；穩定情緒；減緩不必要的腰痠背痛。也是各種瑜伽站立體式實施前的預備姿勢。

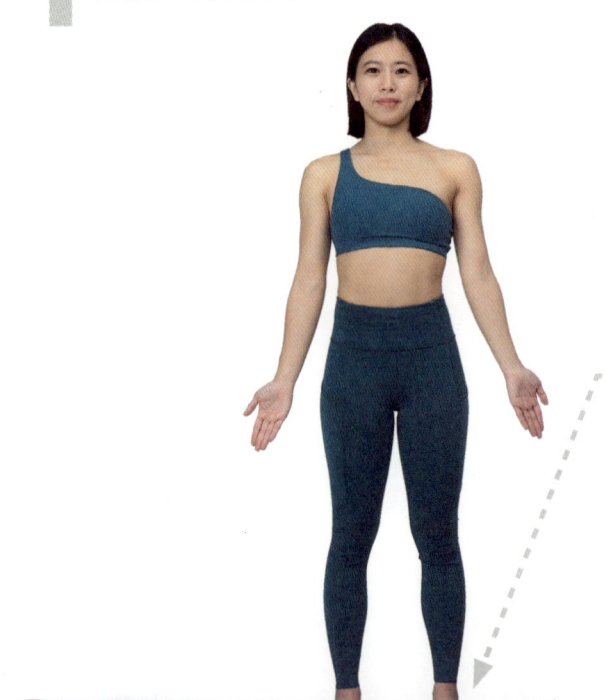

1 分腿山形站姿

POINT
重心須平均置放兩腿，站穩後重心可在腳掌前後微微移動，最後停留在腳掌中點處。

☞ **Tips**
- 有分腿和併腿兩種山形站姿。
- 過程中都保持胸式呼吸或腹式呼吸。

2 併腿山形站姿

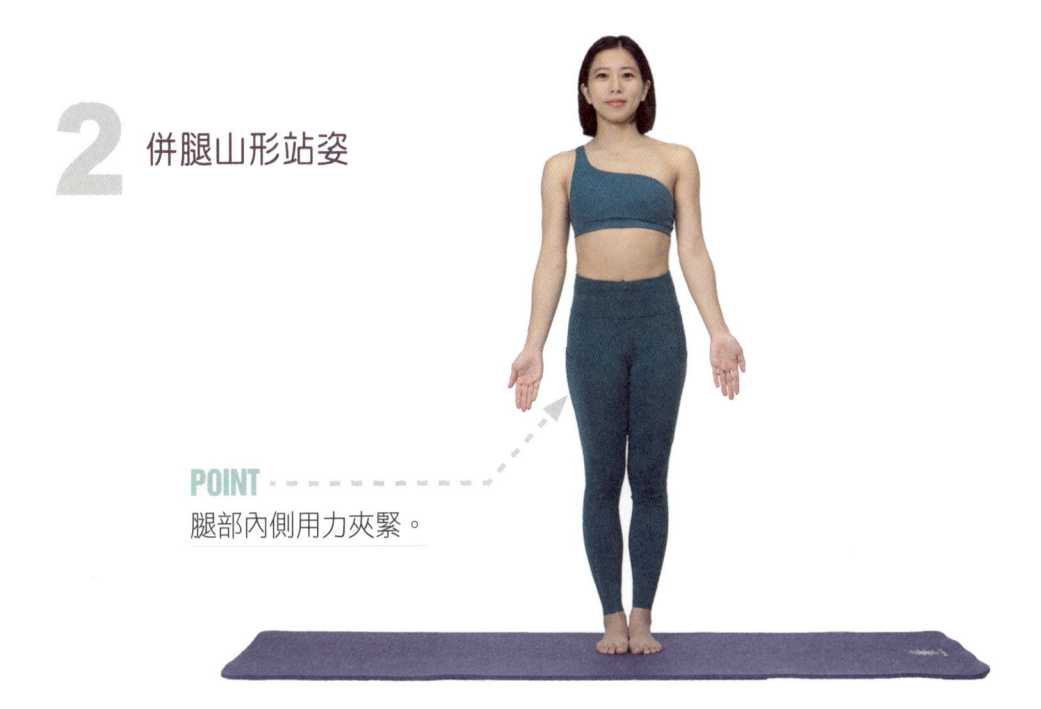

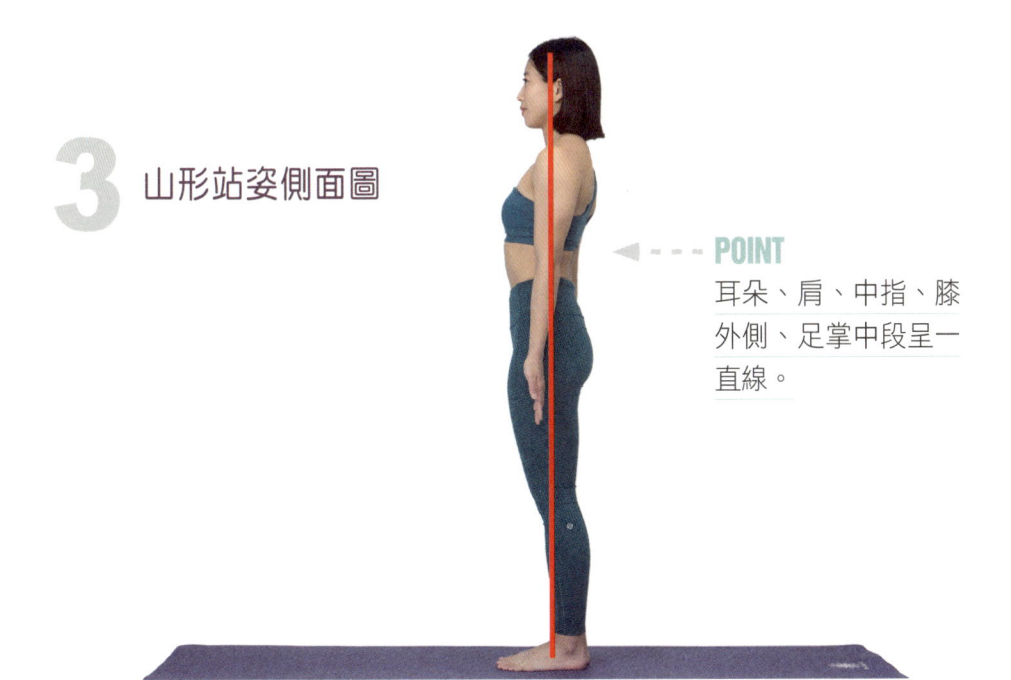

POINT
腿部內側用力夾緊。

3 山形站姿側面圖

POINT
耳朵、肩、中指、膝外側、足掌中段呈一直線。

3-9 紓壓的生活化伸展運動／瑜伽伸展操 第 1 式 山形站姿

§ 瑜伽伸展操 §

第2式 前彎

動作特質｜伸展腳底筋膜、腳跟腱、小腿、後膝、大腿、臀、背、肩、頸等身體背面所有肌群與關節。

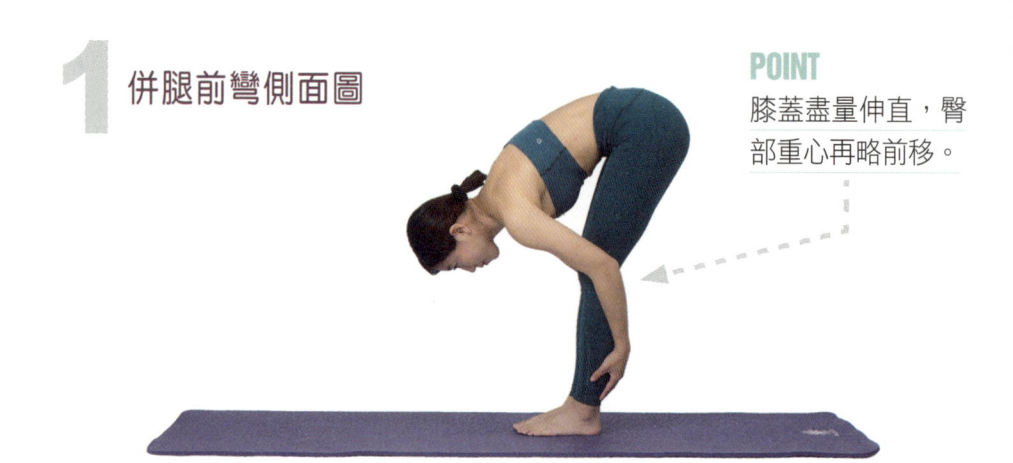

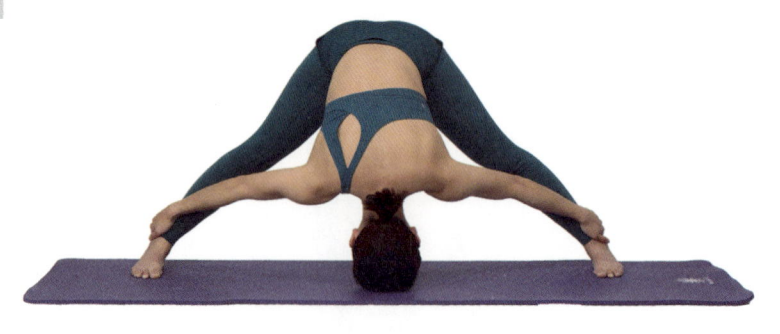

1 併腿前彎側面圖

POINT
膝蓋盡量伸直，臀部重心再略前移。

2 分腿前彎正面圖

☞ Tips
- 可分腿亦可併腿前彎。
- 前彎過程吐氣，起身過程吸氣，動作停留時保持深呼吸。

§ 瑜伽伸展操 §

第 3 式　後仰

3-9 紓壓的生活化伸展運動／瑜伽伸展操

動作特質｜伸展頸、胸、腹部、鼠蹊部位等肌群與關節，同時鍛鍊臀肌與平衡感。

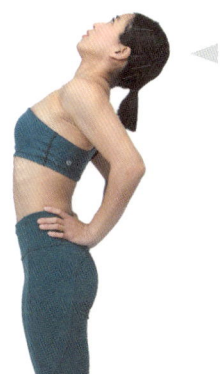

1 叉腰後仰圖

POINT
不可閉眼睛。

2 進階後仰圖

POINT
後仰動作不停留，回復時要由腹肌收縮開始施力。

第 2 式 前彎　第 3 式 後仰

☞ **Tips**
- 初學者應由分腿山形站姿且雙手叉腰開始練習較為安全。
- 後仰過程保持吐氣，回復時要吸氣。初學者容易不自覺憋氣，因此後仰動作不要太多，也不要停留。

§ 瑜伽伸展操 §

第4式 新月彎

動作特質｜伸展腰方肌、肋間肌、手臂內側等肌群與相關關節。

1 併腿側彎正面圖

POINT
足尖、足根、足踝，
可靠在一起。

2 分腿側彎正面圖

POINT
重心平均置於雙腿，
身體要保持在冠狀面
側彎。

☞ Tips
- 可分腿和併腿側彎。

§ 瑜伽伸展操 §

第5式 英雄式

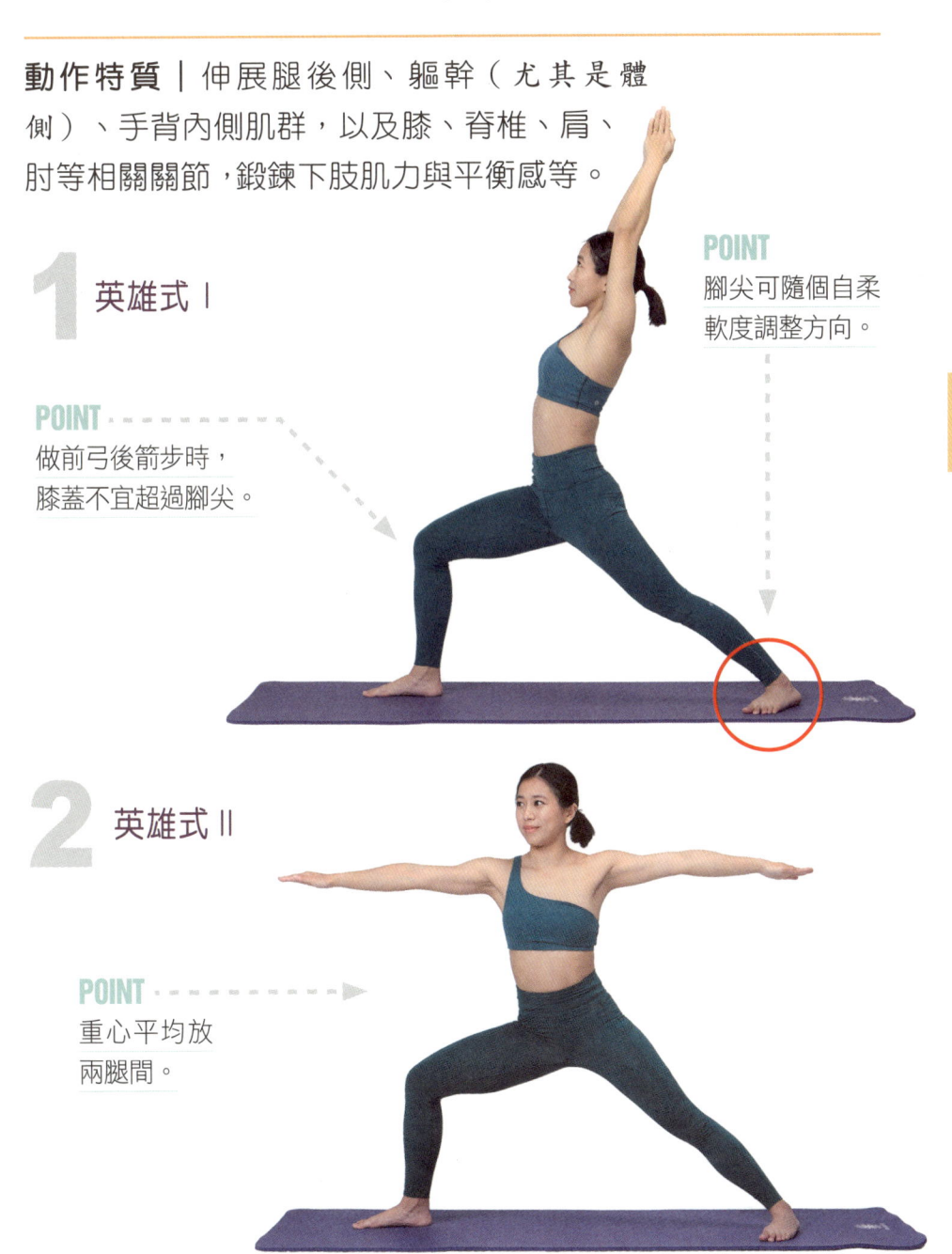

動作特質｜伸展腿後側、軀幹（尤其是體側）、手背內側肌群，以及膝、脊椎、肩、肘等相關關節，鍛鍊下肢肌力與平衡感等。

1 英雄式 I

POINT
做前弓後箭步時，膝蓋不宜超過腳尖。

POINT
腳尖可隨個自柔軟度調整方向。

2 英雄式 II

POINT
重心平均放兩腿間。

§ 瑜伽伸展操 §

第6式 貓牛拱背

動作特質│伸展軀幹腹面、背面所有肌群（含部分臀肌），以及脊椎（含頸椎、胸椎與尾椎）和肩膀關節。

POINT
- 雙手、雙大腿垂直地面。
- 手肘要微屈，不是全撐直。
- 腳尖踩地板。

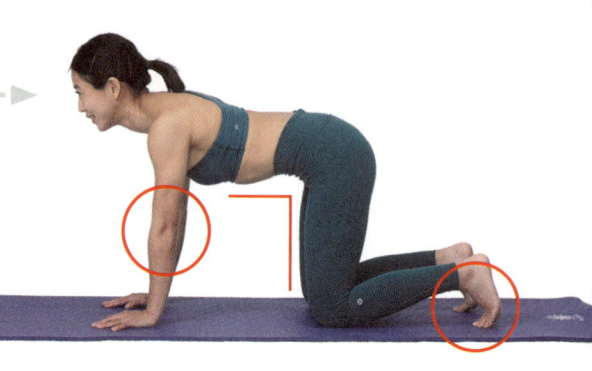

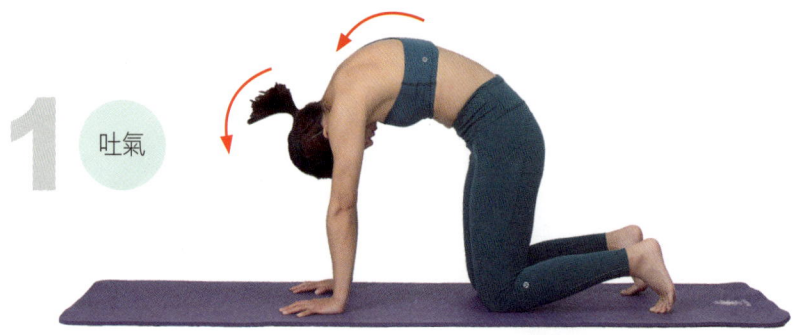

1 吐氣

2 吸氣

POINT
身體不可前後移動。

☞ **Tips**
- 本動作由四足跪姿開始。

§ 瑜伽伸展操 §

第7式 下犬式

動作特質｜ 伸展足底筋膜、腳跟腱、後小腿、後大腿、臀部、下背肌群，以及肩膀、肩胛與後膝蓋等相關關節。

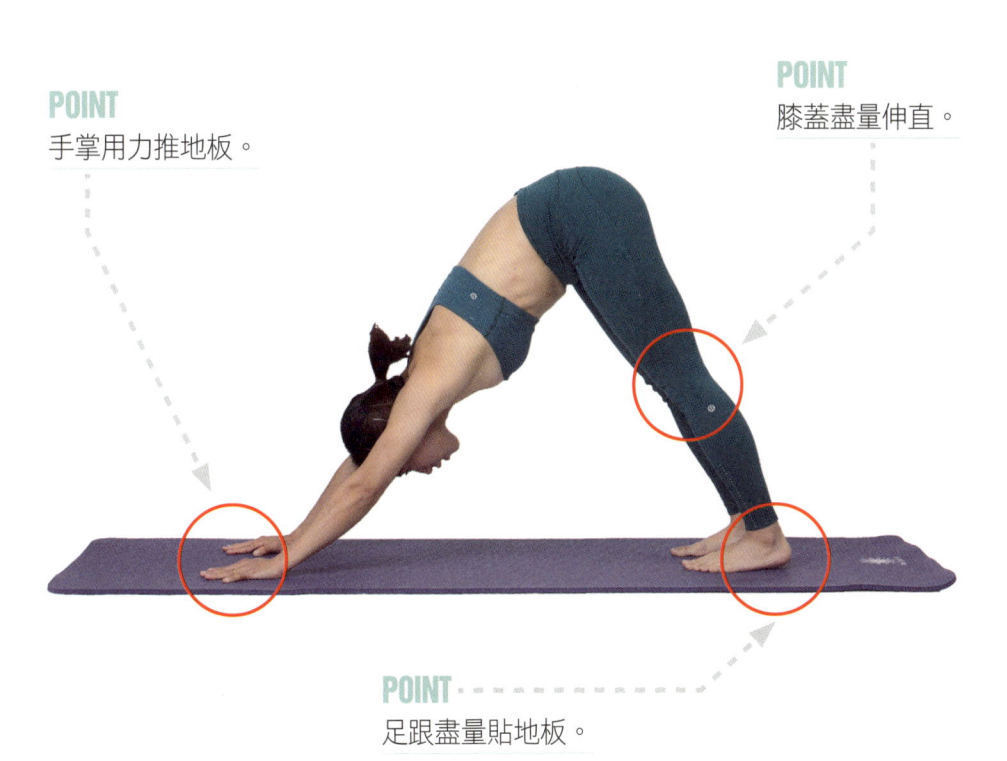

3-9 紓壓的生活化伸展運動／瑜伽伸展操

第6式 貓牛拱背

第7式 下犬式

POINT
手掌用力推地板。

POINT
膝蓋盡量伸直。

POINT
足跟盡量貼地板。

☞ **Tips**
- 本動作可由前彎、四足跪姿開始。
- 動作時，眼睛可看向腹部，亦可抬望向兩手掌之間。

§ 瑜伽伸展操 §

第 8 式　海鳥式

動作特質｜伸展下肢、胸部和上腹部肌群，以及頸椎、上胸椎、鼠蹊關節；鍛鍊平衡感等。

POINT
- 膝蓋可超過指尖。
- 重心在兩腿間。

POINT
避免腳尖內彎。

§ 瑜伽伸展操 §

第9式　身印

動作特質｜伸展背部、臀、大腿等肌群和腳跟腱，以及腰、髖、膝和踝關節等。

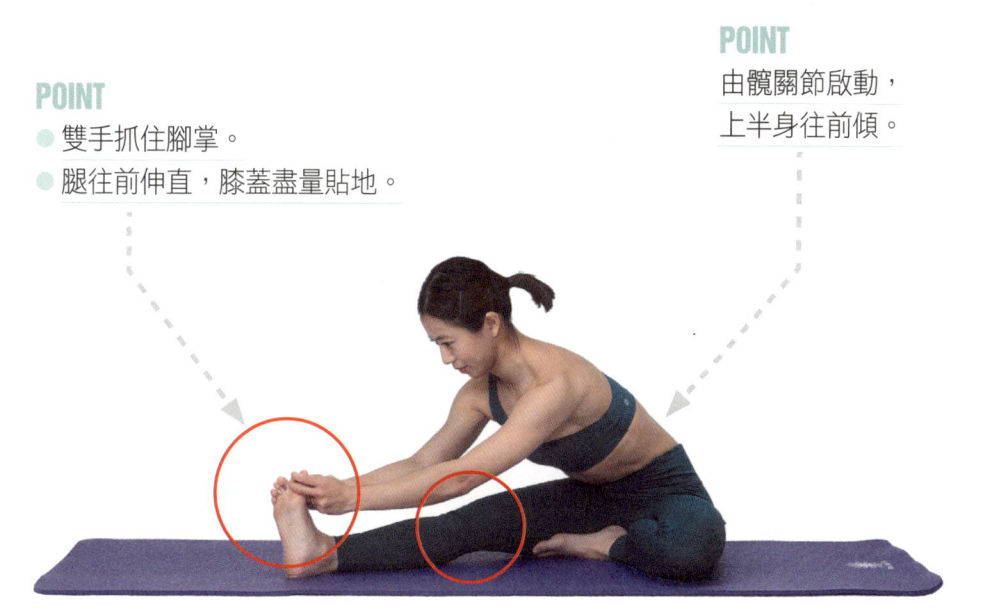

POINT
- 雙手抓住腳掌。
- 腿往前伸直，膝蓋盡量貼地。

POINT
由髖關節啟動，上半身往前傾。

3-9 紓壓的生活化伸展運動／瑜伽伸展操

第8式 海鳥式
第9式 身印

§ 瑜伽伸展操 §

第10式　束角式（蝴蝶式）

動作特質｜伸展整體背部肌群、肩胛肌群、下肢肌群和鼠膝韌帶，以及髖、膝關節。

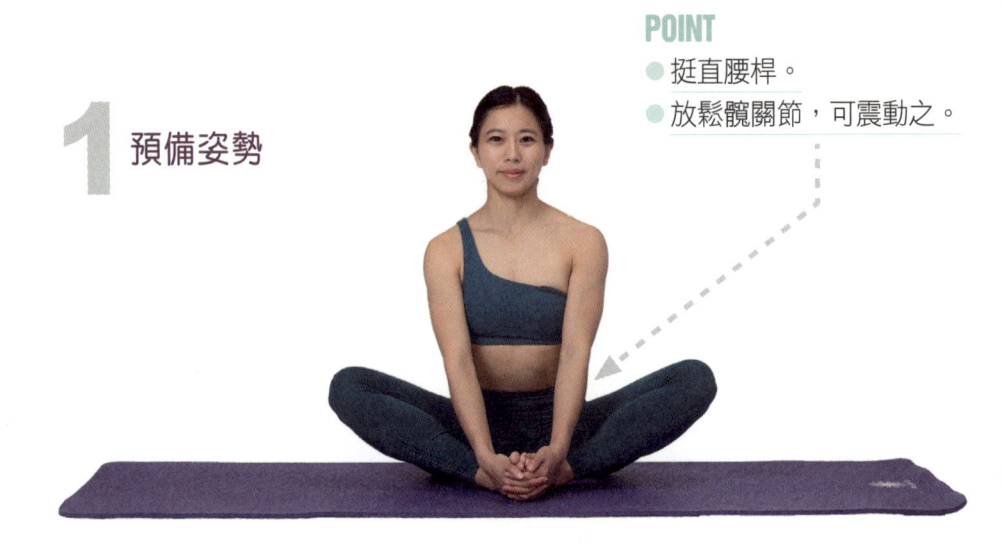

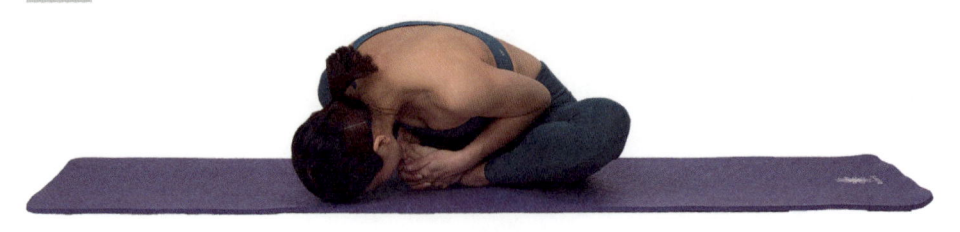

POINT
- 挺直腰桿。
- 放鬆髖關節，可震動之。

1 預備姿勢

2 前彎蝴蝶

☞ **Tips**
- 預備姿勢亦可兩腿由髖啟動上下輕輕震動。

3 轉體蝴蝶

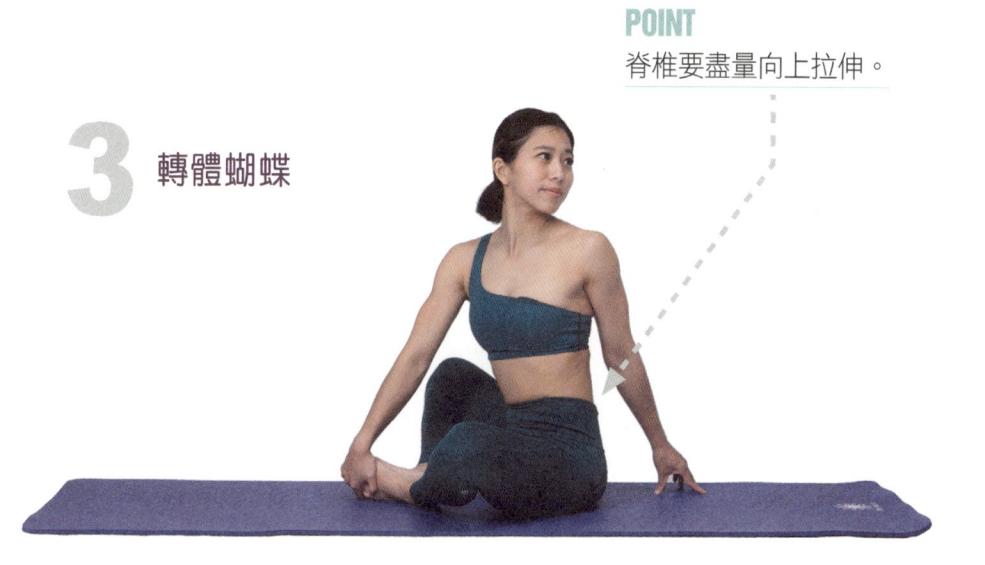

POINT 脊椎要盡量向上拉伸。

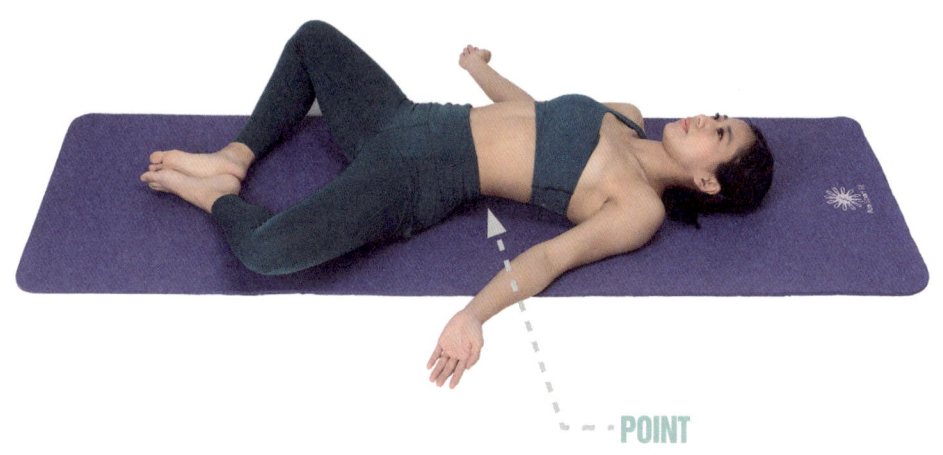

4 仰臥蝴蝶

POINT 腰部盡可能貼在地板上。

3-9 紓壓的生活化伸展運動／瑜伽伸展操 第10式 束角式（蝴蝶式）

§ 瑜伽伸展操 §

第**11**式 半魚王式

動作特質 | 延展並扭伸脊椎、臀肌、腹側斜肌、腹橫肌、腰方肌與上臂內側肌群。

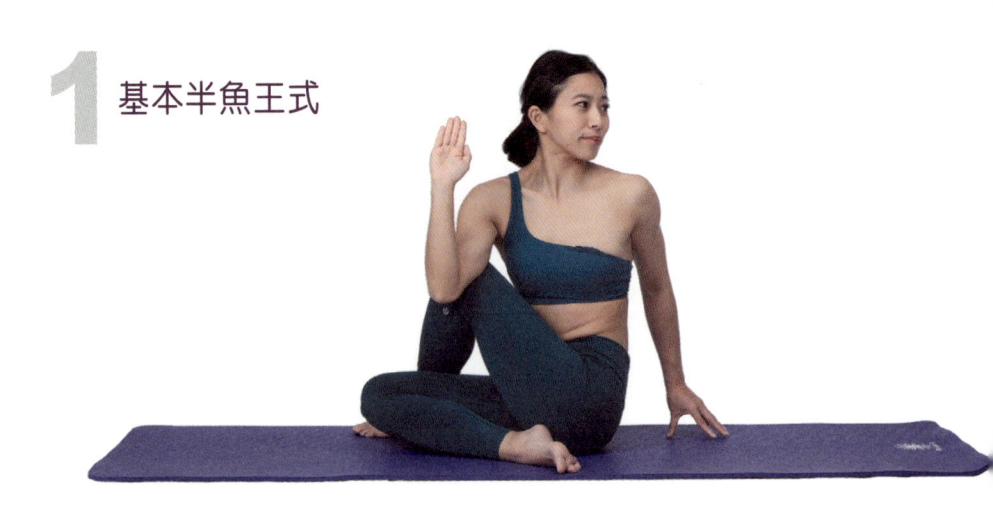

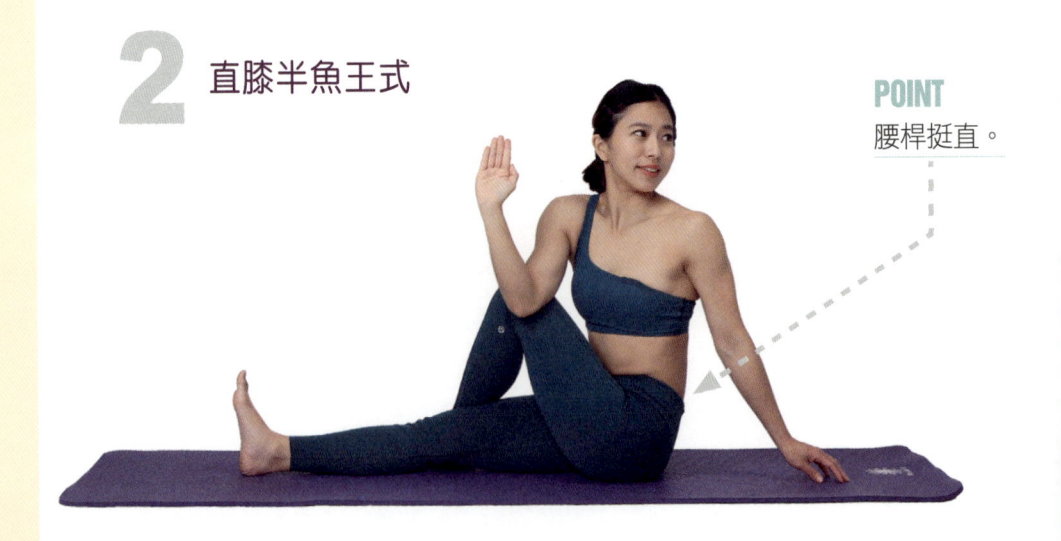

1 基本半魚王式

2 直膝半魚王式

POINT
腰桿挺直。

§ 瑜伽伸展操 §

第12式　眼鏡蛇式

動作特質｜伸展軀幹前側、前頸等肌肉與關節。

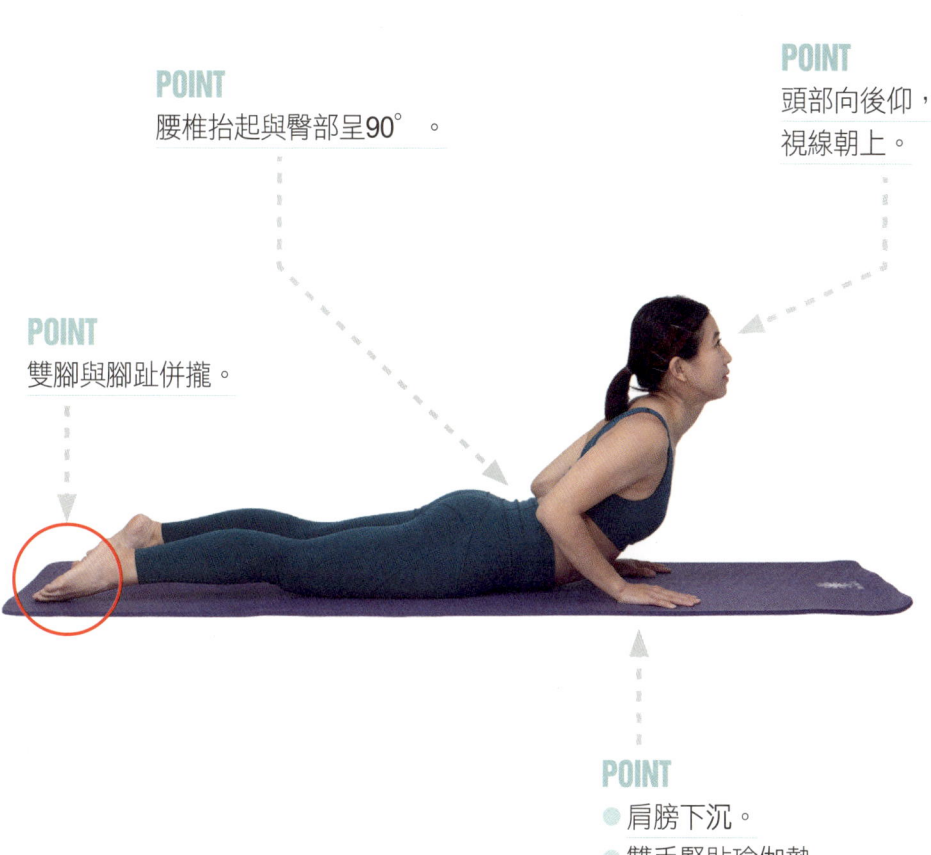

POINT
腰椎抬起與臀部呈90°。

POINT
頭部向後仰，視線朝上。

POINT
雙腳與腳趾併攏。

POINT
- 肩膀下沉。
- 雙手緊貼瑜伽墊。

§ 瑜伽伸展操 §

第13式 金剛坐

動作特質｜向上延伸脊椎，使身體挺拔；伸展膝蓋前側、腳踝與腳背。

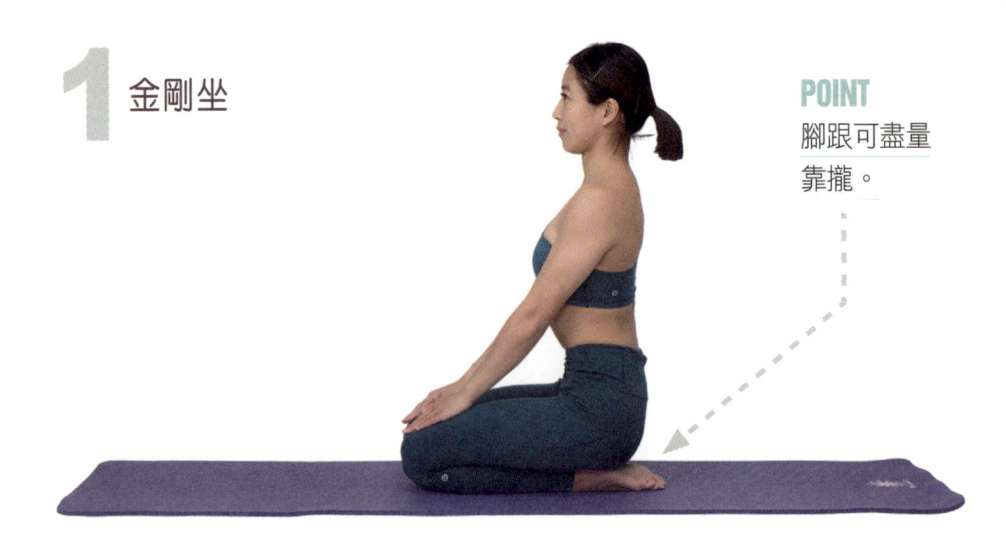

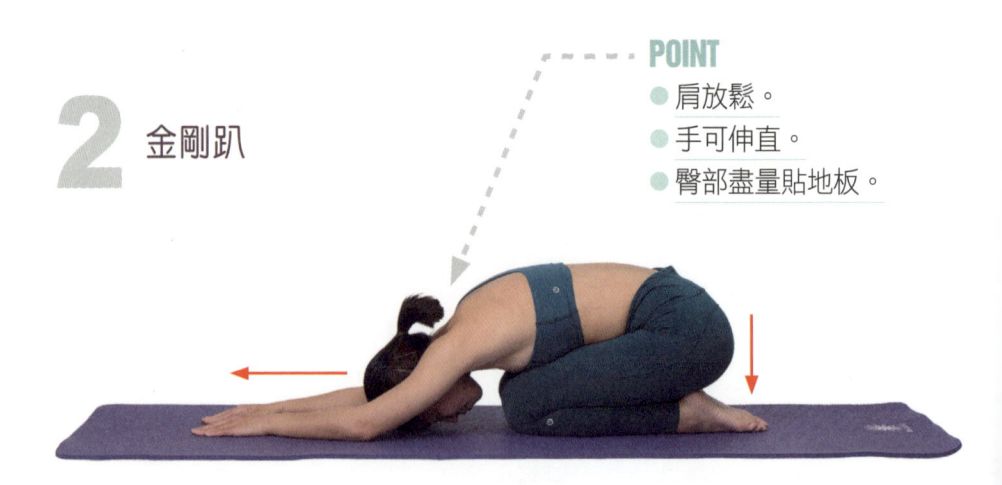

1 金剛坐

POINT
腳跟可盡量靠攏。

2 金剛趴

POINT
- 肩放鬆。
- 手可伸直。
- 臀部盡量貼地板。

§ 瑜伽伸展操 §

第14式 風箱（抱）式

動作特質｜伸展下背、臀、後大腿及膝蓋前面肌肉與相關關節。

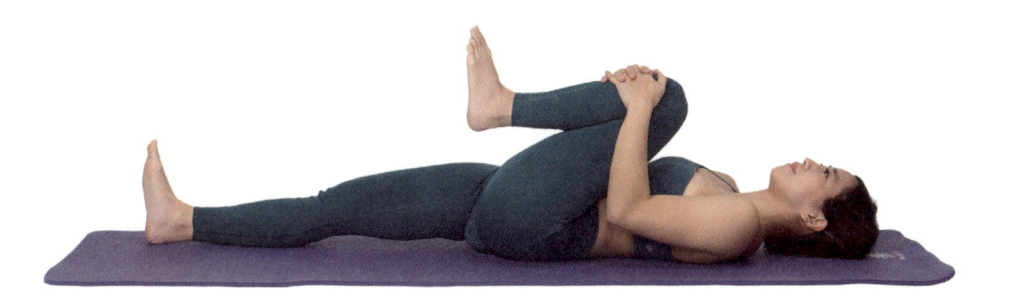

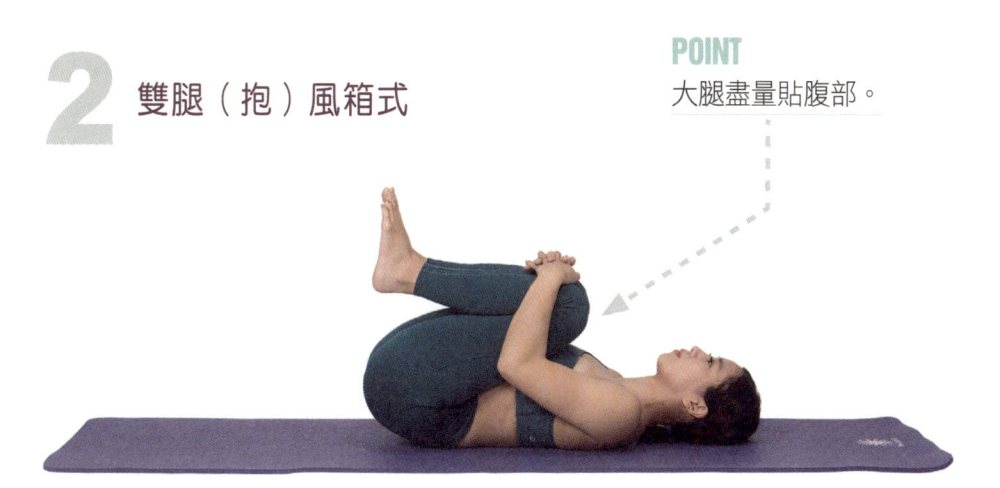

1 單腿（抱）風箱式

2 雙腿（抱）風箱式

POINT
大腿盡量貼腹部。

☞ **Tips**
- 本動作可單腳做，亦可雙腳做。
- 抱右大腿時，大腿盡量貼腹部，左大腿後膝要盡量貼向地面。

311

§ 瑜伽伸展操 §

第15式 快樂嬰兒姿

動作特質｜伸展下背、臀、大腿內側、鼠蹊韌帶、髖、膝蓋及腳踝相關肌群與關節。

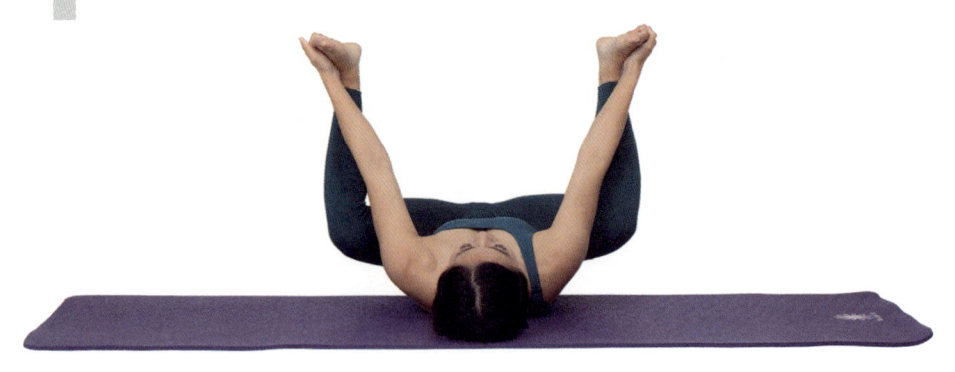

1 快樂嬰兒姿正面圖

2 快樂嬰兒姿側面圖

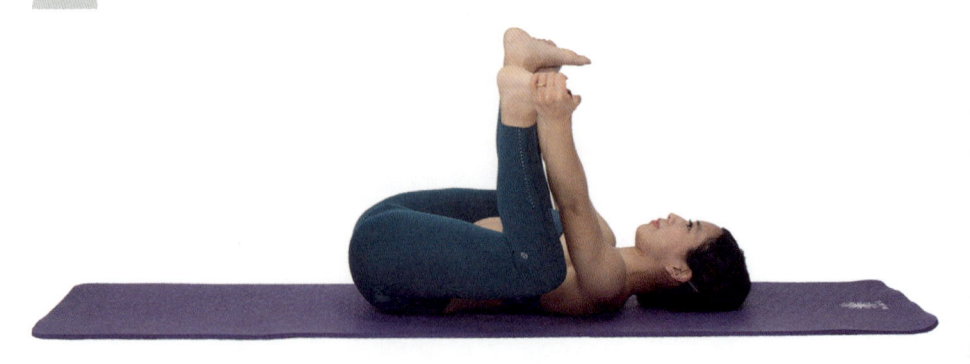

§ 瑜伽伸展操 §

第16式 仰臥屈膝轉體

動作特質 | 伸展核心肌群，尤其是腹側斜肌，腰方肌、髂脛束、臀肌、手臂內側及頸部等相關肌群與關節。

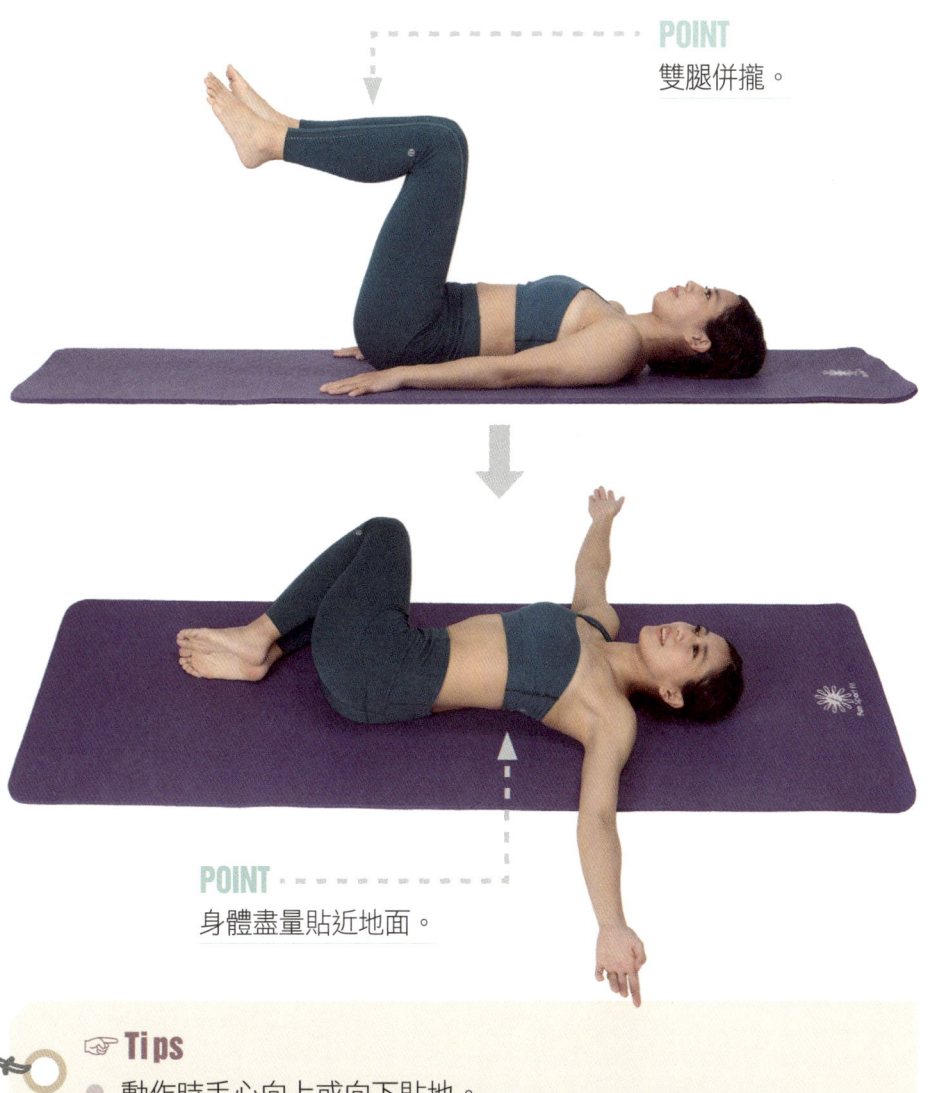

POINT
雙腿併攏。

POINT
身體盡量貼近地面。

☞ **Tips**
- 動作時手心向上或向下貼地。

3-9 紓壓的生活化伸展運動／瑜伽伸展操

第15式 快樂嬰兒姿

第16式 仰臥屈膝轉體

§ 瑜伽伸展操 §

第 17 式　攤屍大休息

動作特質｜有意識地放鬆全身關節與肌肉。

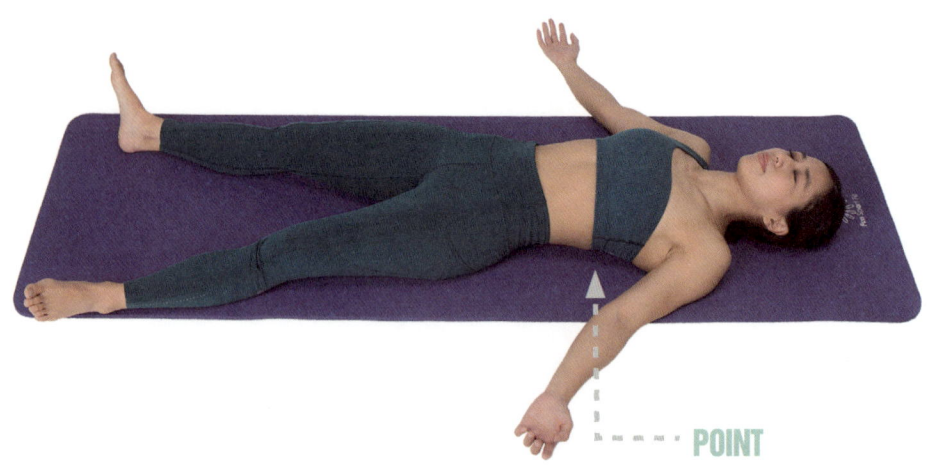

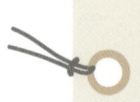

POINT
下背要貼近地面。

☞ Tips
- 意識由足尖至頭頂掃描一回，自我暗示肢體放鬆。
- 動作時採腹式呼吸（吸少呼多，吸吐之間速度放慢）。

3-10 運動熱病預防與治療

賴金鑫（臺大醫學院復健科名譽教授、臺大醫院復健部特聘兼任主治醫師）

由於調節體溫的散熱功能發生障礙時，所引起的各種疾病或功能失調現象，都可稱為「散熱障礙」或「熱病」。臨床上常分為「熱痙攣」、「熱暈倒」、「熱衰竭」及「熱中暑」來做診斷與治療。

體溫調節

如果有適當的保護裝備，人類可在攝氏零下50度或攝氏100度的環境中生存；但是體中心的溫度變化幅度若超過攝氏4度以上，我們的身體和精神的活動能力都會受影響。因為體溫的改變，會影響細胞的構造和酵素系統的活性，以及在體內進行的許多對溫度改變很敏感的化學反應與物理作用。（所謂「體中心溫度」，指的是在直腸肛門內部量到的體溫，與一般在額頭表面、口腔或腋下量到的溫度不同，前者比後者可能高攝氏1度以上。）

當人體處於高溫的環境或從事較長時間的運動時，往往會使皮膚和體中心的溫度升高，為了達到散熱的目的，皮膚與體表肌肉的血管會擴張，藉著血液循環的對流作用，將體熱由中心帶到周圍的體表，一方面利用大量出汗來蒸發散熱，另一方面有一部分熱量由增加呼吸量來排出體外。藉由上述幾種散熱作用的適當配合，能使我們的體溫經常保持在正常安全的範圍以內。

當這些正常的散熱作用發生問題時，就會引起種種的「熱病」。譬如說，下肢和內臟的血管過度擴張，會使血液大部分滯留在身體的下半部，以致流回心臟的血液大減，血壓降低，發生臉色

蒼白、視力模糊,結果暈倒在地的「**熱暈倒**」現象;如果出汗太多,使體內的水分和鹽分流失過多,就容易發生「**熱痙攣**」或「**熱衰竭**」;萬一突然減少或停止流汗,而使體溫迅速上升,很可能會引起嚴重的「**熱中暑**」現象。

三 熱病發生的原因、診斷及治療

各種「熱病」發生的原因,大多數是由於出汗過多,水分和鹽分補充不足所直接或間接造成的,其餘有關的原因及診斷的根據,請參見圖表。

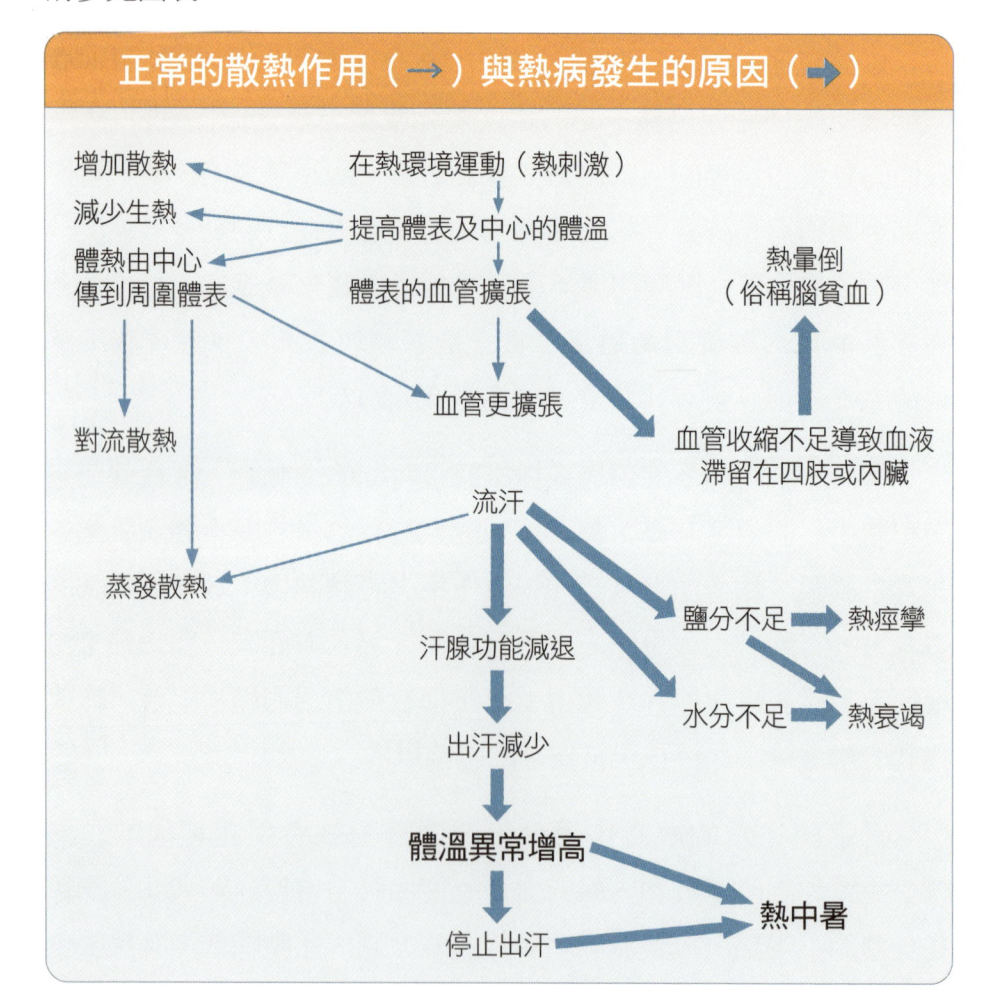

正常的散熱作用（→）與熱病發生的原因（⇒）

- 在熱環境運動（熱刺激）
- 提高體表及中心的體溫
- 增加散熱
- 減少生熱
- 體熱由中心傳到周圍體表
- 體表的血管擴張
- 對流散熱
- 血管更擴張
- 蒸發散熱
- 流汗
- 汗腺功能減退
- 出汗減少
- 體溫異常增高
- 停止出汗
- 熱暈倒（俗稱腦貧血）
- 血管收縮不足導致血液滯留在四肢或內臟
- 鹽分不足 ⇒ 熱痙攣
- 水分不足 ⇒ 熱衰竭
- 熱中暑

各種熱病發生的原因、診斷及治療

熱病	原因	診斷	治療
熱暈倒	1. 周圍的血管過度擴張，血液滯留在下肢及腹部 2. 血管收縮不良 3. 腦缺氧 4. 換氣過度 5. 適應不良 6. 急性感染	1. 血壓降低 2. 靜脈擴張 3. 虛弱、疲倦 4. 視力模糊 5. 臉色、皮膚蒼白 6. 暈倒 7. 體表、中心體溫都升高	1. 躺平、頭放低 2. 在陰涼處休息 3. 意識清醒者給予鹽水 4. 記錄血壓、脈搏及體溫的變化
熱痙攣	1. 熱天勞動過度 2. 出汗太多 3. 攝取鹽分不足	1. 中午以後，手、腳或腹部肌肉發生痙攣現象 2. 血清中鈉、氯離子低	1. 嚴重者給予500毫升的生理食鹽水靜脈點滴 2. 較輕者給予飲用鹽水 3. 迅速在陰涼處休息 4. 多補充鹽分 5. 經24～48小時後才回熱環境活動
熱衰竭 （水分不足）	1. 出汗太多、太久 2. 水分攝取不足 3. 排尿太多或腹瀉	1. 體重減輕很多 2. 體表、中心體溫都升高 3. 口乾、口渴厲害 4. 食慾減退 5. 尿液變濃 6. 虛弱、遲鈍、協調不良、注意力分散	1. 在陰涼處休息 2. 以冰水擦身 3. 給予少量半流質飲食 4. 不能飲水者，以靜脈點滴補充鹽水每天約需6～8公升 5. 記錄體重、體溫、鹽分及水分之攝取量

3-10 運動熱病預防與治療

熱衰竭 （鹽分不足）	1. 出汗太多、太久 2. 鹽分攝取不足 3. 適應不良 4. 嘔吐、腹瀉	1. 頭痛、頭暈、疲倦 2. 食慾差、噁心、嘔吐、腹瀉 3. 肌肉抽筋 4. 暈倒 5. 血中尿毒及鈣離子增加 6. 血球容量及血清蛋白增加	1. 在陰涼處休息。 2. 給少量半流質飲食 3. 不能飲水者，以靜脈點滴補充鹽水 4. 記錄體重、體溫、鹽分之攝取量
熱中暑	1. 突發性體溫調節失效	1. 皮膚乾燥、不出汗 2. 體溫上升，常超過40.5℃，可能會發冷 3. 失去理性 4. 肌肉無力、軟弱 5. 四肢不隨意活動 6. 昏迷、抽搐 7. 點狀瘀血、紫紺 8. 嘔吐或腹瀉帶血 9. 心跳、呼吸加快	1. 急症，應迅速請醫師治療 2. 立刻以冷敷、吹風或浸在冰水中，使體溫在1小時內降低至39℃以下，或用酒精擦拭 3. 保持呼吸道暢通，必要時切開氣管 4. 每半小時注射25～30毫克Chloropromazine 5. 在陰涼處休息 6. 記錄體溫 7. 治療其他的併發症

　　急救時最重要的是設法迅速降低其體溫，因此應該立刻送往陰涼處休息，鬆開衣物，給予吹風或冰涼方式降低體溫。如果頭腦清醒者，可給予鹽水飲用，以加速其復原；對於那些意識不清、虛弱、體溫不能迅速下降、口乾、嘔吐、脈搏或呼吸減弱者，應馬上請醫師做緊急處置。

預防熱病的發生

01	過去有過「熱暈倒」或「熱衰竭」者要特別小心，這些人比較容易發生嚴重的「熱中暑」。
02	身體不適，感冒未癒或有嘔吐、腹瀉者，不宜在熱天運動。
03	必須從事較長時間的運動項目（如長跑、足球、橄欖球等），在練習或比賽前必須先量當時的氣溫和濕度，如果濕球溫度計超過攝氏 28 度以上時，應停止運動。
04	在炎熱、潮濕的環境運動時，運動量應減少，運動時間縮短，盡量減少不必要的衣物在身上。
05	應以漸進方式適應熱環境，特別是剛開始的 7～10 天，應在陰涼處有充分的間歇性休息，並經常補充足夠的冷水和鹽分。
06	應注意運動前後及每天的體重改變，如果體重大減或一直下降，要慎防發生「熱衰竭」現象。
07	若出現頭痛、噁心、嘔吐、視力模糊、步態不穩、腹瀉、抽筋、抽搐、臉色蒼白、潮紅、暈倒、意識恍惚、昏迷、發冷、脈搏加快減弱、呼吸不順、非常虛弱等危險現象時，必須立刻停止運動，在陰涼處安靜休息，並迅速請醫護人員來治療，以免病情惡化。

若能遵照以上的注意事項去預防，一定能大大地減少「熱病」的發生率及嚴重度。

30 天瘦身燃脂實踐備忘錄

掌握正確飲食與運動型態，
30 天減重有成不復胖！

1. 掌握優質蛋白質、好碳水、好脂肪，突破減重瓶頸

    【吃對蛋白質】

    【吃對碳水化合物】

    【吃對脂肪】

2. 善用紅黃橙綠紫藍彩虹蔬果，幫助減重事半功倍

    【紅色蔬果】燃燒脂肪小幫手

    【紅橙色蔬果】提升代謝的維生素炸彈

    【綠色蔬果】減重最強隊長

    【紫藍色蔬果】抗氧化、保護肌肉

    【不同運動類型與最佳蔬果搭配】

3. 掌握運動前／中／後飲食與水分補充，燃脂效率翻倍！

    【運動前1至2小時的飲食建議】

    【運動後30分鐘至1小時的飲食建議】

    【運動前中後的水分與電解質補充】

    【不同運動類型的水分與電解質補充建議】

掌握正確飲食與運動型態,30 天減重有成不復胖!

> 減重的重點應該是要減掉體脂肪而非身體的肌肉量!
> 合理適當的減重目標可設定每周減少 0.5 至 1 公斤,每個月減 2 至 4 公斤。
> 歡迎跟隨最強臺大科學實證的減重團隊,開啟您的 30 天健康安心減重之旅!

1. 掌握優質蛋白質、好碳水、好脂肪,突破減重瓶頸

【吃對蛋白質】

蛋白質攝取關鍵是「均衡攝取」,而不是極端的高蛋白低碳水飲食。可根據個人體重、運動型態和目標來調整:

族群	建議攝取量 (克 / 每公斤體重)	範例 (體重 60 公斤)
一般人	0.8 ～ 1.2	48 ～ 72
減重者	1.2 ～ 1.6	72 ～ 96
規律中低強度運動者	1.6 ～ 2.0	96 ～ 120
高強度訓練者	2.0 ～ 2.5	120 ～ 150

優質蛋白質包含豆魚蛋肉類、乳品類,但考量此類食物攝取總量增加,應以脂肪含量少的食物為優先;若是全素者需同時混合豆類、堅果及全穀雜糧類以獲得完整必需胺基酸,以利蛋白質合成,如糙米堅果飯+豆製品。

關鍵重點

「均衡攝取」蛋白質才對,而非極端的高蛋白飲食!
- 過量蛋白質不會直接轉為肌肉,適量+運動才是關鍵。
- 最好的蛋白質來自天然食物,而非依賴蛋白粉。
- 蛋白質攝取應依個人體重和活動量調整,而不是越多越好。

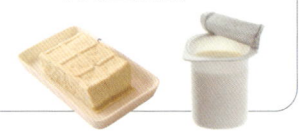

優質蛋白質（多選擇）	加工蛋白質（少選擇）
● 動物性蛋白質：魚、蛋、雞肉、牛奶、優酪乳……等 ● 植物性蛋白質：豆腐、豆干、豆漿、豆花……等黃豆製品、毛豆	● 香腸、培根、火腿、百頁豆腐（含高鈉、高飽和脂肪） ● 高糖蛋白飲品、蛋白能量棒（部分含過多糖分）

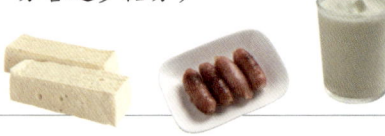

【吃對碳水化合物】

未精緻的碳水化合物含豐富膳食纖維，攝取後消化速度較慢，可穩定血糖，提供長效的能量來源，減少脂肪囤積，更易控制體重，是「有力氣減重」的關鍵。

一般建議占每日總熱量的40～50%；若有運動者則可適當增加為50～55%，以確保能量充足。

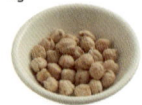

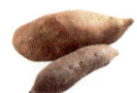

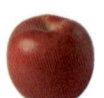

好的碳水化合物來源（多選擇）	壞的碳水化合物來源（少選擇）
● 全穀雜糧類： 糙米、燕麥、藜麥、全麥麵包、紅豆、鷹嘴豆……等 ● 根莖類： 地瓜、南瓜、山藥……等 ● 水果類（適量攝取）： 蘋果、藍莓、奇異果、芭樂……等	● 白飯、白麵包、白麵條 ● 精緻甜點、蛋糕、餅乾 ● 含糖飲料、果汁（容易過量）

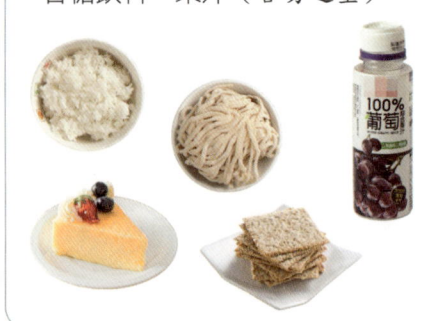

關鍵重點

不要怕碳水，吃對並配合運動才能瘦得健康！
- 搭配蛋白質與健康脂肪，讓碳水化合物發揮最佳效果。
- 運動前後正確攝取碳水化合物，幫助燃脂與肌肉修復。

運動前 1～2 小時

攝取「碳水化合物＋蛋白質」，提供運動所需能量。（例：燕麥＋優格、地瓜＋無糖豆漿）

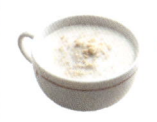

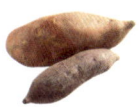

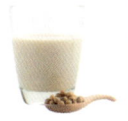

運動後 30～60 分鐘

補充「碳水化合物＋蛋白質」，幫助肌肉修復。（例：糙米飯＋雞胸肉、香蕉＋茶葉蛋）

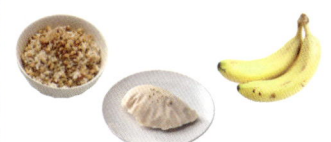

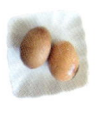

【吃對脂肪】

脂肪不是敵人，適量攝取健康脂肪，才能維持代謝、穩定血糖、減少飢餓感。

減重時，脂肪應占總熱量的20～30%，不要過量但也不要完全排除。如每日熱量需求1500大卡，油脂攝取量應小於50公克，n-3脂肪酸建議量約1.0～2.0公克。

健康脂肪（多選擇）	適量攝取	壞脂肪（少選擇）
• 油脂：酪梨、橄欖油、苦茶油、亞麻籽油 • 堅果種子：開心果、杏仁果、核桃、芝麻、奇亞籽等 • 魚類：鮭魚、鮪魚、鯖魚、秋刀魚等	• 全脂乳製品、紅肉	• 反式脂肪：人造奶油、氫化植物油、餅乾、速食炸物 • 椰子油、棕櫚油

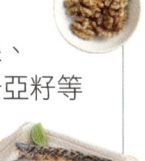

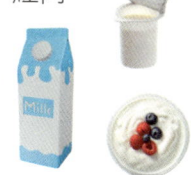

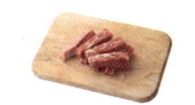

掌握正確飲食與運動型態，30天減重有成不復胖！

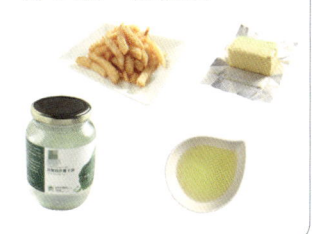

> **關鍵重點**
>
> 不要害怕好脂肪，適量並選擇對的脂肪才是關鍵！
> 1. 適量攝取健康脂肪能讓身體減少飢餓感，且間接「高效燃脂」，讓減重更順利。
> 2. 極低脂飲食會影響荷爾蒙，減少脂肪燃燒效率，反而讓減重變難。
> 3. 用橄欖油、酪梨等植物油替代奶油或精製油，如炒菜用苦茶油、涼拌用橄欖油、沙拉用酪梨油等。

2. 善用紅黃橙綠紫藍彩虹蔬果，幫助減重事半功倍

如果把減重比喻成一場戰爭，蔬果就像秘密軍團，各自扮演不同角色，每種顏色蔬果都有不同的減重超能力，如紅色蔬果有助燃燒脂肪、黃橙色蔬果有助提升代謝、綠色蔬果有助燃脂更順暢、紫藍色蔬果有助抗氧化及保護肌肉，能夠讓您的減重計畫事半功倍！蔬菜與水果不僅可增加減重效果，吃對了，還能讓運動表現更好！

【紅色蔬果】燃燒脂肪小幫手

紅色蔬果（燃燒脂肪小幫手）	
代表蔬果	番茄、紅椒、西瓜、草莓、紅石榴
營養素	茄紅素、維生素C、花青素
減重效果	●抗氧化，減少運動後的發炎反應。 ●促進血液循環，提高基礎代謝率。 ●讓皮膚更透亮，減重不顯老。

TIPS：早上來一杯番茄汁，幫助身體清除自由基，還能增加膳食纖維、提升飽足感。（攪打番茄汁時，可加入幾滴健康油，增加胡蘿蔔素吸收率。）

【黃橙色蔬果】提升代謝的維生素炸彈

黃橙色蔬果（提升代謝的維生素炸彈）	
代表蔬果	胡蘿蔔、南瓜、地瓜、木瓜、芒果、柳橙、鳳梨
營養素	β-胡蘿蔔素、維生素A、維生素C
減重效果	● 維生素A參與脂肪細胞的代謝，有助於抑制脂肪合成作用，加速脂肪燃燒。 ● 維持甲狀腺健康，穩定代謝，不讓減重停滯。 ● 提升免疫力，讓您在減重期間不容易生病。

TIPS：運動後，來一杯鳳梨優格冰沙，補充維生素C，加速肌肉修復！

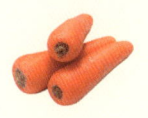

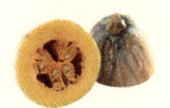

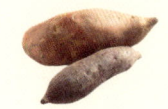

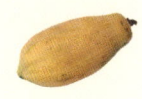

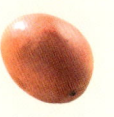

【綠色蔬果】減重最強隊長

綠色蔬果（減重最強隊長）	
代表蔬果	菠菜、綠花椰菜、奇異果、酪梨
營養素	鎂、膳食纖維、葉酸
減重效果	● 富含膳食纖維，不但可促進腸道蠕動，也可協助腸道菌相穩定，幫助腸道健康，改善便祕，讓小腹平坦。 ● 富含鎂，能舒緩壓力，降低壓力型肥胖，緩解減重時所產生的焦慮感。 ● 降低體內發炎反應，讓脂肪燃燒更順暢。

TIPS：餐餐都要有綠色蔬果，提升代謝一整天！

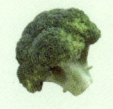

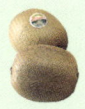

掌握正確飲食與運動型態，30天減重有成不復胖！

【紫藍色蔬果】抗氧化、保護肌肉

紫藍色蔬果（抗氧化、保護肌肉）	
代表蔬果	藍莓、紫地瓜、葡萄、茄子
營養素	花青素、維生素K、抗氧化劑
減重效果	● 超強抗氧化，保護肌肉，減少分解，減重不掉肌。 ● 促進血液循環，減少運動後的痠痛感。 ● 穩定血糖，避免因為血糖波動而產生飢餓感。

TIPS：下午總是想吃零食？來一碗藍莓＋希臘優格，解饞又讓減重更順暢！

【不同運動類型與最佳蔬果搭配】

運動類型	最佳蔬果搭配	好處
有氧運動 慢跑、超慢跑、阿斯坦加瑜珈（Ashtanga Yoga）騎自行車、跳舞、游泳	香蕉、柳橙、葡萄	提供能量、穩定血糖
重量訓練 深蹲、硬舉、臥推	菠菜、酪梨、番茄	幫助肌肉修復、提升耐力
高強度間歇訓練（HIIT） 開合跳、波比跳、深蹲、高抬腳、原地衝刺	藍莓、草莓、奇異果	抗氧化、減少運動後發炎

3. 掌握運動前／中／後飲食與水分補充，燃脂效率翻倍！

　　運動前要吃東西還是空腹？其實空腹運動對於燃燒脂肪沒有比較好，2009年，美國飲食協會、加拿大營養師協會和美國運動醫學會共同發表相關的飲食建議：運動前的正餐或點心，應提供充足的液體以維持水分；脂肪和纖維含量應相對較低，以促進胃排空並盡量減少胃腸不適；碳水化合物含量應相對較高，以最大限度地維持血糖；蛋白質含量應適中，由熟悉的食物組成，並易於被運動員耐受。

【運動前 1 至 2 小時的飲食建議】

- **補充適量碳水化合物**：提供能量，維持血糖平衡，避免訓練時無力。
- **適量補充蛋白質**：幫助肌肉維持，減少分解。
- **避免高脂高纖食物**：這類食物消化較慢，可能導致腸胃不適。

運動類型	最佳餐點組合	原因
有氧運動 慢跑、超慢跑、阿斯坦加瑜珈（Ashtanga Yoga）騎自行車、跳舞、游泳	香蕉＋無糖優格	快速提供能量，幫助穩定血糖
重量訓練 深蹲、臥推、硬舉	地瓜＋雞胸肉	提供穩定能量，減少肌肉流失
高強度間歇訓練（HIIT） 開合跳、波比跳、深蹲、高抬腳原地衝刺	全麥吐司＋水煮蛋	幫助肌肉修復，提升耐力

> **Tips**
> 運動前的食物補充，也需要考量進食與運動時間間隔多久。
>
> 1. 時間較充裕（運動前 1～2 小時）：可以吃一頓小型餐點，如糙米飯＋魚肉。
> 2. 運動前 30～60 分鐘：可以選擇較容易消化的食物，如香蕉＋優格。
> 3. 只有 15～30 分鐘：為了避免腸胃不適，應盡量避免選擇體積過大的食物，可以選擇喝一杯乳清蛋白＋一份體積小的水果。

關鍵重點

運動前適量補充碳水化合物＋蛋白質，避免疲勞，增強表現。
- 高強度運動前，建議1～2小時進食，以確保能量充足。
- 選擇好消化的食物，避免高脂、高纖、高糖，減少腸胃不適。
- 空腹運動vs進食運動，效果因人而異，目標不同時策略不同。

【運動後 30 分鐘至 1 小時的飲食建議】

運動後需要補充身體的能量儲備，修復受損的肌肉組織。運動後，身體從以「分解代謝」為主的狀態，轉變為以「合成代謝」為主的狀態，而為了有效實現這個轉變時期，不僅需攝取適當的營養，還需要在適當的時間攝取。因此運動後30～60分鐘內補充營養，可幫助肌肉修復，提升代謝。

運動後理想的營養素著重在碳水化合物、蛋白質及水（含電解質）的補充，如果可將抗氧化、降低發炎也納入考量，更可以促進肌肉的恢復。

營養素	作用	適合的食物
碳水化合物	補充肝醣、恢復能量	糙米、地瓜、全麥麵包、燕麥、水果
蛋白質	修復肌肉、提升代謝	雞胸肉、蛋、豆腐、希臘優格、蛋白粉
水與電解質	補充流失的水分、維持電解質平衡	水、無糖或低糖運動飲料

有氧運動（慢跑、游泳、腳踏車）

目標	補充肝醣，防止肌肉流失
碳水化合物：蛋白質	3：1～4：1
適合食物	香蕉＋無糖優格 糙米飯＋烤魚＋青菜 蛋白奶昔＋燕麥

重量訓練（深蹲、臥推、硬舉）

目標	修復肌肉，促進蛋白質合成
碳水化合物：蛋白質	2：1
適合食物	雞胸肉＋地瓜＋綠花椰菜 蛋白奶昔＋1顆蘋果 希臘優格＋堅果＋蜂蜜

高強度間歇訓練（HIIT）

目標	補充能量，減少運動後的發炎
碳水化合物：蛋白質	2：1～3：1
適合食物	全麥吐司＋水煮蛋＋酪梨 鮭魚＋糙米＋燕麥奶 蛋白奶昔＋奇異果

掌握正確飲食與運動型態，30天減重有成不復胖！

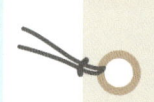

☞ **Tips** 讓運動後吃對食物瘦身更有成效！
1. 選擇容易消化的蛋白質與碳水化合物，避免增加腸胃負擔。
2. 補充水分與電解質，運動後身體容易流失水分，影響代謝。
3. 搭配抗發炎食物（莓果、Omega-3），減少運動後的發炎反應。

關鍵重點

運動後吃對食物，身體修復快，燃脂更高效！
- 選擇優質蛋白質＋碳水化合物（2：1或3：1），加速恢復。
- 不同運動類型，補充重點不同，依據需求搭配適合的食物。
- 避免不吃、亂吃或吃錯食物，讓運動真正發揮最大效益。

【運動前中後的水分與電解質補充】

水是身體的生命之源！補充水分不只是為了解渴，它會直接影響運動表現、肌肉功能、體溫調節，甚至減脂效果。

運動前中後都要有適當的水分補充，依據不同的運動時機有不同的補充量！若是一般短時間的運動類型，只需補充水分即可；但若是高強度、長時間運動（超過1小時）類型，則需要同時考慮水與電解質的補充。

時機	補充量	補充注意事項
運動前 2 小時	500 毫升	為確保身體有足夠水分，不要等口渴才喝
運動中 （每 15～20 分鐘）	150～250 毫升	避免一次大量灌水，分次補充效果更好
運動後	依體重流失補充	每流失 0.5 公斤體重，補充 500～700 毫升的水

電解質	最佳天然來源
鈉（Na^+）	適量鹽、運動飲料
鉀（K^+）	香蕉、奇異果、椰子水
鈣（Ca^{2+}）	優格、傳統豆腐
鎂（Mg^{2+}）	堅果、全穀類、可可粉

【不同運動類型的水分與電解質補充建議】

運動類型	水分與電解質補充建議
有氧運動 慢跑、游泳、腳踏車	運動前 1～2 小時補充 500 毫升的水。
	若運動時間超過 1 小時，運動後可搭配椰子水或低糖運動飲料。
重量訓練 深蹲、臥推、硬舉	運動前 1～2 小時補充 500 毫升的水。
	運動中適量補充水分（每 15～20 分鐘補充 150～250 毫升的水）。
	運動後每減少 0.5 公斤體重，補充 500～700 毫升的水與含鎂的食物（運動飲料、堅果）。
高強度間歇訓練 （HIIT）	運動前 1～2 小時補充 500 毫升的水。
	因流汗較多，運動中每 10～15 分鐘補水一次；運動後每流失 0.5 公斤體重，補充 500～700 毫升的水，另外電解質鈉、鉀也需一起補充。

關鍵重點

正確補充水分與電解質，讓運動效果最大化！
- 運動前、中、後都要補水，別等口渴才喝。
- 避免一次大量喝水，分次補充效果更好。
- 高強度運動需同時考量電解質的補充，避免肌肉疲勞與痙攣發生。
- 市售運動飲料不是唯一選擇，水分與天然食物搭配也能同時補充電解質。

掌握正確飲食與運動型態，30 天減重有成不復胖！

飲食記錄填寫重點

一、日期：請記錄每日飲食。

二、時間：每天早上起至晚上睡覺前，請紀錄一天中進食任何食物之時間。

三、地點：請記下進食地點 / 餐廳名稱。

四、食物來源：請寫下食物是由外購（外面買的）、自製（家裡自行製作）等。

五、食物名稱：

    1. 每一行請記錄一種食物。

    2. 請詳細描述食物種類名稱：

        例如：全脂牛奶、低脂牛奶、乳酪

        肉的部位：三層肉、後腿肉、里肌肉

        魚的種類：鮭魚、虱目魚、鮪魚、草魚、小魚干、魚脯

        油脂種類：沙拉油、清香油、豬油

        水漬或油漬罐頭：如水漬海底雞

        新鮮、冷凍或罐頭水果〔罐頭水果之湯汁是濃縮糖或未加湯的湯汁〕

        白土司、全麥土司、豆沙麵包或菠蘿麵包

    3. 請特別詳細記錄魚類、油脂之種類以及份量。例如油漬鮪魚罐 50 克、新鮮鮭魚 60 克、清香油 3 湯匙等。

六、材料：混合炒食物請詳加描述食物中各種材料重量或份量，如火腿蛋三明治。

七、烹調方式：

    1. 食物製備方式：如（無油）煮、滷、烤；（低油）煎、炒；（高油）炸等。

    2. 肥肉部分是否完全去除或部分去除。

    3. 是否包含骨頭、殼或果皮。

    4. 生食或熟食。

    5. 調味料以及醬料：如鹽、糖、醬油、味精、蕃茄醬、沙拉醬、沙茶醬等。

八、重量或份量：

    1. 家中若有秤，請詳細記錄所吃食物之重量，如去皮、去骨的雞肉 75 克。

    2. 可用有刻度之量杯測量喝的飲料或湯汁，如一杯可樂、250c.c. 運動飲料、一杯蘿蔔湯等。

    3. 若無秤或量杯者，請參考食物份量代換手冊，可用碗、湯匙、手指 / 手掌大小來評估份量。

九、注意：

    1. 每天的飲食記錄請用另一張新的記錄表。

    2. 請勿改變以前的飲食習慣。

    3. 進食後請儘快記錄。

飲食記錄表（範例）

_____年_____月_____日星期_____ 姓名_____ 體重_____

餐次/時間	地點	來源	菜單	食物材料	烹調 高油	烹調 低油	烹調 無油	重量/份量 碗匙個	份數 奶類	份數 主食	份數 蛋魚肉	份數 豆類	份數 水果	份數 蔬菜	份數 油	份數 糖	估計熱量
9:00	美而美	外購	三明治	吐司麵包			烤	2片		✓							
				蛋		煎		1個			✓						
				火腿		煎		1片			✓						
				小黃瓜				1湯匙						✓			
				美乃滋				1小匙							✓		
				花生醬				1小匙							✓	✓	
			有糖紅茶	糖				1湯匙								✓	
				紅茶大杯				1杯									
1:00	全家	外購	香蕉	香蕉				1根					✓				
2:30	自助餐	外購	白飯	白飯			蒸	1碗		✓							
			炸排骨	排骨	炸			1塊			✓						
				大豆油											✓		
			炒青菜	空心菜		炒		半碗						✓			
				大豆油											✓		
			紅蘿蔔炒蛋	紅蘿蔔		炒		2湯匙						✓			
				蛋		炒		2湯匙			✓						
				大豆油											✓		
			統計														

333

飲食記錄表

_____年_____月_____日星期_____姓名_____體重_____

餐次／時間	地點	來源	菜單	食物材料	烹調			重量／份量碗匙個	份數								估計熱量
					高油	低油	無油		奶類	主食	蛋魚肉	豆類	水果	蔬菜	油	糖	
				統計													

臺大醫院減肥班／體重變化記錄

姓名：＿＿＿＿＿＿＿　　病歷號碼：＿＿＿＿＿＿＿　　減重期別：＿＿＿＿＿＿＿

身高：＿＿＿公分　體重：＿＿＿公斤　IBW：＿＿＿　BMI：＿＿＿　Overweight：＿＿＿％

日次	D1	D2	D3	D4	D5	D6	D7	D8	D9	D10	D11	D12	D13	D14	D15
體重變化															
體重															
血壓															

悅讀健康系列HD3211

臺大醫院減肥班8週燃脂瘦身全書
17位多科醫療專家傳授安全有效營養×運動×心理的健康減重法

合　　著／臺大醫院健康教育中心＆營養師團隊
選 書 人／林小鈴
主　　編／陳玉春
編輯協力／林淑華

行銷經理／王維君
業務經理／羅越華
總 編 輯／林小鈴
發 行 人／何飛鵬
出　　版／原水文化
　　　　　115臺北市南港區昆陽街16號4樓
　　　　　電話：（02）2500-7008　傳真：（02）2502-7676
　　　　　網址：http://citeh2o.pixnet.net/blog　E-mail：H2O@cite.com.tw
發　　行／英屬蓋曼群島商家庭傳媒股份有限公司城邦分公司
　　　　　115台北市南港區昆陽街16號8樓
　　　　　書虫客服服務專線：02-25007718；25007719
　　　　　24小時傳真專線：02-25001990；25001991
　　　　　服務時間：週一至週五9:30～12:00；13:30～17:00
　　　　　讀者服務信箱E-mail：service@readingclub.com.tw
　　　　　劃撥帳號／19863813；戶名：書虫股份有限公司
香港發行／香港九龍土瓜灣土瓜灣道86號順聯工業大廈6樓A室
　　　　　電話：852-25086231　傳真：852-25789337
　　　　　電郵：hkcite@biznetvigator.com
馬新發行／城邦（馬新）出版集團 Cite (M) Sdn Bhd 41, Jalan Radin Anum,
　　　　　Bandar Baru Sri Petaling, 57000 Kuala Lumpur, Malaysia.
　　　　　電話：(603)90563833　傳真：(603)90576622
　　　　　電郵：services@cite.my

美術設計／鄭垚垚
插　　畫／盧宏烈
攝　　影／徐榕志（子宇影像有限公司）
運動示範／高維廷Casey（小青蛙活力孩子王運動教練）
製版印刷／科億資訊科技有限公司
初　　版／2025年7月15日
初版2.2刷／2025年8月22日
定　　價／580元
ISBN：978-626-7521-70-0（平裝）
ISBN：978-626-7521-71-7（EPUB）
有著作權・翻印必究（缺頁或破損請寄回更換）

國家圖書館出版品預行編目資料

臺大醫院減肥班8週燃脂瘦身全書：17位多科醫療專家傳授安全有效營養×運動×心理的健康減重法／臺大醫院健康教育中心＆營養師團隊. -- 初版. -- 臺北市：原水文化出版：英屬蓋曼群島商家庭傳媒股份有限公司城邦分公司發行, 2025.07
　　面；　公分. --（悅讀健康系列；HD3211）
ISBN 978-626-7521-70-0(平裝)
1.CST: 減重 2.CST: 健康法
411.94　　　　　　　　　　　114006658